现代护理学与疾病护理

主编 庄 倩 等

上海科学普及出版社

图书在版编目（CIP）数据

现代护理学与疾病护理／庄倩等主编. —上海：上海科学普及出版社，2024.6
ISBN 978-7-5427-8762-0

Ⅰ.①现… Ⅱ.①庄… Ⅲ.①护理学 Ⅳ.①R47

中国国家版本馆CIP数据核字（2024）第110628号

统　　筹　张善涛
责任编辑　黄　鑫
整体设计　宗　宁

现代护理学与疾病护理
主编　庄　倩　等
上海科学普及出版社出版发行
（上海中山北路832号　邮政编码200070）
http://www.pspsh.com

各地新华书店经销　　山东麦德森文化传媒有限公司印刷
开本 787×1092 1/16　印张 20　插页 2　字数 512 000
2024年6月第1版　　2024年6月第1次印刷

ISBN 978-7-5427-8762-0　定价：198.00元

编委会

前言

FOREWORD

护理学是一门独特的学科，它结合了医学、人文科学和社会科学等多个领域的知识，其使命是提升人们的健康水平，减少疾病的发生和传播，促进社会的和谐与发展。在当今社会，人们健康观念的日益增强，护理学的重要性也日益凸显。随着医学的不断发展，护理学逐渐从医学中独立出来，形成了自己的学科体系。护理学的核心价值在于尊重人的生命和健康，关注人的需求和感受，通过专业的护理知识和技能，为人们提供全面、系统、连续的护理服务。

当前，护理学面临着许多挑战和机遇。一方面，随着医疗科学技术的不断进步和人口老龄化的加剧，护理人员需要不断提升自身的专业能力和服务水平，以满足人们日益增长的健康需求。另一方面，随着社会的进步和生活水平的提高，人们对护理服务的要求也越来越高，护理人员需要不断创新和发展，以适应社会的变化和发展趋势。鉴于此，我们特邀请一批护理学专家编写了《现代护理学与疾病护理》一书。

本书总结了现阶段临床常见疾病的护理重点，反映了现阶段护理领域发展的最新成果。在结构层次方面，本书首先介绍了护理操作技术，随后讲解了临床各科室的护理；在内容方面，按照临床常见病的病因、临床表现、诊断、治疗、护理的顺序进行，重点介绍了疾病的护理诊断、护理评估和护理措施，充分考虑了临床实践性和可操作性。本书贴近临床需求，指导性强，适合各级医院护士及医学院校护理专业学生参考学习。

由于护理学内容繁多，且编者编写时间仓促，书中可能存在疏漏之处，恳请广大读者见谅，并给予批评指正。

《现代护理学与疾病护理》编委会

2024 年 3 月

目录

CONTENTS

第一章

护理操作技术

第一节　无菌操作

一、基本概念

(一)无菌技术

无菌技术是指在医疗、护理操作过程中，防止一切微生物侵入人体，防止无菌物品、无菌区域被污染的操作技术。

(二)无菌物品

无菌物品指灭菌处理后，在无菌有效期内且未被污染的物品。

(三)无菌区

无菌区指灭菌处理后未被污染的区域。

(四)非无菌区

非无菌区指未经灭菌处理，或灭菌处理后被污染的区域。

二、基本操作原则

(一)环境要求

无菌操作环境应清洁、宽敞、定期消毒，物品布局合理。操作30分钟前用浸有消毒液的抹布擦拭桌面、台面、治疗车和治疗盘，操作前30分钟停止清扫工作、减少走动，防止尘土飞扬。

(二)操作者准备

工作人员操作前修剪指甲，洗手，戴好帽子、口罩。必要时消毒手，穿无菌衣、戴无菌手套。

(三)无菌区

(1)无菌区只存放无菌物品，非无菌物品应远离无菌区。

(2)进行无菌操作时，操作者应面向无菌区，手臂保持在腰部或治疗台面以上，身体与无菌区保持一定距离。避免面对无菌区谈笑、咳嗽、打喷嚏。

(3)非无菌物品不可跨越无菌区。

(四)无菌物品

1.存放

无菌物品应与非无菌物品分开放置,存放于无菌包或无菌容器中,不可暴露在空气中;包装外应有明显标志,注明物品名称、灭菌日期,按失效期先后顺序摆放并定期检查,当发现过期、启封或包装受潮时,应重新灭菌。

2.有效期

无菌物品的有效期因其外面的包装材料不同而不同。医用一次性纸袋包装的有效期为 1 个月,一次性医用皱纹纸、医用无纺布、一次性纸塑袋、硬质容器包装的有效期为 6 个月。布类包的有效期还与存放区环境条件有关,在温度低于 24 ℃、相对湿度在 70%以下、通风 4～10 次/小时的环境条件下,有效期宜为 14 天,未达到环境标准时有效期宜为 7 天。

3.使用

手不可直接接触无菌物品,应使用无菌持物钳取用无菌物品;无菌物品一经取出,即使未用,也不可放回无菌容器内;无菌物品疑有污染或已被污染,应予更换并重新灭菌。

4.一次性无菌物品

应符合国家有关规定,在规定有效期内使用,不得重复使用。

5.其他

一套无菌物品只供一位患者使用 1 次,以防交叉感染。

三、基本操作方法

(一)无菌持物钳的使用

无菌持物钳是用于夹取和传递无菌物品的器械。

1.类别

(1)三叉钳(图 1-1A):适于夹取盆、罐等较重的物品,如瓶、罐、盆、骨科器械等,不能夹取细小的物品。

(2)卵圆钳(图 1-1B):适于夹取刀、剪、镊、治疗碗、弯盘等,不能夹取较重物品。

(3)镊子(图 1-1C):适于夹取缝针、棉球等较小物品。

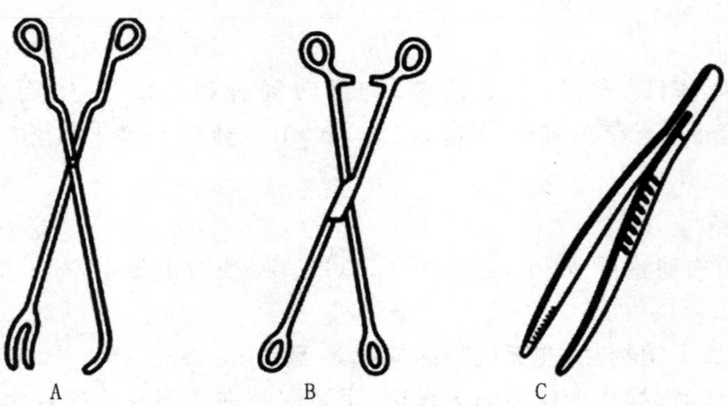

图 1-1　无菌持物钳

A.三叉钳;B.卵圆钳;C.镊子

2.保存

(1)湿式保存:将无菌持物钳(镊)浸泡在盛有器械消毒液的持物钳罐中,液面浸没钳轴节以上 2～3 cm 或镊子的 1/2 以上为宜(图 1-2)。持物钳(镊)及容器每周清洁、灭菌 2 次,同时更换消毒液。使用较多的部门,如手术室、门诊,应每天清洁、灭菌、更换消毒液。

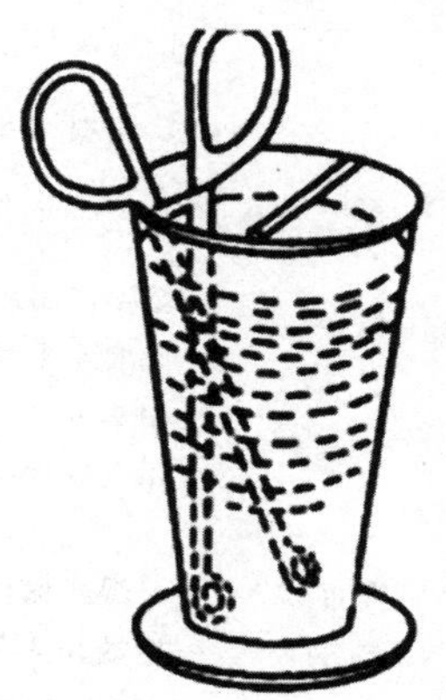

图 1-2　无菌持物钳及罐

(2)干式保存:将灭菌后的无菌持物钳(镊)保存在原灭菌包装内,临用前从灭菌包内取出,暂存于干燥的无菌持物钳罐中,未污染的情况下无菌有效期为 4～8 小时。干式保存无消毒液残留,不污染环境,但易受到环境中微生物的污染。主要适用于手术室、产房、新生儿室、层流病房等空气洁净度较高的场所。

3.目的

保持无菌物品在传递过程中不被污染。

4.评估

(1)环境是否清洁、宽敞、干燥、无尘。

(2)操作者着装等行为规范是否符合无菌操作要求。

(3)用物持物钳的种类,是否在有效期内。

5.计划

(1)环境操作前 30 分钟停止清扫地面,减少人群流动。

(2)操作者穿戴整齐,修剪指甲,取下手表,洗手,戴口罩。

(3)用物根据将要夹取或传递的物品种类,选择合适型号和保存方式的持物钳。

6.实施

无菌持物钳的使用见表 1-1。

表 1-1　无菌持物钳的使用

流程	步骤详解	要点与注意事项
1.检查包装	检查持物钳及罐的外包装	◇有效期因包装材料不同而不同
2.取出	打开包装,取出持物钳及罐	◇手勿接触持物钳柄以外或持物钳罐内部,避免污染持物钳及罐
3.标记时间	在化学指示胶贴上书写开包启用时间	◇具体有效时间受环境空气质量、使用频率影响

续表

流程	步骤详解	要点与注意事项
4.开盖取钳	(1)一手打开罐盖	◇不可在容器盖孔中取放无菌持物钳
	(2)另一手持钳	◇手固定在持物钳上端两个圆环或镊子上部的 1/3 处,不能触及其他部位
	(3)将钳端闭合,垂直取出	◇钳端不可触及容器口缘,以免污染
	(4)盖上罐盖	◇尽量减少在空气中暴露的时间
5.夹物	按需夹取物品	◇不能用无菌持物钳夹取油纱布;持物钳只可在操作者的胸腹水平移动,不可过高或过低;湿式保存的持物钳使用中不可将钳端倒转向上,以防消毒液倒流污染(图 1-3);使用弯持物钳时持物钳弯头朝下(图 1-4)
6.保存	打开持物钳罐盖,将钳端闭合后垂直放入,盖上罐盖	◇湿式保存的持物钳浸入消毒液后需要松开轴节,以利于钳端和消毒液接触

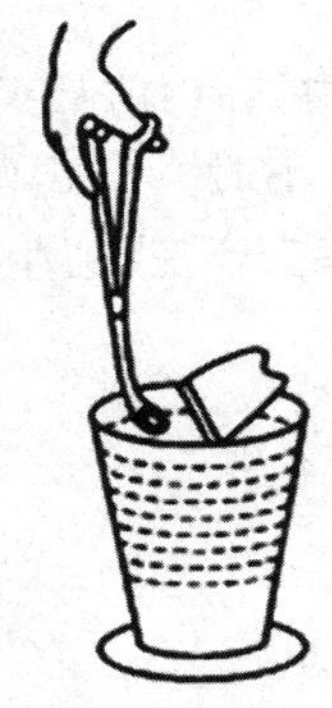

图 1-3　持无菌持物钳的姿势

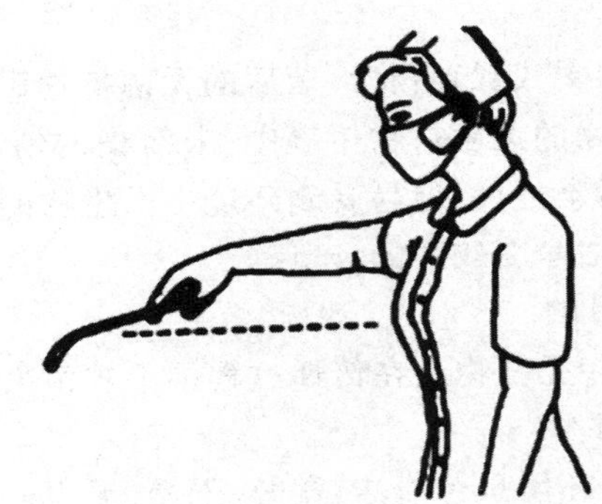

图 1-4　持弯无菌持物钳

7.其他注意事项

(1)持物钳罐口径宜宽大,配有带弯月形缺口的盖,容器口边缘高于持物钳关节 5 cm 或镊子的 2/3 左右,每个持物钳罐只能放置一把无菌持物钳。

(2)到较远处取物时,应连同持物钳罐一起搬移至操作处,就地使用,尽量减少在空气中暴露的时间。

(3)不能用无菌持物钳直接给患者换药或消毒皮肤,以防被污染。

(二)使用无菌包

1.分类

无菌包根据包装分为闭合式包装无菌包和密封式包装无菌包。

(1)闭合式包装是指关闭包装而没有形成密封,例如,通过反复折叠形成一弯曲路径。包装材料可用全棉布、一次性无纺布。布类包装应选择质厚、致密的棉布,脱浆洗涤后双层缝制成正方形;包布应一用一清洗,无污渍,灯光检查无破损。包装时将清洁、消毒后的物品放在包布中央(玻璃物品须先用棉垫包裹,手术器械须先用内层包布包裹),先将包布的一角盖住物品,再将左右两角先后盖上，最后一角遮盖后，用化学指示胶带粘贴封包（图 1-5），外附标签注明物品名称及灭菌日期，高度危险性物品包内应放置化学指示卡。

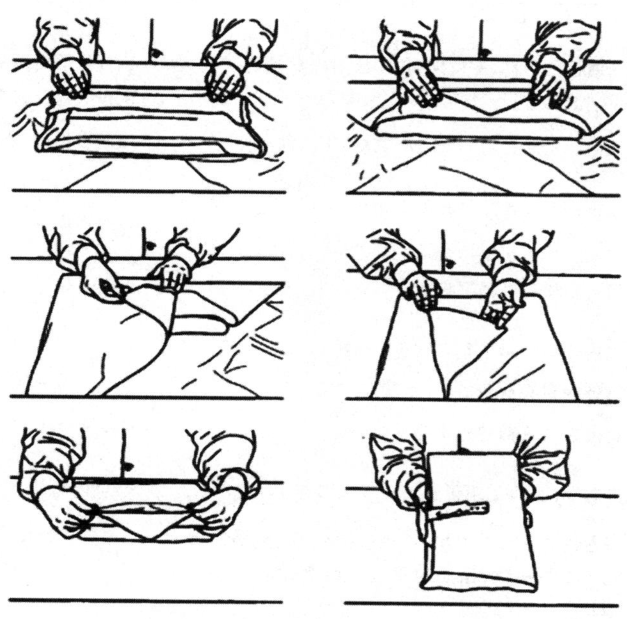

图 1-5　无菌包包扎法

（2）密封式包装密封是指包装层间严密封闭。例如，使用纸袋、纸塑袋等材料包装，再用黏合剂或热熔法使之密封（图 1-6），适用于单独包装的器械。纸塑包装透过包装材料可直接观察包内灭菌化学指示物的颜色变化，包外可不放置灭菌化学指示物。

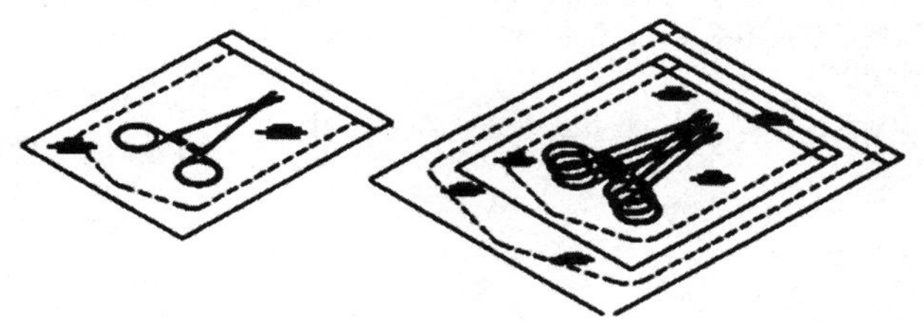

图 1-6　纸塑袋密封式包装无菌包

2.目的

取出无菌包内物品使用，并保持无菌包内物品处于无菌状态。

3.评估、计划

（1）环境同使用无菌持物钳。

（2）操作者同使用无菌持物钳。

（3）用物无菌包，酌情备笔、无菌持物钳、无菌剪刀。

4.实施

无菌包的使用见表 1-2。

表 1-2 无菌包的使用

流程	步骤详解	要点与注意事项
1.封闭式		
(1)检查	查看无菌包的名称、有效期、化学指示胶贴是否变色,包布有无潮湿或破损	◇若化学指示胶贴未变色、超过有效期、包布潮湿或破损不可使用
(2)开外层包布	①将无菌包平放在清洁、干燥、宽敞、平坦的操作处	◇便于操作,避免无菌包受潮或污染
	②按原折痕顺序逐层打开无菌包	◇手只能接触包布四角的外面,不可触及包布内面,不可跨越无菌面
(3)开内层包布	用无菌持物钳打开内层包布	◇不可跨越无菌区
(4)查指示卡	检查包内化学指示卡是否变色	
(5)取物	用无菌持物钳夹取所需物品	◇避免污染无菌物品
(6)包盖	按原折痕包盖无菌包内余物	◇如包内物品不慎被污染,需重新灭菌
(7)记录保存	记录开包时间,将无菌包置于无菌区保存	◇包内物品 24 小时内使用
(8)一次递送	如需将包内物品全部取出,可将包托在手上打开。另一手将包布四角抓住,稳妥地将包内物品放在无菌区内(图 1-7)	◇投放时,手托包布使无菌面朝向无菌区域
2.密封式		
(1)检查	名称、出厂日期、灭菌有效期、封包有无	◇如有过期、包装漏气或破损,则不能使用
(2)开包装	①用两手拇指和示指在启封处向外翻转揭开封包上下两层,暴露物品(图 1-8A)	◇手不可直接接触内层包装
	②有双层包装的无菌物品需用灭菌剪刀剪开内层包装,或戴无菌手套后用手撕开内层包装	
(3)取物	①用无菌持物钳夹取无菌物品放至无菌区(图 1-8B)	◇一次性无菌注射器、输液器、棉签等无菌物品开包后可直接用手取物
	②将包装袋废弃	◇一次性无菌物品外包装可按生活垃圾处理
(4)取无菌棉签	①按上述方法检查包装后,将包内棉签推至包装一侧,分离 1 根棉签至另一侧(图 1-9A)	
	②向外翻下包装袋顶部空虚部分,依靠棉签棍棒顶开包装袋(图 1-9B),推出 1 根棉签棍棒	
	③有揭开窗口的复合碘医用消毒棉签:揭开包装窗口后(图 1-9C),向外翻下包装袋顶部空虚部分,露出棉签棍棒(图 1-9D)	◇手不可触及窗口胶封内面,以防污染
	④持棍棒顶端取出棉签(图 1-9E)	
	⑤封好窗口,书写开启时间	◇开启后,剩余棉签 24 小时内有效

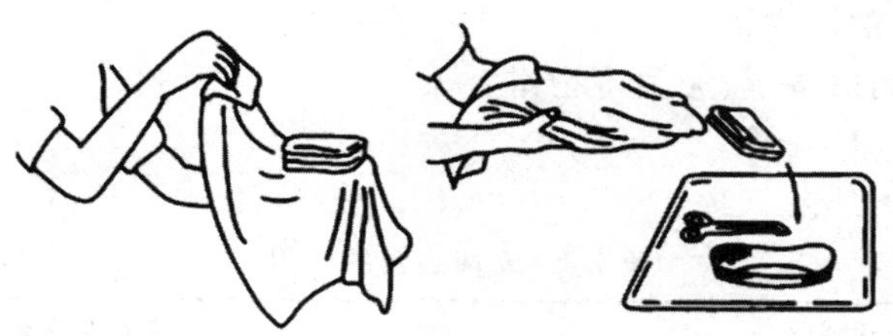

图 1-7　一次递送无菌包内物品法

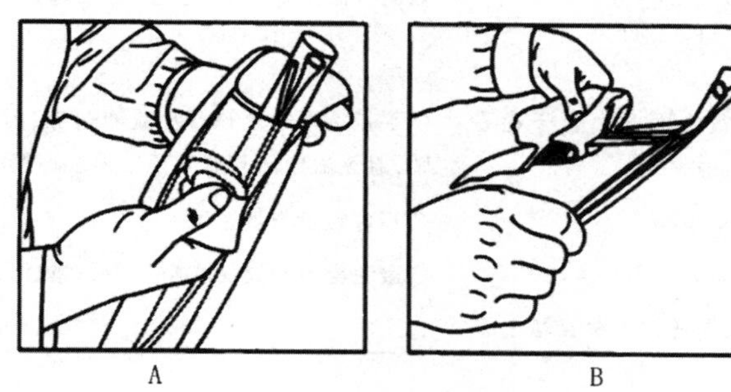

A　　B

图 1-8　开纸塑袋密封式包装法

A.开外层包装；B.持物钳取物

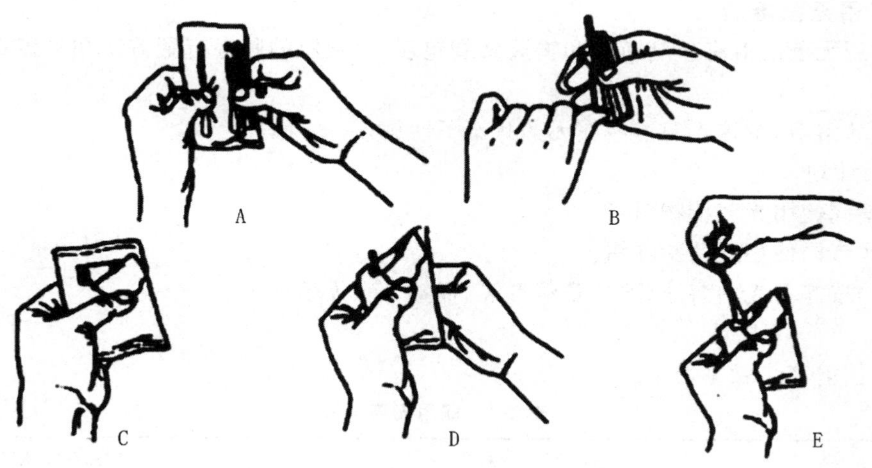

图 1-9　取无菌棉签法

A.将棉签推至一侧；B.顶开包装；C.揭开窗口；D.向外翻折包装，露出棉签棍棒；E.持棍棒顶端取出棉签

(三)使用无菌容器

无菌容器的盖子应能严密地盖住容器的边缘，不小于容器口。硬质容器应设置安全闭锁装置，无菌屏障完整性破坏时应可识别。

1.目的

取出容器内物品使用，并保持无菌容器内存放的无菌物品处于无菌状态。

2.评估、计划

(1)环境同使用无菌持物钳。

(2)操作者同使用无菌持物钳。

(3)用物无菌容器,酌情备笔、无菌持物钳。

3.实施

无菌容器的使用见表1-3。

表1-3　无菌容器的使用

流程	步骤详解	要点与注意事项
1.检查	查看容器外包装的有效期	◇硬质容器包装的无菌物品有效期为6个月;若首次启封,且容器内物品不能一次用完,需书写启封时间,启封后容器内物品24小时内使用
2.开盖	打开无菌容器盖,将盖内面向上置于稳妥处,或盖内面向下拿在手中	◇手指不可触及容器及盖的边缘、内面;不可在容器上方将盖翻转;避免盖内面与非无菌区接触而污染
3.取物	用无菌持物钳夹取所需物品	◇不可触及容器边缘
4.盖盖	及时将容器盖由近侧向对侧小心盖严	◇避免容器内物品在空气中暴露过久
5.移动	需移动或传递容器时,手托住无菌容器底部	

4.其他注意事项

从无菌容器内取出的无菌物品,即使未用,也不能再放回无菌容器内。

(四)取用无菌溶液

临床常用无菌溶液有玻璃瓶装和输液软袋包装,溶液瓶的胶塞有翻盖式和平盖式等。

1.目的

取用无菌溶液,维持无菌溶液在无菌状态下使用。

2.评估、计划

(1)环境同使用无菌持物钳。

(2)操作者同使用无菌持物钳。

(3)用物按需备无菌溶液,酌情备消毒液、棉签、笔、无菌剪刀。

3.实施

取用无菌溶液步骤见表1-4。

表1-4　取用无菌溶液

流程	步骤详解	要点与注意事项
1.玻璃瓶装		
(1)检查溶液	①擦去瓶外灰尘或撕去瓶外塑料包装	◇核对无误,确认质量合格,方可使用
	②瓶签药名、剂量、浓度正确,在有效期内	
	③瓶盖无松动	
	④瓶身无裂痕	
	⑤溶液将溶液瓶倒转轻摇,对光检查无混浊、无沉淀、无变色、无絮状物等	
(2)去外盖	去掉瓶盖外的铝盖	◇不可触及容器瓶口边缘

续表

流程	步骤详解	要点与注意事项
(3)消毒	取消毒棉签消毒瓶塞	◇由瓶塞上缘向下旋转消毒至瓶颈膨大部分
(4)拔出胶塞	用单手拇指与示指或双手拇指将橡胶塞边缘向上翻起，捏住边缘拉出	◇手不可触及瓶口及瓶塞的塞入部分
(5)冲瓶口	另一手拿起溶液瓶，倒少量溶液冲洗瓶口	◇瓶签朝向掌心
(6)倒溶液	由原处倒所需液体于无菌容器内，瓶口距离容器 10～15 cm	◇太高易致液体溅出，太低使瓶口接触容器导致污染
(7)盖胶塞	①立即将瓶塞盖好，消毒瓶塞翻转部分 ②翻下瓶塞翻转部分	◇瓶内余液 24 小时内可以再用
(8)记录开瓶时间	剩余溶液如需保存再用，在瓶签上注明开瓶日期和时间	◇手不可触及瓶塞及瓶口
2.软袋包装		
(1)检查溶液	①检查溶液的瓶签，撕掉塑料外包装 ②轻轻挤压软袋 ③依次检查瓶盖、瓶身、溶液	◇以检查有无液体渗漏
(2)消毒	取消毒棉球环形消毒注射液袋输液口连接管中部	
(3)剪开	取无菌剪刀从输液口连接管消毒处剪断	◇手切勿触及管口断端
(4)冲洗	倒少量溶液冲洗管口	
(5)倒液	由原处倒所需液量于无菌容器内	
(6)废弃	将袋内余液及包装废弃	◇若为一般性药物如外用盐水，余液可直接排入下水道。溶液包装软袋按非医疗废物处理

4.其他注意事项

(1)不可将物品伸入无菌溶液内蘸取溶液，或直接接触瓶口倒液。

(2)已倒出的溶液即使未用也不可再倒回瓶内，以免污染剩余的无菌溶液。

(3)尽量使用小包装溶液，避免溶液存留时污染。

(4)平盖式胶塞无翻折部分，可在去外盖、消毒后，使用无菌小持物钳夹住胶塞边缘向上启开瓶盖，或使用无菌纱布包裹胶塞拔出。若余液需要存留，倒液后及时盖上胶塞。

(五)铺无菌盘法

铺无菌盘是将无菌巾铺在清洁干燥的治疗盘内，形成一个无菌区，用以暂时存放无菌物品，供治疗、护理用。无菌巾可以使用棉布或医用无纺布，折叠方法有横折、纵折、扇形折叠法。不管如何折叠，在从无菌巾包内取出无菌巾及铺盘的过程中，护士的手始终只能接触无菌巾的一面，另一面须保持无菌。

1.目的

形成无菌区，供暂时存放备用状态的无菌物品，避免物品污染。

2.评估、计划

(1)环境同使用无菌持物钳。

(2)操作者同使用无菌持物钳。

(3)用物干燥、清洁的治疗盘,无菌巾包,无菌持物钳,酌情备笔。

3.实施

铺无菌盘步骤见表1-5。

表1-5 铺无菌盘

流程	步骤详解	要点与注意事项
1.放治疗盘	将治疗盘放于治疗台上	◇治疗盘清洁、干燥,治疗台清洁、干燥、宽敞,避免无菌巾受潮或污染,且便于操作
2.取无菌巾	按开无菌包的方法打开无菌巾包,夹取一块无菌巾后将无菌巾包封闭	◇核对无误,检查质量合格,方可使用
3.单巾铺盘	①双手捏住无菌巾一边外面两角,轻轻抖开,双折铺于治疗盘上	◇暴露无菌区域,方便无菌物品放入
	②或将双手捏住无菌巾一边外面两角,轻轻抖开,从远到近,三折成双层底	
	③将上层无菌巾折成扇形,边缘向外	◇无菌巾内面为无菌区,不可触及衣袖及其他有菌物
	④放入无菌物品	◇手臂或其他非无菌物品不能跨越无菌区
	⑤拉开扇形折叠层遮盖于物品上	◇注意对齐上下层边缘
	⑥将开口处向上折2次,两侧边缘分别向下折1次	◇折叠后露出治疗盘边缘,但不暴露无菌物品
4.双巾铺盘	①依上法取一块无菌巾,双手持巾的近侧面一角,由对侧向近侧平铺于治疗盘上	◇无菌面向上
	②放入无菌物品	
	③依上法取另一块无菌巾,双手持巾的近侧面一角,由近侧向对侧覆盖于无菌物品上	◇无菌面向下 ◇注意对齐上下层边缘
	④依次将近侧、对侧、左右两侧多余部分向上反折	◇折叠后不暴露无菌物品
5.开盘使用	需要取出无菌物品进行操作时,先将反折部分打开,再将上层无菌巾由对侧向近侧打开无菌区	◇打开时手臂不跨越无菌区域 ◇酌情由左向右或由右向左打开均可
6.记录保存	已铺好的无菌盘应注明铺盘时间	◇在未污染、未受潮的情况下,4小时内可以再用

(六)戴、脱无菌手套法

执行某些无菌操作、接触患者破损皮肤黏膜或接触无菌物品时,应戴无菌手套,以保护患者免受感染。

1.目的

维持戴手套后的手为无菌状态，以防止无菌物品被污染，保护患者免受感染。

2.评估、计划

(1)环境同使用无菌持物钳。

(2)操作者同使用无菌持物钳。

(3)用物手套。

3.实施

戴、脱无菌手套步骤见表1-6。

表1-6　戴、脱无菌手套

流程	步骤详解	要点与注意事项
1.戴手套		
(1)检查	核对手套袋外的型号、灭菌标志和有效日期，检查包装是否合格完好	◇确认质量合格、型号合适，方可使用
(2)开手套袋	①用两手拇指和示指在启封处向外翻转揭开封包上下两层，露出手套内包装	◇如为外科手消毒后戴手套，应由他人协助打开手套外包，或自己消毒手前打开
	②一手固定手套外包装翻转处，另一手捏住手套内包装袋并取出	
	③按包装上的手套左右提示，将手套内包装袋放在平稳、干燥处，并打开手套内包装袋两侧	
(3)分次提取法	①一手捏住手套翻折部分(手套内面)取出手套，对准另一手五指戴上。	◇未戴手套的手不可触及手套的外面
	②未戴手套的手掀起另一只袋口，再将已戴手套的手指插入另一手套的翻边内面(手套外面)取出手套，同法将手套戴好	◇已戴手套的手不可触及未戴手套的手或另一手套的内面及有菌物品
(4)一次性提取法	①两手同时掀起手套袋开口处外层，分别捏住手套翻折部分同时取出，两手套五指相对	
	②一手伸入手套内对准五指戴上	
	③已戴手套的手指插入另一手套的翻边内面，同法将手套戴好	
(5)整理	①将手套的翻转处套在工作衣袖外面 ②取无菌纱布推擦手套，使之贴合	◇戴上无菌手套的双手应保持在腰部以上视线范围内
2.脱手套	见图1-10	
(1)脱第一只手套	①一手捏住另一手套的腕部外面(污染面)将手套翻转脱下 ②戴着手套的手握住脱下的手套	◇不可强拉手套边缘或手指，以免损坏
(2)脱第二只手套	已脱下手套的手指插入另一手套内(清洁面)，将手套翻转脱下	◇已脱手套的手勿接触手套脏污部分
(3)废弃	用手捏住手套的里面丢至医疗废物袋内	
(4)洗手	洗手	◇必要时进行手消毒

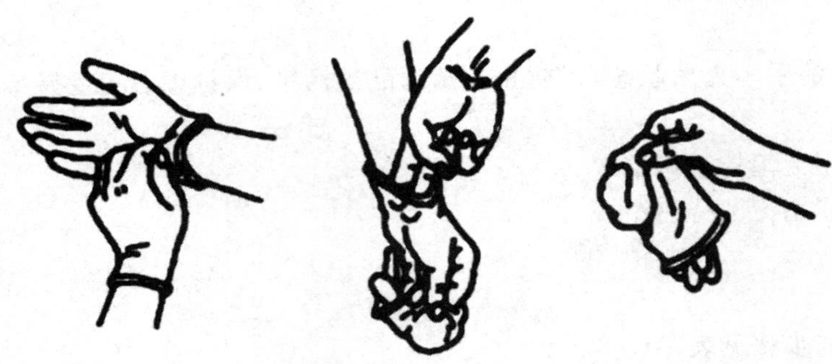

图 1-10　脱手套

4.其他注意事项

(1)戴手套后如发现有破洞,应立即更换;操作中发现手套有破洞,应立即更换并消毒双手。

(2)某些高风险的操作(如接触大量血液或体液)应戴双层手套。

(3)医务人员或患者对乳胶过敏时,可使用非乳胶手套。

(庄　倩)

第二节　口服给药

口服是一种最常用的给药方法。它既方便又经济且较安全,药物经口服后,通过胃肠黏膜吸收进入血液循环,起到局部或全身的治疗作用。口服法的缺点:吸收慢而不规则;有些药物到达全身循环前要经过肝脏,使药效受到破坏;有的药物在肠内不吸收或具有刺激性而不能口服。病危、昏迷或呕吐不止的患者不宜应用口服法。因此,护士应根据病情、用药目的及药物吸收的快慢,掌握用药的时间。

一、摆药

(一)病区摆药

1.用物

药柜(内有各种药物、量杯、滴管、乳体、药匙、纱布或小毛巾),发药盘或发药车,药杯,小药牌,服药单(本),小水壶内备温开水。

2.操作方法

(1)操作前应洗手、戴口罩,打开药柜将用物备齐。

(2)按服药时间挑选小药牌,核对小药牌及服药单,无误后依床号顺序将小药牌插入发药盘内配药,注意用药的起止时间,先配固体药,后配水剂及油剂。

(3)摆固体药片、药粉、胶囊时应用药匙分发,同一患者的数种药片可放入同一个杯内,药粉或含化药须用纸包。

(4)摆水剂用量杯计量,左手持量杯,拇指置于所需刻度,右手持药瓶先将药液摇匀,标签朝上,举量杯使所需刻度与视线平行,缓缓倒入所需药量(图 1-11),倒毕,以湿纱布擦净瓶口放回原处。同时服用几种水剂时,须分别倒入几个杯内。更换药液品种应洗净量杯。

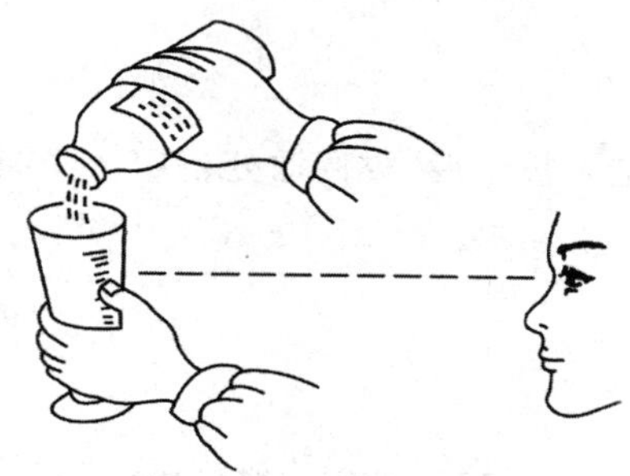

图 1-11　倒药液法

(5)药液不足 1 mL,须用滴管测量,1 mL=15 滴,滴时须稍倾斜。为使患者得到准确的药量,避免药液蘸在杯内,应滴入已盛好冷开水的药杯。

(6)药摆毕,应将药物、小药牌与服药单全部核对一遍;发药前由别人再查对一次,无误后方可发药。

(二)中心药站

有的医院设有中心药站,为住院患者集中摆药。中心药站具有全院宏观调控药品的作用,避免积压浪费,减少病区摆药、取药、退药、保管等烦琐工作。

病区护士每天查房后,将药盘及小药牌一起送到中心药站,由药站专人负责摆药、核对。摆药一次备一天的量(三次用量),之后由病区护士核对取回,按时发给患者。

各病区可另设一小药柜,存放少量的常用药、抢救药、针剂和极少量毒、麻、限制药品等,以备夜间及临时急用。

二、发药

(1)备好温开水,携带发药车或发药盘,服药单进病室。

(2)按规定时间送药至床前,核对床号、姓名,并呼唤患者无误后再发药物,待患者服下后方可离开。

(3)对危重患者护士应予喂服,鼻饲患者应由胃管注入。若患者不在或因故不能当时服药者,将药品带回保管。换药或停药应及时告诉患者,如患者提出疑问,应耐心解释。

(4)抗生素及磺胺类药物需在血液内保持有效浓度,必须准时给药。

三、注意事项

(1)某些刺激食欲的健胃药宜在饭前服,因为刺激舌的味觉感受器,使胃液大量分泌。

(2)某些磺胺类药物经肾脏排出,尿少时即析出结晶引起肾小管堵塞,服药后指导患者多饮水,而对呼吸道黏膜起保护性作用的止咳合剂,服后则不宜立即饮水,以免冲淡药物降低药效。

(3)服用强心苷类药物如洋地黄、地高辛等,应先测脉率、心率,并注意其节律变化,脉率低于 60 次/分或节律不齐时则不可继续服用。

(4)某些药物对牙齿有腐蚀作用或使牙齿染色的药物如酸类或铁剂,服用时避免与牙齿接触,可将药液由饮水管吸入,服后再漱口。

四、发药后处理

药杯用肥皂水和清水洗净，消毒擦干后，放回原处备用。油剂药杯应先用纸擦净后清洗再消毒，同时清洁药盘或发药车。

（庄　倩）

第三节　雾化吸入

一、操作目的

(1)用于止咳、平喘，帮助患者解除支气管痉挛。

(2)改善肺通气功能。

(3)湿化气道。

(4)预防和控制呼吸道感染。

二、操作流程

(一)评估

(1)评估患者的心理状态、合作程度。

(2)评估患者对氧气雾化吸入法的认识。

(3)评估环境、患者对用氧安全的认识。

(二)准备

(1)按需备齐用物，根据医嘱备药。

(2)环境：防火、防油、防热、防震。

(3)查对，解释。

(三)实施雾化

(1)患者取坐位、半坐卧位。

(2)护理人员将氧气雾化吸入器与氧气瓶连接，调节氧气流量(8～10 L/min)，检查出雾情况。

(3)护理人员协助患者将喷气管含入口中并嘱其紧闭双唇、深慢呼吸。

(四)处理

(1)吸毕，取下雾化器，关闭氧气瓶开关，擦净患者的面部，询问其感觉，帮助其采取舒适卧位。

(2)观察记录：雾化吸入的情况。

(3)用物：妥善清理，归原位。

三、操作关键环节提示

(1)每次雾化吸入时间不应超过 20 分钟，如用液体过多，应计入液体总入量内。若液体用量过大有引起肺水肿或水中毒的可能。

(2)有增加呼吸道阻力的可能。雾化吸入几小时后，患者的呼吸困难反而加重，原因除了肺水肿外，还可能是气道分泌物液化、膨胀，而使阻塞加重。

(3)预防呼吸道再感染。因雾滴可带细菌入肺泡，故有可能继发革兰阴性杆菌感染，不但要加强口、鼻、咽的卫生护理，还要注意雾化器、室内空气和各种医疗器械的消毒。

(4)患者长期做雾化吸入治疗，所用雾化量必须适中。如果湿化过度，可致痰液增多，危重患者神志不清或咳嗽反射减弱时，常因不能及时地咳出痰而使病情恶化甚至死亡。如果湿化不够，则很难达到治疗目的。

(5)注意防止药物吸收引起的不良反应或毒性作用。

(6)长期使用生理盐水雾化吸入，会因吸收过多的钠而诱发或加重心力衰竭。

(7)应垂直拿雾化器，用面罩罩住口鼻或用口含嘴，在吸入的同时应深吸气，使药液充分到达支气管和肺内。

(8)把氧流量调至 4～5 L/min，请不要擅自调节氧流量，禁止在有氧环境附近吸烟或燃明火。

(9)雾化前半小时，患者尽量不进食，避免雾化吸入过程中因气雾刺激而呕吐。

(10)每次雾化完，患者要及时洗脸或用湿毛巾抹干净口、鼻部留下的雾珠，防止残留雾滴刺激口鼻部的皮肤而引起皮肤过敏或受损。

(11)每次雾化完，要协助患者饮水或漱口，防止口腔黏膜二重感染。

(张留梅)

第四节　皮下注射

一、目的

(1)注入小剂量药物，用于不宜口服给药而需在一定时间内发生药效时。

(2)预防接种。

(3)局部供药，如局部麻醉用药。

二、评估

(一)评估患者

(1)双人核对医嘱。

(2)核对患者床号、姓名、住院号和腕带(请患者自己说出床号和姓名)。

(3)评估患者病情、意识状态、配合能力、用药史、药物过敏史、不良反应史等。

(4)向患者解释操作目的和过程，取得患者配合。

(5)查看注射部位皮肤情况(皮肤颜色，有无皮疹、感染)。

(6)协助患者取舒适坐位或卧位。

(二)评估环境

安静整洁,宽敞明亮,必要时遮挡。

三、操作前准备

(一)人员准备

仪表整洁,符合要求。洗手,戴口罩。

(二)按医嘱配制药液

(1)操作台上放置注射盘、纸巾、无菌治疗巾、无菌镊子、2 mL 注射器、医嘱用药液、安尔碘、75%乙醇、无菌棉签。

(2)双人核对药液标签、药名、浓度、剂量、有效期、给药途径。

(3)检查瓶口有无松动、瓶身有无破裂、药液有无混浊、沉淀、絮状物和变质。

(4)检查注射器、安尔碘、75%乙醇、无菌棉签等,包装无破裂,在有效期内。

(5)按正规操作抽吸药液,并贴好标识,置于无菌盘内。

(6)再次核对药液,记录时间并签名。

(三)物品准备

治疗车上层放置无菌盘(内置抽吸好的药液)、治疗盘(安尔碘、75%乙醇)、注射单、快速手消毒剂,以上物品符合要求,均在有效期内。治疗车下层放置生活垃圾桶、医疗废物桶、锐器盒。

四、操作程序

(1)携用物推车至患者床旁,核对床号、姓名、住院号和腕带(请患者自己说出床号和姓名)。

(2)根据注射目的选择注射部位(上臂三角肌下缘、两侧腹壁、后背、股前侧和外侧等)。

(3)常规消毒皮肤,待干。

(4)二次核对患者床号、姓名和药名。

(5)排尽空气,取干棉签夹于左手示指与中指之间。

(6)一手绷紧皮肤,另一手持注射器,示指固定针栓,针头斜面向上,与皮肤呈 30°~40°(过瘦患者可捏起注射部位皮肤,并减少穿刺角度)快速刺入皮下,深度为针梗的 1/2~2/3;松开紧绷皮肤的手,抽动活塞,如无回血,缓慢推注药液。

(7)注射毕用无菌干棉签轻压针刺处,快速拔针后按压片刻。

(8)再次核对患者床号、姓名和药名,注射器按要求放置。

(9)协助患者取舒适体位,整理床单位,并告知患者注意事项。

(10)快速手消毒剂消毒双手,记录时间并签名。

(11)推车回治疗室,按医疗废物处理原则处理用物。

(12)洗手,根据病情书写护理记录单。

五、注意事项

(1)遵医嘱和药品说明书使用药品。

(2)长期注射者应注意更换注射部位。

(3)注射中、注射后观察患者不良反应和用药效果。

(4)注射<1 mL 药液时须使用 1 mL 注射器,以保证注入药液剂量准确无误。

(5)持针时,右手示指固定针栓,但不可接触针梗,以免污染。

(6)针头刺入角度不宜超过 45°,以免刺入肌层。

(7)尽量避免应用对皮肤有刺激作用的药物做皮下注射。

(8)若注射胰岛素时,需告知患者进食时间。

(庄 倩)

第五节 皮内注射

一、目的

(1)进行药物过敏试验,以观察有无变态反应。

(2)预防接种。

(3)局部麻醉的起始步骤。

二、评估

(一)评估患者

(1)双人核对医嘱。

(2)核对患者床号、姓名、住院号和腕带(请患者自己说出床号和姓名)。

(3)评估患者病情、意识状态、配合能力、用药史、药物过敏史、不良反应史。

(4)向患者解释操作目的和过程,取得患者配合。

(5)查看注射部位皮肤情况(皮肤颜色,有无皮疹、感染和皮肤划痕阳性)。

(6)协助患者取舒适坐位或卧位。

(二)评估环境

安静整洁,宽敞明亮,必要时遮挡。

三、操作前准备

(一)人员准备

仪表整洁,符合要求。洗手,戴口罩。

(二)按医嘱配制药液

(1)操作台(治疗室):注射盘、无菌治疗巾、无菌镊子、1 mL 注射器、药液、安尔碘、75%乙醇、无菌棉签等。

(2)双人核对药液标签,药名、浓度、剂量、有效期、给药途径。

(3)检查瓶口有无松动、瓶身有无破裂、药液有无混浊、沉淀、絮状物和变质。

(4)检查注射器、安尔碘、75%乙醇、无菌棉签、包装无破裂、是否在有效期内。

(5)按正规操作抽吸药液,并贴好标识,置于无菌盘内。

(6)再次核对皮试液,并签名。

(三)物品准备

治疗车上层放置无菌盘(内置已抽吸好的药液)、治疗盘(75%乙醇、无菌棉签)、备用(1 mL注射器1支、0.1%盐酸肾上腺素1支,变态反应时用)、快速手消毒剂、注射单,以上物品符合要求,均在有效期内。治疗车下层放置生活垃圾桶、医疗废物桶、锐器盒。

四、操作程序

(1)携用物推车至患者床旁,核对床号、姓名、住院号、腕带和药物过敏史(请患者自己说出床号和姓名)。

(2)选择注射部位(过敏试验选择前臂掌侧下1/3;预防接种选择上臂三角肌下缘;局部麻醉则选择麻醉处)。

(3)75%乙醇常规消毒皮肤。

(4)二次核对患者床号、姓名和药名。

(5)排尽空气,药液至所需刻度,且药液不能外溢。

(6)一手绷紧局部皮肤,一手持注射器,针头斜面向上,与皮肤呈5°刺入皮内。

(7)待针头斜面完全进入皮内后,放平注射器,固定针栓并注入0.1 mL药液,使局部形成一个圆形隆起的皮丘(皮丘直径5 mm,皮肤变白,毛孔变大)。

(8)迅速拔出针头,勿按揉和压迫注射部位。

(9)20分钟后观察患者局部反应,做出判断。

(10)协助患者取舒适体位,整理床单位。

(11)快速手消毒剂消毒双手,签名。

(12)推车回治疗室,按医疗废物处理原则处理用物。

五、20分钟后判断结果

(1)核对患者床号、姓名、住院号和腕带(请患者自己说出床号和姓名)。

(2)须经两人判断皮试结果,并将结果告知患者和家属。

(3)洗手,皮试结果记录在病历、护理记录单和病员一览表等处。阳性用红笔标记“+”,阴性用蓝色或黑笔标记“-”。

(4)如对结果有怀疑,应在另一侧前臂皮内注入0.1 mL生理盐水做对照试验。

六、皮内试验结果判断

(一)阴性

皮丘无改变,周围无红肿,并无自觉症状。

(二)阳性

局部皮丘隆起,局部出现红晕、硬块,直径>1 cm或周围有伪足;或局部出现红晕,伴有小水疱者;或局部发痒者为阳性。严重时可出现过敏性休克。观察反应的同时,应询问有无头晕、心慌、恶心、胸闷、气短、发麻等不适症状,如出现上述症状时不可使用青霉素。

七、注意事项

(1)皮试药液要现用现配,剂量准确。

(2)备好相应抢救设备与药物,及时处理变态反应。

(3)行皮试前,尤其行青霉素过敏试验前必须询问患者家族史、用药史和药物过敏史,如有药物过敏史者不可做试验。

(4)药物过敏试验时,患者体位要舒适,不可采取直立位。

(5)选择注射部位时应注意避开瘢痕和皮肤红晕处。

(6)皮肤试验时禁用碘剂消毒,对乙醇过敏者可用生理盐水消毒,避免反复用力涂擦局部皮肤。

(7)拔出针头后,注射部位不可用棉球按压揉擦,以免影响结果观察。

(8)进针角度以针尖斜面全部刺入皮内为宜,进针角度过大易将药液注入皮下,影响结果的观察和判断。

(9)如需做对照实验,应用另一注射器和针头,抽吸无菌生理盐水,在另一前臂相同部位皮内注射0.1 mL,观察 20 分钟进行对照。告知患者皮试后 20 分钟内不要离开病房。如对结果有怀疑,应在另一侧前臂皮内注入 0.1 mL 生理盐水做对照试验。

(10)正确判断试验结果,对皮试结果阳性者,应在病历、床头或腕带、门诊病历和病员一览表上醒目标记,并将结果告知医师、患者和家属。

(11)特殊药物皮试,按要求观察结果。

(庄　倩)

第六节　肌内注射

一、目的

注入药物,用于不宜或不能口服或静脉注射,且要求比皮下注射更快发生疗效时。

二、评估

(一)评估患者

(1)双人核对医嘱。

(2)核对患者床号、姓名、住院号和腕带(请患者自己说出床号和姓名)。

(3)评估患者病情、治疗情况、意识状态、用药史、药物过敏史、不良反应史、肢体活动能力和合作程度。

(4)向患者解释操作目的和过程,取得患者配合。

(5)查看注射部位皮肤情况(皮肤颜色,有无皮疹、感染和皮肤划痕阳性)。

(6)协助患者取舒适坐位或卧位。

(二)评估环境

安静整洁,宽敞明亮,必要时遮挡。

三、操作前准备

(一)人员准备

仪表整洁,符合要求。洗手,戴口罩。

(二)按医嘱配制药液

(1)操作台:注射盘、无菌盘、2 mL 注射器、5 mL 注射器、医嘱所用药液、安尔碘、无菌棉签。如注射用药为油剂或混悬液,需备较粗针头。

(2)双人核对药物标签、药名、浓度、剂量、有效期、给药途径。

(3)检查瓶口有无松动、瓶身有无破裂、药液有无混浊、变质。

(4)检查无菌注射器、安尔碘、无菌棉签等,包装无破裂,在有效期内。

(5)按正规操作抽吸药液,并贴好标识,置于无菌盘内。

(6)再次核对药液,记录时间并签名。

(三)物品准备

治疗车上层放置无菌盘(内置抽吸好药液)、安尔碘、注射单、无菌棉签、快速手消毒剂,以上物品符合要求,均在有效期内。治疗车下层放置生活垃圾桶、医疗废物桶、锐器盒。

四、操作程序

(1)携用物推车至患者床旁,核对床号、姓名、住院号和腕带(请患者自己说出床号和姓名)。

(2)协助患者取舒适体位,暴露注射部位,注意保暖,保护患者隐私,必要时可遮挡。

(3)选择注射部位(臀大肌、臀中肌、臀小肌、股外侧和上臂三角肌)。

(4)常规消毒皮肤,待干。

(5)再次核对患者床号、姓名和药名。

(6)拿取药液并排尽空气,取干棉签,夹于左手示指与中指之间,以一手拇指和示指绷紧局部皮肤,另一手持注射器,中指固定针栓,将针头迅速垂直刺入,深度约为针梗的 2/3。

(7)松开紧绷皮肤的手,抽动活塞。如无回血,缓慢注入药液,同时观察反应。

(8)注射毕,用无菌干棉签轻按进针处,快速拔针,按压片刻。

(9)再次核对患者床号、姓名和药名。

(10)协助患者取舒适体位,整理床单位,注射后观察用药反应。

(11)快速手消毒剂消毒双手,记录时间并签名。

(12)推车回治疗室,按医疗废物处理原则处理用物。

(13)洗手,根据病情书写护理记录单。

五、常用肌内注射定位方法

(一)臀大肌肌内注射定位法

注射时应避免损伤坐骨神经。

1.十字法

从臀裂顶点向左或右侧画一水平线,然后从髂嵴最高点做一垂线,将一侧臀部被划分为 4 个象限,其外上象限并避开内角为注射区。

2.连线法

从髂前上棘至尾骨做一连线，其外 1/3 处为注射部位。

（二）臀中肌、臀小肌肌内注射定位法

（1）以示指尖和中指尖分别置于髂前上棘和髂嵴下缘处，在髂嵴、示指、中指之间构成一个三角形区域，示指与中指构成的内角为注射部位。

（2）髂前上棘外侧三横指处（以患者手指的宽度为标准）。

（三）股外侧肌肌内注射射定位法

在股中段外侧，一般成人可取髋关节下 10 cm 至膝关节的范围。此处大血管、神经干很少通过，且注射范围广，可供多次注射，尤适用于 2 岁以下的幼儿。

（四）上臂三角肌肌内注射定位法

取上臂外侧，肩峰下 2～3 横指处。此处肌肉较薄，只可做小剂量注射。

（五）体位准备

1.卧位

臀部肌内注射时，为使局部肌肉放松，减轻疼痛与不适，可采用以下姿势。

（1）侧卧位：上腿伸直，放松，下腿稍弯曲。

（2）俯卧位：足尖相对，足跟分开，头偏向一侧。

（3）仰卧位：常用于危重和不能翻身的患者，采用臀中肌、臀小肌肌内注射法较为方便。

2.坐位

为门诊患者接受注射时常用体位。可供上臂三角肌或臀部肌内注射时采用。

六、注意事项

（1）遵医嘱和药品说明书使用药品。

（2）药液要现用现配，在有效期内，剂量要准确。选择两种药物同时注射时，应注意配伍禁忌。

（3）注射时应做到“两快一慢”（进针、拔针快，推注药液慢）。

（4）选择合适的注射部位，避免刺伤神经和血管，无回血时方可注射。

（5）注射时切勿将针梗全部刺入，以防针梗从根部衔接处折断。若针头折断，应先稳定患者情绪，并嘱患者保持原位不动，固定局部组织，以防断针移位，同时尽快用无菌血管钳夹住断端取出；如断端全部埋入肌肉，应速请外科医师处理。

（6）对需长期注射者，应交替更换注射部位，并选择细长针头，以避免减少硬结的发生。如因长期多次注射出现局部硬结时，可采用热敷、理疗等方法予以处理。

（7）2 岁以下婴幼儿不宜选用臀大肌肌内注射，因其臀大肌尚未发育好，注射时有损伤坐骨神经的危险，最好选择臀中肌和臀小肌肌内注射。

（李秀敏）

第七节 静脉注射

一、目的

(1)所选用药物不宜口服、皮下及肌内注射,又需迅速发挥药效时。

(2)注入药物做某些诊断性检查,如对肝、肾、胆囊等造影时需静脉注入造影剂。

二、评估

(一)评估患者

(1)双人核对医嘱。

(2)核对患者床号、姓名、住院号和腕带(请患者自己说出床号和姓名)。

(3)了解患者病情、意识状态、配合能力、药物过敏史、用药史。

(4)评估患者穿刺部位的皮肤状况、肢体活动能力、静脉充盈度和管壁弹性。选择合适的静脉注射部位,评估药物对血管的影响程度。

(5)向患者解释静脉注射的目的和方法,告知所注射药物的名称,取得患者配合。

(二)评估环境

安静整洁,宽敞明亮。

三、操作前准备

(一)人员准备

仪表整洁,符合要求。洗手,戴口罩。

(二)物品准备

1.操作台

治疗单、静脉注射所用药物、注射器。

2.按要求检查所需用物,符合要求方可使用

(1)双人核对药物名称、浓度、剂量、有效期、给药途径。

(2)检查药物的质量、标签,液体有无沉淀和变色,有无渗漏、浑浊和破损。

(3)检查注射器和无菌棉签的有效期、包装是否紧密无漏气,安尔碘的使用日期是否在有效期内。

3.配制药液

(1)安尔碘棉签消毒药物瓶口,掰开安瓿,瓿帽弃于锐器盒内。

(2)打开注射器,将外包装袋置于生活垃圾桶内,固定针头,回抽针栓,检查注射器,取下针帽置于生活垃圾桶内,抽取安瓿内药液,排气,置于无菌盘内。在注射器上贴上患者床号、姓名、药物名称、用药方法的标签。

(3)再次核对空安瓿和药物的名称、浓度、剂量、用药方法和时间。

4.备用物品

治疗车上层治疗盘内放置备用注射器一支、安尔碘、无菌棉签，无菌盘内放置配好的药液、垫巾。以上物品符合要求，均在有效期内。治疗车下层放置生活垃圾桶、医疗废物桶、锐器盒，含有效氯 500 mg/L 消毒液桶。

四、操作程序

(1)携用物推车至患者床旁，核对床号、姓名、住院号和腕带(请患者自己说出床号和姓名)。

(2)向患者说明静脉注射的方法、配合要点、注射药物的作用和不良反应。

(3)协助患者取舒适体位，充分暴露穿刺部位，放垫巾于穿刺部位下方。

(4)在穿刺部位上方 5～6 cm 处扎压脉带，末端向上，以防污染无菌区。

(5)安尔碘棉签消毒穿刺部位皮肤，以穿刺点为中心向外螺旋式旋转擦拭，直径>5 cm。

(6)再次核对患者床号、姓名和药名。

(7)嘱患者握拳，使静脉充盈，左手拇指固定静脉下端皮肤，右手持注射器与皮肤呈 15°～30°自静脉上方或侧方刺入，见回血可再沿静脉进针少许。

(8)保留静脉通路者，安尔碘棉签消毒静脉注射部位三通接口，以接口处为中心向外螺旋式旋转擦拭。

(9)静脉注射过程中，观察局部组织有无肿胀，严防药液渗漏，如出现渗漏立即拔出针头，按压局部，另行穿刺。

(10)拔针后，指导患者按压穿刺点 3 分钟，勿揉，凝血功能差的患者适当延长按压时间。

(11)再次核对患者床号、姓名和药名。

(12)将压脉带与输液垫巾对折取出，输液垫巾置于生活垃圾桶内，压脉带放于含有效氯 250 mg/L 消毒液桶中。整理患者衣物和床单位，观察有无不良反应，并向患者讲明注射后注意事项。快速手消毒剂消毒双手，推车回治疗室，按医疗废物处理原则处理用物。

(13)洗手，在治疗单上签名并记录时间。按护理级别书写护理记录单。

五、注意事项

(1)严格执行查对制度，需双人核对医嘱。

(2)严格遵守无菌操作原则。

(3)了解注射目的、药物对血管的影响程度、给药途径、给药时间和药物过敏史。

(4)选择粗直、弹性好、易固定的静脉，避开关节和静脉瓣。常用的穿刺静脉为肘部浅静脉、贵要静脉、肘正中静脉、头静脉。小儿多采用头皮静脉。

(5)根据患者年龄、病情和药物性质掌握注入药物的速度，并随时听取患者主诉，观察病情变化。必要时使用微量注射泵。

(6)对需要长期注射者，应有计划地由小到大、由远心端到近心端选择静脉。

(7)根据药物特性和患者肝、肾功能或心脏功能，采用合适的注射速度。随时听取患者主诉，观察体征和其病情变化。

(张留梅)

第八节　外周静脉留置针穿刺与维护

一、外周静脉留置针穿刺

(一)目的

(1)输液时间长,输液量较多的患者。

(2)老人、儿童和躁动不安的患者。

(3)输全血或血液制品的患者。

(4)需做糖耐量试验以及连续多次采集血标本的患者。

(二)评估

1.评估患者

(1)双人核对医嘱,核对患者床号、姓名、住院号、药物名称、浓度、剂量、给药途径、给药时间和药物过敏史。查看病历,了解患者年龄、病情和用药目的。

(2)携输液卡至患者床旁,核对患者床号、姓名、住院号和腕带(请患者自己说出床号和姓名)。

(3)评估患者的药物过敏史、既往静脉穿刺史、输注史、治疗周期和药物对血管的影响、配合程度和自理程度、患者局部皮肤的清洁及完整程度。

(4)讲解输液目的和方法,告知所输注药物名称。

(5)询问患者是否需要去卫生间。

(6)调整输液架,或备好输液架置床旁,并告知患者下床时注意。

2.评估环境

安静整洁,宽敞明亮。

(三)操作前准备

1.人员准备

仪表整洁,符合要求。洗手,戴口罩。

2.物品准备

治疗车上层放置治疗盘,内放备用输液器、外周静脉留置针、无针接头、透明贴膜各 2 套、配制好的输液、安尔碘、无菌棉签、盛排液用小碗、压脉带、输液垫巾、快速手消毒剂和输液卡。以上物品符合要求,均在有效期内。治疗车下层放置生活垃圾桶、医疗废物桶、锐器盒,含有效氯 500 mg/L消毒液桶。按要求检查药物有无破损、沉淀,检查输液袋外包装名称、有效期,液体有无沉淀和变色、有无渗漏、浑浊及破损。检查输液器、外周静脉留置针、无针接头、透明贴膜、安尔碘及无菌棉签有效期,包装是否紧密无漏气。

(四)操作程序

(1)携用物推车至患者床旁,核对床号、姓名、住院号和腕带(请患者自己说出床号和姓名)。

(2)将输液袋挂在输液架上,取出输液器,输液器外包装置于生活垃圾桶内,排气管不用时置于锐器盒内,打开调速器,排气至过滤器下方,关闭调速器。打开留置针和无针接头外包装、连接至输液器，再次排气至穿刺针上方。打开透明贴膜，准备胶布贴于治疗盘内。

(3)向患者解释操作过程，协助患者取舒适卧位，充分暴露穿刺部位，将输液垫巾放于穿刺部位下方。

(4)取出压脉带放于穿刺部位下方，系好压脉带，压脉带位于穿刺点上方 7.5～10.0 cm 处。

(5)安尔碘棉签消毒穿刺部位皮肤，以穿刺点为中心向外螺旋式旋转擦拭，并自然待干，消毒面积为 8 cm×8 cm，撤去留置针护帽，排净留置针下端气体。

(6)再次核对患者床号和姓名。

(7)嘱患者握拳，使静脉充盈，绷紧皮肤，以 15°～30°直刺静脉，见回血后再进入少许，推入外套管，撤出针芯，松开压脉带，松开调速器，嘱患者松拳。

(8)以穿刺点为中心，用透明贴膜固定留置针柄，胶布固定留置针尾部。再次观察回血，调节输液滴速。

(9)再次核对患者床号、姓名和药名。

(10)将压脉带与输液垫巾对折取出，输液垫巾置于生活垃圾桶内，压脉带放于含有效氯 500 mg/L消毒液桶中。整理患者衣物及床单位，观察有无输液外渗、堵塞及不良反应，并向患者讲明输液期间的注意事项(如“您现在感觉怎么样，我已经把滴速调好，请您不要自己调节滴速。”“我会定时来巡视病房，如果您有什么不舒服，请您按呼叫器叫我，我将呼叫器放置您枕边，您现在有什么不舒服吗?”“谢谢您的配合”)。

(11)快速手消毒剂消毒双手，注明穿刺日期和时间。推车回治疗室，按医疗废物分类处理原则整理用物。

(12)洗手，在输液卡上签名并记录时间。按护理级别书写护理记录单。

(五)注意事项

(1)所有导管为一次性物品，禁止重复使用，即使穿刺不成功也不得再次送入血管。

(2)穿刺工具和输液设备最好为螺口连接。

(3)成人应用上肢的背侧和桡侧进行置管，避免使用下肢血管和桡静脉腕关节部位。

(4)置管首选上肢远端部位，再次穿刺应位于前次穿刺点的近心端。

(5)成人外周留置针保留时间 72～96 小时；儿童如无并发症发生，可用至治疗结束。

(6)不得在置有外周静脉留置针的一侧肢体上端用血压袖带和压脉带。

(7)固定留置针的透明贴膜应以穿刺点为中心覆盖，胶布不可覆盖穿刺点，以免影响观察。

(8)封管用肝素盐水浓度范围为 0～10 U/mL，封管的肝素盐水剂量至少为最小剂量为导管管腔容量＋延长装置的 2 倍。

(9)封针时，先夹闭留置针上的小夹子，再拔针，注射器内液体不推尽。

二、外周静脉留置针维护

(一)外周静脉留置针的使用及维护

1.适用范围

适用于短期静脉输液治疗，一般成人使用不能超过 72～96 小时，且每天需对置管部位评估，如出现静脉炎、局部感染、导管故障或超过 96 小时需继续输液要更换穿刺部位，以免引起相关并发症。静脉留置针不用作常规采集血标本通路，可用单独的留置针建立专门的采血通路，但不能用于输注药物。

2.选择原则

(1)在满足临床治疗的情况下选用最小型号、最短的留置针,以减少机械性摩擦及对血管壁的损伤,降低静脉炎的发生,并可适当延长留置时间。

(2)选用最适合患者病情需要、疗程需要的留置针进行静脉穿刺,一般 10 kg 以下儿童用 24 G,10～20 kg 儿童可用 22 G 或 20 G,20～40 kg 儿童或成人可用 20 G 或 18 G,40 kg 以上儿童或成人可用 18 G 或 16 G;成人的 14～24 G 和用于儿童及新生儿的 22～24 G 留置针可以用于血液或血液产品的给药。

3.置管部位

(1)选择粗直、富有弹性、血流量丰富、无静脉瓣的血管。成年人一般选择分布在上肢的背侧和内侧面血管,包括手背静脉、头静脉、贵要静脉和正中静脉。要避开距离手部 4～5 cm 的侧表面,以免引起神经损伤。对于儿童患者,考虑分布于手部、前臂、肘前、腋以下的上臂的血管,幼儿和学步期小儿考虑分布于头皮、足部和手指血管。成年人和儿童都应避开手腕内侧面穿刺,以免产生疼痛及对桡神经的损伤。

(2)通常从患者非惯用手臂开始穿刺,避开肢体关节、触诊疼痛区域、受损的血管、静脉瓣位置、计划手术区域。婴儿避开手部或手指或被用来吮吸的拇指或手指。

(3)成年人中下肢静脉不应作为常规穿刺部位,避免发生组织损伤、血栓性静脉炎及溃疡的风险。

(4)穿刺部位应避开接受乳腺手术清扫腋窝淋巴结的患侧、放射治疗(简称放疗)或淋巴水肿的上肢末端、脑血管意外后的患肢。对于有 4 级或 5 级的慢性肾病患者,避免前臂和上臂血管。实施先天性心脏缺损修复手术的患儿,由于术后可能会降低锁骨下动脉血流,应避免从患儿右臂血管穿刺。

(5)四肢静脉穿刺特别困难的患者可选择胸腹壁浅静脉。

4.慎用或禁用范围

静脉推注或滴注持续性刺激性药物、发泡性药物、肠外营养液、pH＜5 或 pH＞9 的药物、渗透压＞600 mOsm/L 的液体,以免发生渗漏损伤。

5.冲封管

(1)冲封管目的:预防药物间的配伍禁忌,防止血液回流造成堵塞,保持静脉输液通路的通畅。

(2)冲管。①冲管液选择:一次性预充式冲洗器是冲管和封管的首选。此外,0.9%氯化钠溶液应选用美国药典推荐的不含防腐剂的 0.9%氯化钠溶液。当药物与不含防腐剂的 0.9%氯化钠溶液不相容时,先使用 5%葡萄糖注射液冲管,然后用不含防腐剂的 0.9%氯化钠溶液。一般成年人且不限水盐摄入的患者取不含防腐剂的 0.9%氯化钠溶液 5～10 mL;小儿或限制水盐摄入的患者取不含防腐剂的 0.9%氯化钠溶液 3～5 mL。对于成年人,24 小时内冲管液的剂量不应超过 30 mL。最小冲管量为导管内部容积的 2 倍。②冲管时机:输注两种有配伍禁忌的药物之间;停止输液后及停止输液后隔 6～8 小时冲管 1 次。③冲管方法:脉冲式。

(3)封管。①封管液的选择:首选一次性预充式冲洗器,《输液治疗护理实践标准》指出成人和儿童患者每次使用外周静脉短导管之后都应使用不含防腐剂的 0.9%氯化钠溶液封管。其次可选用稀释的肝素溶液。肝素溶液应稀释至每毫升含 50～100 U,用量 2～3 mL(成人)。肝素溶液稀释方法:每毫升 0.9%氯化钠溶液含 50 U 肝素,2 mL/支肝素 12 500 U 加入 250 mL

0.9%氯化钠溶液中;每毫升0.9%氯化钠溶液含100 U肝素,0.8 mL肝素加入100 mL 0.9%氯化钠溶液中。小儿或使用肝素禁忌的患者用0.9%氯化钠溶液封管。②封管方法:正压封管,将针尖斜面留在肝素帽内,脉冲式冲管后余0.5 mL封管液边推注边拔针。

6.留置后护理

(1)严格执行无菌技术操作,防止感染。严密观察留置针有无脱出、断裂,局部有无红、肿、热、痛等静脉炎表现,有无渗血、渗液、肿胀等发生,及时处理置管相关并发症。

(2)及时更换敷料,保持穿刺部位清洁干燥及穿刺点的无菌环境。透明敷料2～3天更换1次,卷边松脱、受潮、不粘或污染时随时更换。

(3)固定牢固,防止管道扭曲、断裂及管针脱出。

(4)使用正确的封管方法,保持管道畅通。

(5)加强患者宣教,做好解释工作。

(6)根据使用的药物及穿刺局部情况更换穿刺部位。静脉留置针一般保留48～72小时,建议不超过96小时。更换穿刺部位时建议选择对称手臂或不同静脉。

(7)对于使用任何浓度肝素封管液的术后患者,建议从第4天起到14天或直到停止使用肝素这一段时间内,每2～3天监测血小板计数1次,以便观察是否存在肝素导致的血小板减少症。

(二)外周静脉留置针相关并发症的预防及处理

1.静脉炎的预防与处理

(1)临床表现:输液性静脉炎是留置静脉留置针常见的并发症之一,其症状为穿刺部位血管红、肿、热、痛或触诊时静脉如条索般硬、无弹性,严重者局部针眼处可挤出脓性分泌物,并可伴有发热等全身症状。

(2)发生原因:①无菌操作不严。②输入药物的pH<5或pH>9;渗透压>600 mOsm/L。③血液稀释不充分。④留置时间过长。⑤刺激性药物输注后没有进行充分的冲管。⑥在同一部位反复穿刺。

(3)预防措施:静脉炎主要以预防为主,积极消除及减少引起静脉炎的各种因素对静脉炎预防有重要意义。①严格无菌操作,避免操作中局部消毒不严密或针头污染。有计划更换输液部位,注意保护静脉。②合理选择留置部位及穿刺血管。输注刺激性药物如氨基酸或其他高渗药物时合理稀释,输注前后生理盐水冲管,输注速度宜慢,使其有充分稀释的时间。③严格掌握药物配伍禁忌。④尽量避免下肢静脉置留置针,如特殊情况需选择下肢留置,输液时抬高下肢20°～30°,加快血液回流,缩短药物在下肢静脉的滞留时间,减轻对血管的刺激。如手术时在下肢置留置针,24小时后应更换至上肢。⑤留置期间,如有条件、无湿热敷禁忌证,可适当做湿热敷,加快静脉回流,促进血管壁的修复。

(4)处理方法:①一旦发生静脉炎,应停止在该侧肢体输液。②将患肢抬高、制动。③根据局部情况采用湿性愈合敷料、喜疗妥软膏等处理,减轻静脉炎反应。④如合并全身感染,遵医嘱合理应用抗生素治疗。

2.导管堵塞的预防与护理

(1)临床表现:滴注不畅。

(2)发生原因:①高浓度液体、静脉营养液输注后导管冲洗不彻底是造成导管堵塞的常见原因。②穿刺针头在血管内来回移动,造成血管内壁损伤,形成血栓而造成导管堵塞。③封管液种类、用量以及推注方法选择不当。④患者的凝血功能异常。

(3)预防措施:①提高一次穿刺成功率,减少因血管内壁损伤而导致血栓形成。②每次输液前先抽回血,再冲管。③输注血液制品、营养液、高浓度液体时应选择较大直径静脉并彻底冲洗管道。④每次输液完毕应正确封管。

(4)处理方法:如留置针导管堵管,应拔出静脉留置针,切记不能用注射器用力推注,以免将凝固的血栓推进血管,造成栓塞。

3.导管相关感染的预防及护理

(1)临床表现:穿刺局部有脓液排出或有弥散性红斑;沿导管的皮下走行部位出现疼痛性弥散性红斑并排除理化因素所致;不明原因的发热;导管细菌培养阳性。

(2)发生原因:①操作不熟练或未严格遵守无菌操作技术。②留置时间过长。③患者机体抵抗力低下。④穿刺部位被汗液等污染。

(3)预防措施:①操作前应检查留置针的包装有无破损及有效期。②医护人员应熟练掌握静脉留置针的操作技术,严格遵守无菌操作技术。③严格穿刺部位周围皮肤的消毒。④及时更换穿刺部位敷料及输液接头。⑤病情允许的情况下尽量减少留置时间。⑥对抵抗力低下的患者遵医嘱给予营养液支持,提高机体抵抗力。

(4)处理方法:注意观察患者体温变化及其他感染征象,如高热找不到解释病情的原因,应及时拔除留置针,并送导管做细菌培养;根据血培养明确的细菌,合理使用敏感抗生素。

4.静脉血栓形成的预防及处理

(1)临床表现:大多数导管相关的静脉血栓没有临床症状,并且不会产生明显的症状与体征。

(2)发生原因:①静脉血栓多见于血流缓慢的静脉内,久病卧床患者发生在下肢静脉的血栓比上肢静脉血栓多3倍。②反复多次在同一部位使用留置针进行静脉穿刺导致血管壁损伤,也是血栓形成的促发因素。

(3)预防措施:①穿刺时尽可能首选上肢粗静脉,并注意保护血管。②避免在同一部位反复穿刺。③对长期卧床的患者,应尽量避免在下肢远端使用静脉留置针,且留置时间不能过长,穿刺后患者应适当活动,促进血液循环。④避免穿刺肢体下垂、用力。⑤输液过程中注意穿刺肢体的保暖。

(4)处理方法:一旦有血栓形成,患肢制动,保持大便通畅,遵医嘱行抗凝治疗。

(三)外周静脉留置针患者的健康教育

1.留置静脉留置针前患者的健康教育

告知患者或家属使用留置针的目的、方法、优点、留置时间、留置费用及留置针的常见问题、有关注意事项,取得患者配合。

2.留置静脉留置针期间患者的健康教育

(1)留置期间患者穿刺侧手臂可适度活动,避免剧烈运动、用力过度,以防回血堵管。留置时间一般为48～72小时,最长不超过96小时。睡眠时注意避免压迫穿刺血管,以免血流缓慢导致静脉血栓形成。

(2)尽量选择宽松的衣服,更衣时注意防止将导管勾出或拔出。

(3)告知患者保持局部清洁干燥,沐浴时注意防水,穿刺部位如被水渗湿应及时告知护士进行处理。不要自行撕下贴膜。一般贴膜2～3天更换1次,如有卷曲、松动,贴膜下有汗液时及时告知护士更换,避免造成感染。

(4)留置静脉留置针侧肢体不宜提取重物及用力活动,不宜长时间下垂,防止导管回血堵塞。

(5)观察穿刺部位及周围有无发红、疼痛、肿胀、渗出,导管有无滑脱,肢体末端血运是否良好,如有异常及时告知护士进行处理。

3.拔除静脉留置针时患者的健康教育

留置针拔出后,指导患者按压局部穿刺点不少于8分钟,凝血功能差的患者适当延长按压时间。

(四)外周静脉留置针的拔除

1.静脉留置针拔除的指征

(1)达到留置针说明书规定的最长留置时间。

(2)疑似污染、患者主诉与静脉留置针相关的不适或疼痛或出现并发症时,应及时拔除静脉留置针。

(3)发生输液药物外渗时,应及时拔除静脉留置针。

2.拔除静脉留置针的注意事项

(1)拔针前将输液调节器移至输液器终端滤器上缘处夹管,可有效防止回血滴出针头。拔针时不直接按压穿刺点皮肤,在皮肤与进针点稍上方垂直方向按压,避免血液渗出。

(2)如怀疑存在血流相关性感染,在拔除导管后应对导管进行细菌培养。

(3)发生抗肿瘤药物外渗时,在静脉留置针拔除前应从导管中抽出残留的药物。

(庄　倩)

第九节　氧疗技术

本节主要讲解鼻导管或面罩吸氧的操作方法。

一、目的

纠正各种原因造成的缺氧状态,提高患者血氧含量及动脉血氧饱和度。

二、操作前准备

(一)告知患者

操作目的、方法、注意事项、配合方法。

(二)评估患者

(1)病情、意识、呼吸状态、缺氧程度、心理反应、合作程度。

(2)鼻腔状况:有无鼻息肉、鼻中隔偏曲或分泌物阻塞等情况。

(三)操作护士

着装整洁、修剪指甲、洗手、戴口罩。

(四)物品准备

治疗车、一次性吸氧管或吸氧面罩、湿化瓶、蒸馏水、氧流量表、水杯、棉签、吸氧卡、笔、快速手消毒剂、污物桶、消毒桶。

(五)环境

安全、安静、整洁。

三、操作过程

(1)携用物至患者床旁,核对腕带及床头卡。

(2)协助患者取适宜体位。

(3)清洁双侧鼻腔。

(4)正确安装氧气装置,管路或面罩连接紧密,确定氧气流出通畅。

(5)根据病情调节氧流量。

(6)固定吸氧管或面罩。

(7)填写吸氧卡。

(8)用氧过程中密切观察患者呼吸、神志、氧饱和度及缺氧程度改善情况等。

(9)整理床单位,协助患者取舒适卧位。

(10)整理用物,按医疗垃圾分类处理用物。

(11)擦拭治疗车。

(12)洗手、记录、确认医嘱。

四、注意事项

(1)保持呼吸道通畅,注意气道湿化。

(2)保持吸氧管路通畅,无打折、分泌物堵塞或扭曲。

(3)面罩吸氧时,检查面部、耳郭皮肤受压情况。

(4)吸氧时先调节好氧流量再与患者连接,停氧时先取下鼻导管或面罩,再关闭氧流量表。

(5)注意用氧安全,尤其是使用氧气筒给氧时注意防火、防油、防热、防震。

(6)长期吸氧患者,湿化瓶内蒸馏水每天更换一次,湿化瓶每周浸泡消毒一次,每次30分钟,然后洗净、待干、备用。

(7)新生儿吸氧应严格控制用氧浓度和用氧时间。

五、评价标准

(1)患者能够知晓护士告知的事项,对服务满意。

(2)操作过程规范、安全,动作娴熟。

(庄　倩)

第十节　排痰技术

一、有效排痰法

(一)目的

对不能有效咳痰的患者进行叩背,协助排出肺部分泌物,保持呼吸道通畅。

(二)操作前准备

1.告知患者

操作目的、方法、注意事项、配合方法。

2.评估患者

(1)病情、意识状态、咳痰能力、影响咳痰的因素、合作能力。

(2)痰液的颜色、性质、量、气味。

(3)肺部呼吸音情况。

3.操作护士

着装整洁、修剪指甲、洗手、戴口罩。

4.物品准备

听诊器、隔离衣、快速手消毒剂,必要时备雾化面罩、雾化液。

5.环境

整洁、安静。

(三)操作步骤

(1)穿隔离衣,核对腕带及床头卡。

(2)协助患者取侧卧位或坐位。

(3)叩击患者胸背部,手指合拢呈杯状由肺底自下而上、自外向内叩击。

(4)拍背后,嘱患者缓慢深呼吸用力咳出痰液。

(5)听诊肺部呼吸音清。

(6)协助患者清洁口腔。

(7)整理床单位,协助患者取舒适卧位。

(8)整理用物,脱隔离衣。

(9)洗手、记录,确认医嘱。

(四)注意事项

(1)注意保护胸、腹部伤口,合并气胸、肋骨骨折时禁做叩击。

(2)根据患者体型、营养状况、耐受能力,合理选择叩击方式、时间和频率。

(3)操作过程中密切观察患者意识及生命体征变化。

(五)评价标准

(1)患者能够知晓护士告知的事项,对服务满意。

(2)操作过程规范、安全,动作娴熟。

二、经鼻或经口腔吸痰

(一)目的

充分吸出痰液,保持患者呼吸道通畅,确保患者安全。

(二)操作前准备

1.告知患者和家属

操作目的、方法、注意事项、配合方法。

2.评估患者

(1)病情、意识状态、生命体征、承受能力、合作程度。

(2)双肺呼吸音、痰鸣音、氧疗情况、SpO_2、咳嗽能力。

(3)痰液的性状。

(4)义齿、口腔及鼻腔状况。

3.操作护士

着装整洁、修剪指甲、洗手、戴口罩。

4.物品准备

治疗车、治疗盘、吸痰包、一次性吸痰管、灭菌注射用水、负压吸引装置一套、隔离衣、快速手消毒剂、污物桶、消毒桶;必要时备压舌板、开口器、舌钳、口咽通气道、听诊器。

5.环境

整洁、安静。

(三)操作过程

(1)穿隔离衣,携用物至患者床旁,核对腕带及床头卡。

(2)协助患者取适宜卧位,取下活动义齿。

(3)连接电源,打开吸引器,调节负压吸引压力 20.0~26.7 kPa(150~200 mmHg)。

(4)戴一次性无菌手套,连接吸痰管。

(5)吸痰管经口或鼻插入气道(进管时阻断负压),边旋转边向上提拉,每次吸痰时间不超过 15 秒。

(6)吸痰过程中密切观察患者生命体征、血氧饱和度及痰液情况,听诊呼吸音。

(7)吸痰结束,用手上的一次性手套包裹吸痰管,丢入污物桶。

(8)冲洗管路。

(9)整理床单位,协助患者取安全、舒适体位。

(10)整理用物,按医疗垃圾分类处理用物、消毒仪器及管路。

(11)脱隔离衣,擦拭治疗车。

(12)洗手、记录、确认医嘱。

(四)注意事项

(1)观察患者生命体征、血氧饱和度变化及痰液情况,并准确记录。

(2)遵循无菌原则,插管动作轻柔。吸痰管到达适宜深度前避免负压,逐渐退出的过程中提供负压。

(3)选择粗细、长短、质地适宜的吸痰管。

(4)按需吸痰,每次吸痰时均须更换吸痰管。

(5)患者痰液黏稠时可以配合翻身叩背、雾化吸入,患者发生缺氧症状时(如发绀、心率下降)应停止吸痰,休息后再吸。

(6)吸痰过程中,鼓励并指导清醒患者深呼吸,进行有效咳痰。

(五)评价标准

(1)患者和家属能够知晓护士告知的事项,并能配合操作。

(2)遵循无菌原则、消毒隔离制度。

(3)操作过程规范、安全、有效,动作轻柔。

三、气管插管吸痰

(一)目的

充分吸出痰液,保持患者呼吸道通畅。

(二)操作前准备

1.告知患者和家属

操作目的、方法、注意事项、配合方法。

2.评估患者

(1)病情、意识状态、合作程度。

(2)心电监护及管路状况。

3.操作护士

着装整洁、修剪指甲、洗手、戴口罩。

4.物品准备

治疗车、负压吸引装置一套、一次性吸痰管、无菌生理盐水、隔离衣、快速手消毒剂、污物桶、消毒桶。

5.环境

安静、整洁。

(三)操作过程

(1)穿隔离衣,携用物至患者床边,核对患者腕带及床头卡。

(2)协助患者取仰卧位,头偏向操作者侧。

(3)吸痰前给予 2 分钟纯氧吸入。

(4)连接电源,打开吸引器,调节负压吸引压力 20.0～26.7 kPa(150～200 mmHg)。

(5)戴一次性无菌手套,连接吸痰管。

(6)正确开放气道,迅速将吸痰管插入至适宜深度,边旋转边向上提拉,每次吸痰时间不超过 15 秒。

(7)观察患者生命体征、血氧饱和度变化,痰液的性状、量及颜色,听诊呼吸音。

(8)吸痰结束后再给予纯氧吸入 2 分钟。

(9)吸痰管用手上的一次性手套包裹,丢入污物桶。

(10)冲洗管路并妥善放置。

(11)整理床单位,协助患者取安全、舒适体位。

(12)整理用物,按医疗垃圾分类处理用物。

(13)脱隔离衣,擦拭治疗车。

(14)洗手、记录、确认医嘱。

(四)注意事项

(1)观察患者生命体征及呼吸机参数变化,如呼吸道被痰液堵塞、窒息,发生应立即吸痰。

(2)遵循无菌原则,每次吸痰时均须更换吸痰管,应先吸气管内,再吸口鼻处。

(3)吸痰前整理呼吸机管路,倾倒冷凝水。

(4)掌握适宜的吸痰时间。呼吸道管路每周更换消毒一次,发现污染严重,随时更换。

(5)注意吸痰管插入是否顺利,遇有阻力时,应分析原因,不得粗暴操作。

(6)选择型号适宜的吸痰管,吸痰管外径应≤气管插管内径的 1/2。

(7)吸痰过程中,鼓励并指导清醒患者深呼吸,进行有效咳痰。

(五)评价标准

(1)患者和家属能够知晓护士告知的事项,并能配合操作。

(2)遵循无菌技术、标准预防、消毒隔离原则。

(3)护士操作过程规范、安全、有效。

四、排痰机使用

(一)目的

协助排除肺部痰液,预防、减轻肺部感染。

(二)操作前准备

1.告知患者

操作目的、方法、注意事项、配合方法。

2.评估患者

(1)病情、意识状态、耐受能力、心理反应、合作程度。

(2)胸部皮肤情况及肺部痰液分布情况。

3.操作护士

着装整洁、修剪指甲、洗手、戴口罩。

4.物品准备

振动排痰机、叩击头套、快速手消毒剂。

5.环境

整洁、安静、私密。

(三)操作步骤

(1)携用物至患者床旁,核对腕带及床头卡。

(2)协助患者取适宜体位。

(3)连接振动排痰机电源,开机。

(4)调节强度、频率。

(5)选择排痰模式(自动和手动),定时。

(6)安装适宜的叩击头及套。

(7)叩击头振动后,方可放于胸部背部及前后两侧并给予适当的压力治疗。

(8)治疗结束,撤除叩击头套。

(9)整理床单位,协助患者取安全、舒适卧位。

(10)整理用物,按医疗垃圾分类处理用物。

(11)洗手、记录、确认医嘱。

(四)注意事项

(1)注意皮肤感染、胸部肿瘤、心内附壁血栓、严重心房颤动、心室颤动、急性心肌梗死、不能耐受振动的患者禁忌使用。

(2)密切监测患者病情变化,如患者感到不适,应及时停止治疗。

(3)应将叩击头置于叩击部位不动,持续数秒,再更换叩击部位,或叩击头缓慢在身体表面移动，要避免快速移动，以免影响治疗效果。

(4)根据患者情况选择治疗时间，一般为5～10分钟。

(五)评价标准

(1)患者和家属能够知晓护士告知的事项，对服务满意。

(2)注意观察患者肺部情况。

(3)护士操作过程规范、准确。

（庄　倩）

第十一节　营养支持技术

一、肠内营养

(一)目的

(1)全面、均衡、符合生理的营养供给，以降低高分解代谢，提高机体免疫力。

(2)维持胃肠道功能，保护肝脏功能。

(3)提供经济、安全的营养治疗。

(二)操作前准备

1.告知患者和家属

操作目的、方法、注意事项、配合方法。

2.评估患者

病情、意识状态、合作程度、营养状态、管饲通路情况、输注方式。

3.操作护士

着装整洁、修剪指甲、洗手、戴口罩。

4.物品准备

肠内营养液、营养泵、肠内营养袋、加温器、20 mL注射器、温水。必要时备插线板。

5.环境

整洁、安静。

(三)操作过程

(1)携用物至患者床旁，核对腕带及床头卡。

(2)协助患者取半卧位。

(3)固定营养泵，安装管路，检查并确认喂养管位置，抽吸并评估胃内残留量。

(4)温水冲洗胃肠营养管并与管路连接。

(5)根据医嘱调节输注速度。

(6)加温器连于喂养管上(一般温度调节在37～40 ℃)。

(7)核对。

(8)输注完毕，温水冲洗喂养管。

(9)包裹、固定胃肠营养管。

(10)协助患者取适宜卧位,整理床单位。

(11)整理用物,按医疗垃圾分类处理用物。

(12)擦拭治疗车。

(13)洗手、记录、确认医嘱。

(四)注意事项

(1)营养液现用现配,24 小时内用完。

(2)长期留置胃肠营养管者,每天用油膏涂擦鼻腔黏膜,每天进行口腔护理。

(3)输注前后或经胃肠营养管注入药物后均用温水冲洗胃肠营养管。

(4)定期(或按照说明书)更换胃肠营养管,对胃造口、空肠造口者,保持造口周围皮肤干燥、清洁。

(5)避免空气入胃,引起胀气。

(6)加温器放到合适的位置,以免烫伤患者。

(7)抬高床头,避免患者平卧引起误吸。

(8)观察并记录输注量,以及输注中、输注后的反应。

(9)特殊用药前后用约 30 mL 温水冲洗胃肠营养管,药片或药丸经研碎、溶解后注入胃肠营养管。

(10)注意放置恰当的管路标识。

(五)评价标准

(1)患者和家属能够知晓护士告知的事项,对服务满意。

(2)操作规范、安全,动作娴熟。

二、肠外营养

(一)目的

通过静脉途径输注各种营养素,补充和维持患者的营养。

(二)操作前准备

1.告知患者和家属

操作目的、方法、注意事项、配合方法。

2.评估患者

(1)病情、意识状态、合作程度、营养状态。

(2)输液通路情况、穿刺点及其周围皮肤状况。

3.操作护士

着装整洁、修剪指甲、洗手、戴口罩。

4.物品准备

治疗车、穿刺盘、营养液、20 mL 注射器、输液泵、营养袋、加温器、温水。必要时备插线板。

5.环境

整洁、安静。

(三)操作过程

(1)携用物至患者床旁,核对腕带及床头卡。

(2)协助患者取舒适卧位。

(3)固定输液泵,连接电源。

(4)营养袋挂于仪器架上,排气。

(5)打开输液泵门,固定输液管,关闭输液泵门。

(6)开机,设置输液速度及预输液量。

(7)将感应器固定在墨菲氏滴管上端。

(8)消毒皮肤,二次排气。

(9)穿刺,启动输液泵,妥善固定管路。

(10)整理床单位,协助患者取舒适卧位。

(11)整理用物,按医疗垃圾分类处理用物。

(12)擦拭治疗车。

(13)洗手、记录、确认医嘱。

(四)注意事项

(1)营养液宜现配现用,若营养液配制后暂时不输注,冰箱冷藏,输注前室温下复温后再输,保存时间不超过24小时。

(2)等渗或稍高渗溶液可经周围静脉输入,高渗溶液应从中心静脉输入,明确标识。

(3)如果选择中心静脉导管输注,注意管路维护。

(4)不宜从营养液输入的管路输血、采血。

(五)评价标准

(1)患者和家属能够知晓护士告知的事项,对服务满意。

(2)遵循查对制度,符合无菌技术、安全给药原则。

(3)操作过程规范,动作娴熟。

(刘倩倩)

第十二节　洗　胃　术

一、适应证

一般在服毒后6小时内洗胃效果最好。但当服毒量大、所服毒物吸收后可经胃排出,即使超过6小时,多数情况下仍需洗胃。对昏迷、惊厥患者洗胃时应注意保护呼吸道,避免发生误吸。

二、禁忌证

(1)腐蚀性毒物中毒。

(2)正在抽搐、大量呕血者。

(3)原有食管胃底静脉曲张或上消化道大出血病史者。

三、洗胃液的选择

对不明原因的中毒应选用清水或生理盐水洗胃,如已知毒物种类,则按医嘱选用特殊洗胃液。

(一)胃黏膜保护剂

对吞服腐蚀性毒物者,可用牛奶、蛋清、米汤、植物油等保护胃肠黏膜。

(二)溶剂

脂溶性毒物(如汽油、煤油等)中毒时,可先口服或胃管内注入液状石蜡150~200 mL,使其溶解而不被吸收,然后进行洗胃。

(三)吸附剂

活性炭是强力吸附剂,能吸附多种毒物。但不能很好吸附乙醇、铁等毒物。因活性炭的效用有时间依赖性,因此应在摄毒 60 分钟内给予活性炭。活性炭结合是一种饱和过程,需要应用超过毒物的足量活性炭来吸附毒物,应注意按医嘱保证给予所需的量。首次 1~2 g/kg,加水 200 mL,可口服或经胃管注入,2~4 小时重复应用 0.5~1.0 g/kg,直至症状改善。

(四)解毒剂

可通过与体内存留的毒物发生中和、氧化、沉淀等化学反应,改变毒物的理化性质,使毒物失去毒性。

(五)中和剂

对吞服强腐蚀性毒物的患者,可服用中和剂中和,如吞服强酸时可用弱碱(如镁乳、氢氧化铝凝胶等)中和,不要用碳酸氢钠,因其遇酸可生成二氧化碳,使胃膨胀,造成穿孔的危险。强碱可用弱酸类物质(如食醋、果汁等)中和。

(六)沉淀剂

有些化合物可与毒物作用,生成溶解度低、毒性小的物质,因而可用作洗胃剂。乳酸钙或葡萄糖酸钙与氟化物或草酸盐作用,可生成氟化钙或草酸钙沉淀;生理盐水与硝酸银作用生成氯化银沉淀;2%~5%硫酸钠可与可溶性钡盐生成不溶性硫酸钡沉淀。

四、洗胃的护理

(1)严格掌握洗胃的适应证、禁忌证。

(2)解释洗胃的目的、必要性和并发症,使患者或家属知情同意并签字。

(3)取头低脚高左侧卧位。

(4)置入胃管的长度:由鼻尖经耳垂至胸骨剑突的距离,一般为 50~55 cm。

(5)中毒物质不明时,应选用温开水或生理盐水洗胃,强酸、强碱中毒禁忌洗胃。

(6)水温控制在 35 ℃左右,过热可促进局部血液循环,加快吸收;过冷可加速胃蠕动,从而促进毒物排入肠腔。

(7)严格掌握洗胃原则:先出后入、快进快出、出入基本平衡。应留取首次抽吸物标本做毒物鉴定。每次灌洗量为 300~500 mL,一般总量为 25 000~50 000 mL。需要反复灌洗,直至洗出液澄清、无味为止。

(8)严密观察病情,洗胃过程中防止误吸,有出血、窒息、抽搐应立即停止洗胃,通知医师。

(9)拔胃管时,要先将胃管尾部夹住,以免拔胃管过程中管内液体反流入气管内。

(10)洗胃后整理用物,观察并记录洗胃液的量、颜色及患者的反应,同时记录患者的生命体征。严格清洗和消毒洗胃机。

(庄　倩)

第十三节 导尿技术

一、女患者导尿法

(一)目的

为昏迷、尿潴留、尿失禁或会阴部有损伤者,留置尿管以保持局部干燥清洁,协助临床诊断、治疗、手术。

(二)操作前准备

(1)告知患者和家属:操作目的、方法、注意事项、配合方法及可能出现的并发症。

(2)签知情同意书。

(3)评估患者:①病情、意识状态、自理能力、合作程度及耐受力;②膀胱充盈度;③会阴部清洁程度及皮肤黏膜状况。

(4)操作护士:着装整洁、修剪指甲、洗手、戴口罩。

(5)物品准备:治疗车、一次性导尿包、一次性多用巾、快速手消毒剂、隔离衣、污物桶、消毒桶;必要时备会阴冲洗包、冲洗液、便盆。

(6)环境:整洁、安静、温度适宜、私密。

(三)操作过程

(1)穿隔离衣,携用物至患者床边,核对患者腕带及床头卡。

(2)关闭门窗。

(3)协助患者摆好体位,脱去对侧裤腿盖在近侧腿部,取仰卧屈膝位。

(4)两腿外展,暴露会阴部。

(5)多用巾铺于患者臀下,打开导尿包外包装,初步消毒物品置于两腿之间。

(6)一手戴手套,将碘伏棉球放入消毒弯盘内,另一手持镊子依次消毒阴阜、双侧大阴唇、双侧小阴唇外侧、内侧和尿道口(每个棉球限用 1 次),顺序为由外向内、自上而下。

(7)脱手套,处理用物,快速手消毒剂洗手。

(8)将导尿包置于患者双腿之间,打开形成无菌区。

(9)戴无菌手套,铺孔巾。

(10)检查气囊,将导尿管与引流袋连接备用。将碘伏棉球放于无菌盘内,用液状石蜡纱布润滑尿管前端至气囊后 4～6 cm。

(11)用纱布分开并固定小阴唇,再次按照无菌原则消毒尿道口、左、右小阴唇内侧,最后 1 个棉球在尿道口停留 10 秒。

(12)更换镊子,夹住导尿管插入尿道内 4～6 cm,见尿后再插入 5～7 cm,夹闭尿管开口。

(13)按照导尿管标明的气囊容积向气囊内缓慢注入无菌生理盐水,轻拉尿管有阻力后,连接引流袋。

(14)摘手套妥善固定引流管及尿袋,位置低于膀胱,尿管标识处注明置管日期。

(15)整理床单位,协助患者取舒适卧位。

(16)整理用物,按医疗垃圾分类处理用物。

(17)脱隔离衣,擦拭治疗车。

(18)洗手、记录置管日期,尿液的量、性质、颜色等,确认医嘱。

(四)注意事项

(1)严格执行查对制度和无菌操作技术原则。

(2)保护患者隐私。

(3)对膀胱高度膨胀且极度虚弱的患者,第一次放尿不得超过 1 000 mL,以免膀胱骤然减压引起血尿和血压下降导致虚脱。

(4)为女患者插尿管时,如导尿管误入阴道,应另换无菌导尿管重新插管。

(5)插入尿管动作要轻柔,以免损伤尿道黏膜。

(6)维持密闭的尿路排泄系统在患者的膀胱水平以下,避免挤压尿袋。

(五)评价标准

(1)患者和家属知晓护士告知的事项,对操作满意。

(2)遵循查对制度,符合无菌技术、标准预防原则。

(3)操作规范、安全,动作娴熟。

(4)尿管与尿袋连接紧密,引流通畅,固定稳妥。

二、男患者导尿法

(一)目的

同女性患者。

(二)操作前准备

评估男性患者有无前列腺疾病等引起尿路梗阻的情况,余同女性患者。

(三)操作过程

(1)穿隔离衣,携用物至患者床边,核对患者腕带及床头卡。

(2)关闭门窗。

(3)协助患者摆好体位,脱去对侧裤腿盖在近侧腿部,取仰卧屈膝位。

(4)两腿外展,暴露会阴部。

(5)多用巾铺于患者臀下,打开导尿包外包装,初步消毒物品置于两腿之间。

(6)一手戴手套,将碘伏棉球放入消毒弯盘内,另一手持镊子依次消毒阴阜、阴茎、阴囊。用纱布裹住患者阴茎,使阴茎与腹壁呈 60°,将包皮向后推,暴露尿道口,用碘伏棉球由内向外螺旋式消毒尿道口、龟头及冠状沟 3 次,每个棉球限用 1 次。

(7)脱手套,处理用物,快速手消毒剂洗手。

(8)将导尿包置于患者双腿之间,打开形成无菌区。

(9)戴无菌手套,铺孔巾。

(10)检查气囊,将导尿管与引流袋连接备用。将碘伏棉球放于无菌盘内,用液状石蜡纱布润滑尿管前端至气囊后 20~22 cm。

(11)一手持纱布包裹阴茎后稍提起和腹壁呈 60°,将包皮后推,暴露尿道口。以螺旋方式消毒尿道口、龟头、冠状沟 3 次,每个棉球限用 1 次,最后一个棉球在尿道口停留 10 秒。

(12)提起阴茎与腹壁呈 60°,更换镊子持导尿管,对准尿道口轻轻插入 20~22 cm,见尿后再插入 5～7 cm。

(13)按照导尿管标明的气囊容积向气囊内缓慢注入无菌生理盐水，轻拉尿管有阻力后，撤孔巾。

(14)摘手套妥善固定引流管及尿袋，尿袋的位置低于膀胱，尿管应有标识并注明置管日期。

(15)整理床单位，协助患者取舒适卧位。

(16)整理用物、按医疗垃圾分类处理用物。

(17)脱隔离衣，擦拭治疗车。

(18)洗手、记录置管日期，尿液的量、性质、颜色等，确认医嘱。

(四)注意事项

(1)严格执行查对制度和无菌操作技术原则。

(2)保护患者隐私。

(3)对膀胱高度膨胀且极度虚弱的患者，第一次放尿不得超过 1 000 mL，以免膀胱骤然减压引起血尿和血压下降导致虚脱。

(4)插入尿管动作要轻柔，以免损伤尿道黏膜。

(5)男性患者包皮和冠状沟易藏污垢，导尿前要彻底清洁，导尿管插入前建议使用润滑止痛胶，插管遇阻力时切忌强行插入，必要时请专科医师插管。

(五)评价标准

(1)患者和家属知晓护士告知的事项，对操作满意。

(2)遵循查对制度，符合无菌技术、标准预防原则。

(3)操作规范、安全，动作娴熟。

(4)尿管与尿袋连接紧密，引流通畅，固定稳妥。

(周　笛)

第十四节　膀胱冲洗术

一、目的

(1)对留置导尿管的患者，保持其尿液引流通畅。

(2)清除膀胱内的血凝块、黏液、细菌等异物，预防感染的发生。

(3)治疗某些膀胱疾病，如膀胱炎、膀胱肿瘤。

二、准备

(一)用物准备

治疗盘(消毒物品)1 套、无菌膀胱冲洗装置 1 套、冲洗液按医嘱备、弯血管钳 1 把、输液调节器 1 个，必要时备启瓶器、输液架各 1 个。

(二)患者、护理人员及环境准备

患者了解膀胱冲洗目的、方法、注意事项及配合要点。护理人员应衣帽整齐，修剪指甲，洗手，戴口罩。环境安静、整洁，光线、温度、湿度适宜，关闭门窗。

三、操作步骤

(1)准备物品和冲洗溶液(生理盐水、0.02%呋喃西林溶液、3%硼酸溶液、0.2%氯己定溶液、0.1%新霉素溶液、0.1%雷夫奴尔溶液、2.5%醋酸等)，仔细检查冲洗液有无浑浊、沉淀或絮状物；备齐用物，携至患者床边。

(2)核对患者床号、姓名，向患者解释操作目的和过程。

(3)按医嘱取冲洗液，冬季冲洗液应加温至 38～40 ℃，以防低温刺激膀胱，常规消毒瓶塞，打开膀胱冲洗装置，将冲洗导管针头插入瓶塞，严格执行无菌操作技术，将冲洗液瓶倒挂于输液架上，瓶内液面距床面 60 cm，以便产生一定的压力使液体能够顺利滴入膀胱，排气后用弯血管钳夹导管。

(4)打开引流管夹子，排空膀胱，降低膀胱内压，便于冲洗液顺利滴入膀胱。

(5)夹毕引流管，开放冲洗管，使溶液滴入膀胱，调节滴速，滴速一般为 60～80 滴/分，以免患者尿意强烈，膀胱收缩，迫使冲洗液从导尿管侧溢出尿道外。

(6)待患者有尿意或滴入溶液 200～300 mL 后，夹毕冲洗管，放开引流管，将冲洗液全部引流出来后，再夹毕引流管。

(7)按需要量，如此反复冲洗，一般每天冲洗 2 次，每次 500～1 000 mL，冲洗过程中，经常询问患者感受，观察患者反应及引流液性状。

(8)冲洗完毕，取下冲洗管，清洁外阴部，固定好导尿管。

(9)协助患者取舒适卧位，整理床单位，清理物品。

(10)洗手记录冲洗液名称、冲洗量、引流量、引流液性质、冲洗过程中患者的反应。

四、注意事项

(1)严格遵医嘱并根据病情准备冲洗液。

(2)根据膀胱冲洗“微温、低压、少量、多次”的原则进行冲洗。

(3)保持冲洗管及引流管的无菌，冲洗过程中注意无菌原则。

(4)冲洗过程若患者出现不适或有出血情况，应立即停止冲洗，并与医师联系。

(5)如滴入治疗用药，须在膀胱内保留 30 分钟后再引流出体外，有利于药液与膀胱内液充分接触，并保持有效浓度。

(6)冲洗时不宜按压膀胱。

(庄　倩)

第十五节　膀胱灌注术

一、评估

(1)评估患者既往手术史和疾病史。

(2)评估患者一般情况及自理能力。

(3)评估患者的会阴及皮肤黏膜情况。

(4)评估患者生命体征、灌注前排尿。

(5)评估患者灌注次数及尿道情况。

二、准备

(一)用物准备

治疗盘(消毒物品)1 套、无菌膀胱灌注装置 1 套、灌注液按医嘱备、弯血管钳 1 把、输液调节器 1 个,必要时备启瓶器、输液架各 1 个。

(二)患者、护理人员及环境准备

患者了解膀胱灌注目的、方法、注意事项及配合要点。护理人员应衣帽整齐,修剪指甲,洗手,戴口罩。环境安静、整洁,光线、温度、湿度适宜,屏风遮挡,关闭门窗。

三、操作步骤

(1)准备物品和灌注溶液,仔细检查灌注液有无浑浊、沉淀或絮状物;备齐用物,携至患者床边。

(2)核对患者床号、姓名,向患者解释操作目的和过程。

(3)洗手,戴无菌手套,常规清洗消毒外阴及尿道口,铺洞巾,润滑导尿管,检查导尿管是否通畅,行无菌导尿术。

(4)按医嘱取灌注液,冬季灌注液应加温至 38～40 ℃,以防低温刺激膀胱。排空膀胱内残余尿量,常规消毒瓶塞,打开膀胱灌注装置,将 0.9%生理盐水50 mL+吉西他滨 1～2 g 或 0.9%生理盐水 50 mL+卡介苗 60～120 mg 注入膀胱内,再用注射器注入 10 mL 生理盐水冲管,过程中应严格执行无菌操作技术,观察患者有无不适。

(5)药液灌注完后,反折尿管末端,将尿管拔出,清洁会阴部。

(6)协助患者取舒适卧位,指导患者每 10～15 分钟改变一次体位。

(7)整理床单位,清理物品。

(8)洗手,摘口罩。记录灌注液名称、灌注量、引流量、引流液性质,灌注过程中患者的反应。

四、注意事项

(一)灌注前注意事项

(1)前一晚充足睡眠。

(2)灌注前 2 小时内避免大量饮水及服用利尿剂。

(3)灌注前排空膀胱,以便使膀胱内药液达到有效浓度。

(二)灌注后注意事项

(1)灌注后,膀胱内药液保留 0.5～2.0 小时后自行排出药液。

(2)灌注后 2 小时应大量饮水,以减少药物对尿道黏膜的刺激。

(3)24 小时内每次排尿后应冲洗外阴。

(4)灌注后 1 周均应多喝水,避免喝茶、喝咖啡、饮酒等。

(5)如有化学性膀胱炎、血尿等症状,遵医嘱延长灌注间隔时间、减少剂量、使用抗生素等,特别严重者暂停膀胱灌注。

(王　华)

第十六节 灌 肠 术

一、目的

(1)刺激肠蠕动,软化和清除粪便,排出肠内积气,减轻腹胀。

(2)清洁肠道,为手术、检查和分娩做准备。

(3)稀释和清除肠道内有害物质,减轻中毒。

(4)为高热患者降温。

根据灌肠的目的不同分为保留灌肠和不保留灌肠。不保留灌肠按灌入液体量不同,分为大量不保留灌肠和小量不保留灌肠(小量不保留灌肠适用于危重患者、体弱老年人、小儿、孕妇等)。

二、准备

(一)物品准备

治疗盘内备通便剂(按医嘱备)、一次性手套 1 双、剪刀(用开塞露时)1 把,弯盘 1 个、卫生纸、纱布 1 块。

治疗盘外备:温开水(用肥皂栓时)适量、屏风、便盆、便盆布 1 个。

(二)患者、护理人员及环境准备

患者了解通便目的、方法、注意事项及配合要点。取侧卧屈膝位,调整情绪,指导或协助患者清洗肛周,备便盆。护理人员应衣帽整齐,修剪指甲,洗手,戴口罩。环境安静、整洁,光线、温度、湿度适宜,关闭门窗,备屏风或隔帘,保护患者隐私,消除紧张、恐惧心理,取得合作。

三、评估

(1)评估患者病情、治疗情况、意识、心理状态及合作度。

(2)评估患者的腹胀情况,肛周皮肤和黏膜的完整性。

四、操作步骤

(1)关闭门窗,用屏风遮挡患者,保护患者隐私。

(2)条件许可患者可帮助其取左侧卧位,双腿屈曲,背向操作者,暴露肛门,便于操作。

(3)患者臀部移至床沿,臀下铺一次性尿垫,保持床单位清洁,便器放置在床旁。

(4)将弯盘置于臀部旁,用血管钳关闭灌肠筒胶管倒灌肠液于筒内,悬挂灌肠筒于输液架上,灌肠筒内液面与肛门距离不超过 30 cm。

(5)将玻璃接头一头连接肛管,另一头连接灌肠筒胶管。

(6)戴一次性手套,一手分开肛门,暴露肛门口,嘱患者张口呼吸,使患者放松便于插管,另一手将肛管轻轻旋转插入肛门,沿着直肠壁进入直肠 7～10 cm。

(7)固定肛管,打开血管钳,缓缓注入灌肠液,速度不可过快过猛,以防刺激肠黏膜,出现排便。

(8)用血管钳关闭灌肠筒胶管，一手持卫生纸紧贴肛周下沿，防止灌肠液流出，另一手将肛管轻轻拔出，置弯盘内。

(9)擦净肛周，协助患者取舒适卧位，灌肠液在体内保留 10～20 分钟后再排便。充分软化粪便，提高灌肠效果。

(10)清理用物。

(11)协助患者排便，整理床单位。洗手、记录。

五、注意事项

(1)灌肠液温度控制在 38 ℃，温度过高损伤肠黏膜，温度过低可引起肠痉挛。

(2)灌肠如遇患者有便意、腹胀时，嘱患者做深呼吸，让灌肠液在体内尽量保留 10～20 分钟后再排便。

(3)消化道出血、急腹症、妊娠、严重心血管疾病患者禁忌灌肠。

六、相关护理方法

(一)人工取便术

(1)条件许可患者可帮助其取左侧卧位，双腿屈曲，背向操作者，暴露肛门，便于操作。

(2)患者臀下铺一次性尿垫保持床单位清洁，便器放置在床旁。

(3)戴一次性手套，在右手示指端倒 1～2 mL 的 2%利多卡因，插入肛门停留 5 分钟，利多卡因对肛管和直肠起麻醉作用，能减少刺激，减轻疼痛。

(4)嘱患者张口呼吸，轻轻旋转插入肛门，沿着直肠壁进入直肠。

(5)手指轻轻摩擦，松弛粪块，取出粪块，放入便器，重复数次，直至取净，动作轻柔，避免损伤肠黏膜或引起肛周水肿。

(6)取便过程中注意观察患者的生命体征和反应，如发现面色苍白、出汗、疲惫等表现，应暂停，休息片刻，若患者心率明显改变，应立即停止操作。

(7)操作结束，清洗肛门和臀部并擦干，病情许可时可行热水坐浴，促进局部血液循环，减轻疼痛防止病原微生物传播。

(8)整理消毒用物，洗手并做记录。

(9)注意事项：有肛门黏膜溃疡、肛裂及肛门剧烈疼痛者禁用此法。

(二)便秘的护理

(1)正确引导，合理安排膳食结构。

(2)协助患者适当增加运动量。

(3)养成良好的排便习惯。

(4)腹部进行环形按摩，通过按摩腹部，刺激肠蠕动，促进排便。方法：用右手或双手重叠稍微按压腹部，自右下腹盲肠部开始，依结肠蠕动方向，经升结肠、横结肠、降结肠、乙状结肠做环形按摩，或在乙状结肠部，由近心端向远心端做环形按摩，每次 5～10 分钟，每天 2 次。可由护士操作或指导患者自己进行。

(5)遵医嘱给予口服缓泻药物，禁忌长期使用，产生依赖性而失去正常的排便功能。

(6)简便通便术包括通便剂通便术和人工取便术。这是患者及家属经过护士指导，可自行完成的一种简单易行、经济有效的护理技术。常用通便剂有开塞露(由 50%的甘油或少量山梨醇制成,装于塑料胶壳内的一种溶剂)、甘油栓(由甘油和硬脂酸制成,为无色透明或半透明栓剂,呈圆锥形,密封于塑料袋内的一种溶剂,需冷藏储存)、肥皂栓(将普通肥皂削成底部直径为 1 cm,长 3～4 cm的圆锥形栓剂)。具有吸收水分、软化粪便、润滑肠壁、刺激肠蠕动的作用。人工取便术是用手指插入直肠,破碎并取出嵌顿粪便的方法,常用于粪便嵌塞的患者采用灌肠等通便术无效时,以解除患者痛苦的方法。

(杜秀娟)

第十七节 铺床技术

一、备用床

(一)目的

保持病室整洁,准备接收新患者。

(二)操作前准备

1.操作护士

着装整洁,修剪指甲,洗手,戴口罩。

2.物品准备

床、床垫、床褥、棉被或毛毯、枕芯、床罩、床单、被套、枕套。

3.环境

整洁、安静。

(三)操作过程

(1)移开床旁桌椅于适宜位置。

(3)用物按使用顺序放于床旁椅上。

(3)检查床垫。

(4)将床褥齐床头平放于床垫上,并铺平。

(5)铺床单或床罩。

(6)将棉被或毛毯套入被套内。

(7)两侧内折后与床内沿平齐。

(8)尾端塞于床垫下。

(9)套枕套,将枕头平放于床头正中。

(10)移回床旁桌、椅。

(11)处理用物,洗手。

(四)注意事项

(1)注意省时、节力,防止职业损伤。

(2)铺床时,病室内无患者进食或治疗。

(五)评价标准

(1)用物准备齐全。

(2)床单位整洁、美观。

二、麻醉床

(一)目的

便于接收和护理麻醉手术后的患者;使患者安全、舒适、预防并发症。

(二)操作前准备

1.评估患者

诊断、病情、手术和麻醉方式。

2.操作护士

着装整洁、修剪指甲、洗手、戴口罩。

3.物品准备

(1)床上用物:床垫、床褥、棉被或毛毯、枕芯、床罩、一次性中单、被套、枕套。

(2)麻醉护理盘:治疗巾、开口器、舌钳、通气导管、牙垫、弯盘、吸氧管、吸痰管、棉签、压舌板、镊子、纱布。

(3)其他:心电监护仪、听诊器、血压计、吸氧装置、吸痰装置、生理盐水、手电筒、胶布、护理记录单、笔、输液架。

4.环境

安静、整洁。

(三)操作过程

(1)移开床旁桌椅于适宜位置。

(2)用物按使用顺序放于床旁椅上。

(3)从床头至床尾铺平床褥后,铺上床罩、根据患者手术麻醉情况和手术部位铺中单。

(4)将棉被或毛毯套入被套内。

(5)盖被尾端向上反折,齐床尾。

(6)将背门一侧盖被塞于床垫下,对齐床沿。

(7)将近门一侧盖被边缘向上反折,对齐床沿。

(8)套枕套后,将枕头横立于床头正中。

(9)移回床旁桌、椅。

(10)处理用物。

(11)洗手。

(四)注意事项

(1)注意省时、节力,防止职业损伤。

(2)枕头平整、充实。

(3)病室及床单位整洁、美观。

(五)评价标准

(1)用物准备齐全。

(2)操作过程规范,符合省时、省力原则。

(3)床单位整洁、美观、符合术后护理要求。

三、卧床患者更换床单

(一)目的

为卧床患者更换床单,保持清洁,增进舒适。

(二)操作前准备

1.告知患者

更换床单的目的及过程,教会患者配合方法。

2.评估患者

(1)病情、意识、身体移动能力及合作程度。

(2)有无肢体活动障碍、偏瘫和骨折。

(3)有无引流管、输液管及伤口,有无尿便失禁。

(4)年龄、性别、体重、心理状态与需求。

3.操作护士

着装整洁、仪表端庄、洗手、戴口罩。

4.物品准备

护理车、清洁的大单、一次性中单、被套、枕套、床刷及半湿状布套、污衣袋等。

5.环境

安静、整洁。

(三)操作过程

(1)根据需要移开床旁桌椅。

(2)松开固定在床单上的各种引流管,防止引流管脱落。

(3)移枕头,协助患者移向对侧。

(4)松开近侧各层床单,将其上卷于中线处塞于患者身下。

(5)扫床。

(6)按序依次铺近侧各层床单。

(7)移枕头,协助患者移至近侧。

(8)同法,铺另一侧。

(9)整理盖被,更换枕套。

(10)固定引流管。

(11)协助患者取舒适卧位,必要时上床挡。

(12)整理用物,洗手。

(四)注意事项

(1)保证患者安全,体位舒适。

(2)注意节力。

(3)注意观察病情变化。

(五)评价标准

(1)用物准备齐全。

(2)操作过程规范,符合省时、省力原则。

(3)床单位整洁、美观、患者安全舒适。

(庄　倩)

第十八节　休息与睡眠护理

休息与睡眠是人类最基本的生理需要。良好的休息和睡眠如同充分的营养和适度的运动一样，对保持和促进健康起着重要作用。作为护士，必须了解睡眠的分期、影响睡眠的因素及患者的睡眠习惯，切实解决患者的睡眠问题，帮助患者达到可能的最佳睡眠状态。

一、休息

休息是指在一段时间内，通过相对地减少机体活动，使身心放松，处于一种没有紧张和焦虑的松弛状态。休息包括身体和心理两方面的放松，通过休息，可以减轻疲劳和缓解精神紧张。

(一)休息的意义和方式

1.休息的意义

对健康人来说，充足的休息是维持机体身心健康的必要条件；对患者来说，充足的休息是促进疾病康复的重要措施。休息对维护健康具有重要的意义，具体表现为：①休息可以减轻或消除疲劳，缓解精神紧张和压力。②休息可以维持机体生理调节的规律性。③休息可以促进机体正常的生长发育。④休息可以减少能量的消耗。⑤休息可以促进蛋白质的合成及组织修复。

2.休息的方式

休息的方式是因人而异的，取决于个体的年龄、健康状况、工作性质和生活方式等因素。对不同的人而言，休息有着不同的含义。例如，对从事脑力劳动的人而言，他的休息方式可以是散步、打球、游泳等；而对于从事这些活动的运动员来讲，他的休息反而是读书、看报、听音乐。无论采取何种方式，只要达到缓解疲劳、减轻压力、促进身心舒适和精力恢复的目的，就是有效的休息。在休息的各种形式中，睡眠是最常见也是最重要的一种。

(二)休息的条件

要想得到充足的休息，应满足以下 3 个条件，即充足的睡眠、生理上的舒适和心理上的放松。

1.充足的睡眠

休息的最基本的先决条件是充足的睡眠。充足的睡眠可以促进个体精力和体力的恢复。虽然每个人所需要的睡眠时间有较大的区别，但都有最低限度的睡眠时数，满足了一定的睡眠时数，才能得到充足的休息。护理人员要尽量使患者有足够的睡眠时间和建立良好的睡眠习惯。

2.生理上的舒适

生理上的舒适也就是身体放松，是保证有效休息的前提。因此，在休息之前必须将身体上的不适降至最低程度。护理人员应为患者提供各种舒适服务，包括祛除或控制疼痛、提供舒适的体位或姿势、协助患者搞好个人卫生、保持适宜的温湿度、调节睡眠时所需要的光线等。

3.心理上的放松

要得到良好的休息，必须有效地控制和减少紧张和焦虑，心理上才能得到放松。患者由于生病、住院时个体无法满足社会上、职业上或个人角色在义务上的需要，加之住院时对医院环境及医护人员感到陌生，对自身疾病的担忧等，患者常常会出现紧张和焦虑。因此，护理人员应耐心与患者沟通，恰当地运用其知识和技能，提供及时、准确的服务，尽量满足患者的各种需要，才能帮助患者减少紧张和焦虑。

二、睡眠

睡眠是各种休息中最自然、最重要的方式。人的一生中有 1/3 的时间要用在睡眠上。任何人都需要睡眠,通过睡眠可以使人的精力和体力得到恢复,可以保持良好的觉醒状态,这样人才能精力充沛地从事劳动或其他活动。睡眠对于维持人的健康,尤其是促进疾病的康复,具有重要的意义。

(一)睡眠的定义

现代医学界普遍认为睡眠是一种主动过程,是一种知觉的特殊状态。睡眠时,人脑并没有停止工作,只是换了模式,虽然对周围环境的反应能力降低,但并未完全消失。通过睡眠,人的精力和体力得到恢复,睡眠后可保持良好的觉醒状态。

由此,可将睡眠定义为周期性发生的持续一定时间的知觉的特殊状态,具有不同的时相,睡眠时可相对地不做出反应。

(二)睡眠原理

睡眠是与较长时间的觉醒交替循环的生理过程。目前认为,睡眠由睡眠中枢控制。睡眠中枢位于脑干尾端,它向上传导冲动,作用于大脑皮质(也称上行抑制系统),与控制觉醒状态的脑干网状结构上行激动系统的作用相拮抗,引起睡眠和脑电波同步化,从而调节睡眠与觉醒的相互转化。

(三)睡眠分期

通过脑电图(EEG)测量大脑皮质的电活动、眼电图(EOG)测量眼睛的运动、肌电图(EMG)测量肌肉的状况,发现睡眠的不同阶段脑、眼睛、肌肉的活动处于不同的水平。正常的睡眠周期可分为两个相互交替的不同时相状态,即慢波睡眠和快波睡眠。成人进入睡眠后,首先是慢波睡眠,持续 80～120 分钟后转入快波睡眠,维持 20～30 分钟后,又转入慢波睡眠。整个睡眠过程中有四或五次交替,越近睡眠的后期,快波睡眠持续时间越长。两种睡眠时相状态均可直接转为觉醒状态,但在觉醒状态下,一般只能进入慢波睡眠,而不能进入快波睡眠。

1.慢波睡眠

脑电波呈现同步化慢波时相,伴有慢眼球运动,肌肉松弛但仍有一定张力,亦称正相睡眠或非快速眼球运动睡眠。在这段睡眠期间,大脑的活动下降到最低,使得人体能够得到完全的舒缓。此阶段又可分为四期。

(1)第Ⅰ期:入睡期,是所有睡眠时相中睡得最浅的一期,常被认为是清醒与睡眠的过渡阶段,仅维持几分钟,很容易被唤醒。此期眼球有着缓慢的运动,生理活动开始减少,同时生命体征和新陈代谢逐渐减缓,在此阶段的人们仍然认为自己是清醒的。

(2)第Ⅱ期:浅睡期。此阶段的人们已经进入无意识阶段,不过仍可听到声音,仍然容易被唤醒。此期持续 10～20 分钟,眼球不再运动,机体功能继续变慢,肌肉逐渐放松,脑电图偶尔会产生较快的宽大的梭状波。

(3)第Ⅲ期:中度睡眠期。持续 15～30 分钟。此期肌肉完全放松,心搏缓慢,血压下降,但仍保持正常,难以唤醒并且身体很少移动,脑电图显示梭状波与 δ 波(大而低频的慢波)交替出现。

(4)第Ⅳ期:深度睡眠期。持续 15～30 分钟。全身松弛,无任何活动,极难唤醒,生命体征比觉醒时明显下降，体内生长激素大量分泌，人体组织愈合加快，遗尿和梦游可能发生，脑电波为慢而高的δ波。

2.快波睡眠

快波睡眠亦称异相睡眠或快速眼球运动睡眠（rapid eye movement sleep，REM sleep）。此期的睡眠特点是眼球转动很快，脑电波活跃，与觉醒时很难区分。其表现与慢波睡眠相比，是各种感觉功能进一步减退，唤醒阈值提高，极难唤醒，同时骨骼肌张力消失，肌肉几乎完全松弛。此外，这一阶段还会有间断的阵发性表现，如眼球快速运动、部分躯体抽动，同时有心排血量增加、血压上升、心率加快、呼吸加快而不规则等交感神经兴奋的表现。多数在醒来后能够回忆的生动、逼真的梦境都是在此期发生的。

睡眠中的一些时相对人体具有特殊的意义，如在NREM第Ⅳ期的睡眠中，机体会释放大量的生长激素来修复和更新上皮细胞和某些特殊细胞，如脑细胞，故慢波睡眠有利于促进生长和体力的恢复。而REM睡眠则对于学习记忆和精力恢复似乎很重要。因为在快波睡眠中，脑耗氧量增加，脑血流量增多，且脑内蛋白质合成加快，有利于建立新的突触联系，可加快幼儿神经系统成熟。同时快波睡眠对保持精神和情绪上的平衡最为重要。因为这一时期的梦境都是生动的、充满感情色彩的，此梦境可减轻、缓解精神压力，使人将忧虑的事情从记忆中消除。非快速眼球运动睡眠与快速眼球运动睡眠的比较见表1-7。

表1-7 非快速眼球运动睡眠与快速眼球运动睡眠的比较

区别点	非快速眼球运动睡眠	快速眼球运动睡眠
脑电图	第Ⅰ期：低电压α节律8～12次/秒 第Ⅱ期：宽大的梭状波14～16次/秒 第Ⅲ期：梭状波与δ波交替 第Ⅳ期：慢而高的δ波1～2次/秒	去同步化快波
眼球运动	慢的眼球转动或没有	阵发性的眼球快速运动
生理变化	呼吸、心率减慢且规则 血压、体温下降 肌肉渐松弛 感觉功能减退	感觉功能进一步减退 肌张力进一步减弱 有间断的阵发性表现：心排血量增加，血压升高，呼吸加快且不规则，心率加快
合成代谢	人体组织愈合加快	脑内蛋白质合成加快
生长激素	分泌增加	分泌减少
其他	第Ⅳ期发生夜尿和梦游	做梦且为充满感情色彩、稀奇古怪的梦
优点	有利于个体体力的恢复	有利于个体精力的恢复

（四）睡眠周期

对大多数成人而言，睡眠是每24小时循环一次的周期性程序。一旦入睡，成人平均每晚经历4～6个完整的睡眠周期，每个睡眠周期由不同的睡眠时相构成，分别是NREM睡眠的四个时相和REM睡眠，持续60～120分钟，平均为90分钟。睡眠周期各时相按一定的顺序重复出现。这一模式总是从NREM第Ⅰ期开始，依次经过第Ⅱ期、第Ⅲ期、第Ⅳ期之后，返回NREM的第Ⅲ期然后到第Ⅱ期，再进入REM期，当REM期完成后，再回到NREM的第Ⅱ期（图1-12），如此周而复始。在睡眠时相周期的任一阶段醒而复睡时，都需要从头开始依次经过各期。

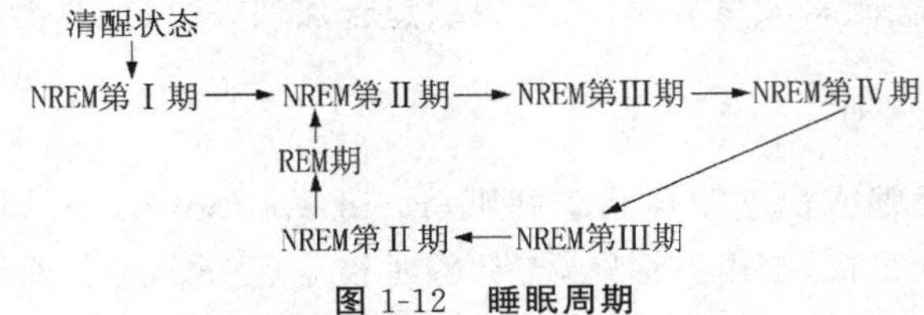

图 1-12 睡眠周期

在睡眠周期中，每一时相所占的时间比例随睡眠的进行而有所改变。一般刚入睡时，个体进入睡眠周期约 90 分钟后才进入 REM 睡眠，随睡眠周期的进展，NREM 第Ⅲ、Ⅳ时相缩短，REM 阶段时间延长。在最后一个睡眠周期中，REM 睡眠可达到 60 分钟。因此，大部分 NREM 睡眠发生在上半夜，REM 睡眠则多在下半夜。

(五)影响睡眠的因素

1.生理因素

(1)年龄：通常人睡眠的需要量与其年龄成反比，但有个体差异。新生儿期每天睡眠时间最长，可达 16～20 小时，成人 7～8 小时。

(2)疲劳：适度的疲劳，有助于入睡，但过度的精力耗竭反而会使入睡发生困难。

(3)昼夜节律："睡眠-觉醒"周期具有生物钟式的节律性，如果长时间频繁地夜间工作或航空时差，就会造成该节律失调，从而影响入睡及睡眠质量。

(4)内分泌变化：妇女月经前期和月经期常出现嗜睡现象，绝经期妇女常失眠，与内分泌变化有关。

(5)寝前习惯：睡前的一些行为习惯，如看报纸杂志、听音乐、喝牛奶、洗热水澡或泡脚等，当这些习惯突然改变或被阻碍进行时，可能使睡眠发生障碍。

(6)食物因素：含有较多 *L*-色氨酸的食物，如肉类、乳制品和豆类都能促进入睡、缩短入睡时间，是天然的催眠剂；少量饮酒能促进放松和睡眠，但大量饮酒会干扰睡眠，使睡眠变浅；含有咖啡因的浓茶、咖啡及可乐饮用后使人兴奋，即使入睡也容易中途醒来，且总睡眠时间缩短。

2.病理因素

(1)疾病影响：几乎所有疾病都会影响睡眠。例如，各种原因引起的疼痛未能及时缓解时严重影响睡眠，精神分裂症、强迫性神经症等患者常处于过度觉醒状态。生病的人需要更多时间的睡眠来促进机体康复，却往往因为多种症状困扰或特殊的治疗限制而无法获得正常的睡眠。

(2)身体不适：身体的舒适是获得休息与安睡的先决条件，饥饿、腹胀、呼吸困难、憋闷、身体不洁、皮肤瘙痒、体位不适等都是常见的影响睡眠的原因。

3.环境因素

睡眠环境影响睡眠状况，适宜的温湿度，安静、整洁、舒适、空气清新的环境常可增进睡眠，反之则会对睡眠产生干扰。

4.心理因素

焦虑不安、强烈的情绪反应(如恐惧、悲哀、激动、喜悦)、家庭或人际关系紧张等常常影响患者的睡眠。

5.其他

食物摄入多少、体育锻炼情况、某些药物等也会影响睡眠形态。

(六)促进睡眠的护理措施

1.增进舒适

人们在感觉舒适和放松时才能入睡。为了使患者放松,对于一些遭受病痛折磨的患者采用有效镇痛的方法;做好就寝前的晚间护理,如协助患者洗漱、排便;帮助患者处于正确的睡眠姿势,妥善安置身体各部位的导管、引流管,以及牵引、固定等特殊治疗措施。

2.环境控制

人们睡眠时需要的环境条件包括适宜的室温和通风、最低限度的声音、舒适的床和适当的照明。一般冬季室温 18～22 ℃、夏季 25 ℃左右、相对湿度以 50%～60%为宜;根据患者需要,睡前开窗通风,清除病房内异味,使空气清新;保持病区安静,尽量减少晚间交谈;提供清洁、干燥的卧具和舒适的枕头、被服;夜间调节住院单元的灯光。

3.重视心理护理

多与患者沟通交流,找出影响患者休息与睡眠的心理-社会因素,通过鼓励倾诉、正确指导,消除患者紧张和焦虑情绪,恢复平静、稳定的状态,提高休息和睡眠质量。

4.建立休息和睡眠周期

针对患者的不同情况,帮助患者建立适宜的休息和睡眠周期。患者入院后,原有的休息和睡眠规律被打乱,护士应在患者醒时进行评估、治疗和常规护理工作,避免因一些非必需任务而唤醒患者,同时鼓励患者合理安排日间活动,适当锻炼。

5.尊重患者的睡眠习惯

病情允许的情况下,护理人员应尽可能根据患者就寝前的一些个人习惯,选择如提供温热饮料,允许短时间的阅读、听音乐,协助沐浴或泡脚等方式促进睡眠。

6.健康教育

使患者了解睡眠对健康与康复的重要作用,身心放松的重要意义和一些促进睡眠的常用技巧。与患者一起讨论有关休息和睡眠的知识,分析困扰患者睡眠的因素,针对具体情况给予相应指导,帮助患者建立有规律的生活方式,养成良好的睡眠习惯。

(庄　倩)

第二章 门诊护理

第一节 门诊就诊管理

近年来随着国际医院评审(JCI)标准的不断普及应用,医院门诊护理经验的不断累积,标准所涉及的范围更加完善。就诊管理是门诊管理的重要环节,护理部针对医疗及护理过程的各个重要环节,依据 ACC 给予患者连贯性的优质护理及医疗服务,针对来院就诊的门诊患者进行信息的收集及处理,确保患者得到及时有效的医疗服务,以保证患者的就诊安全,提高患者就诊满意度;同时规定相同诊断的患者在医疗机构内得到相同质量的优质服务,不因为患者经济、性别、职业的不同,而有区别对待。护理管理者在门诊护理工作中要重视护士资质及培训工作、门诊服务质量、公共设施及其安全性管理、信息管理等多个方面。

一、门诊预检分诊

门诊是医院对外的一个窗口,也是直接对患者进行诊疗、咨询、预防保健的场所,作为一个医患关系的重要纽带,患者就诊时对医院的第一印象非常重要。由于门诊的患者流动性大,护理工作内容繁多,护理压力大,门诊也是容易发生纠纷的部门,因此就要求分诊的护士对来就诊的患者进行快速的资料收集,根据患者的个体化的需求和患者的病情轻重缓急及所属的专科合理安排分科就诊。

(一)分科就诊

根据 ACC.1 标准,进一步建立健全了医院的诊疗门诊分诊制度,对分诊目标、标准、流程和护士的职责都做了新的调整:对于初次就诊的患者,护士在接诊的过程中应该根据所属的病种指引患者分科就诊,帮助患者选择合适的科室;为病情急或变化快的患者提供绿色通道以积极争取治疗时机,挽救患者的生命;告知患者就诊地点,辅助检查的作用和注意事项等。

(二)预检评估

护士预检分诊增加了几个重要的环节,包括对安全性评估,对生命指征的一般测评和对跌倒的评估。门诊的预检人员可根据患者的基本情况(如面色、呼吸是否急促、有无疼痛及疼痛的剧烈程度等)决定患者的就诊科室。每一个来院就诊的患者都必须通过生理、心理等全方面评估后方可就诊。通过分诊护士的动态分诊,根据患者的个体化病情调整就诊顺序,体现了高效、快捷的分诊模式,减少了患者和家属与医护人员的纠纷,明显提高了患者的满意度。

护理工作从门诊分诊流程上加大改进力度，做到了及时、准确分诊，提高了护士的分诊效率，减少了患者的就诊时间，保证了就诊的有序性，确保了急危重症患者的及时有效抢救，增加患者就医安全性。

二、实施实名制就诊

门诊工作包含患者在医疗机构内通过预约、预检分诊、挂号、候诊、就诊流程，得到适合的门诊医疗服务的过程。按照 ACC.1 标准，规范门诊就诊流程，使就诊患者获得安全、规范、高效、满意的医疗服务。

（一）核对确认注册

为使患者就诊安全，医院采用门诊实名制就诊。完成预约挂号的患者，应于就诊当天，持就诊卡到自助机或窗口进行确认注册。如无就诊卡的患者可凭有效身份证明到自助机或窗口办理就诊。就诊前，导诊台护士需核对患者信息，使患者按挂号的序号进行候诊和评估。就诊时，医师再次核对患者信息，核对无误方可就诊。

（二）患者隐私保护

按照患者的权利与义务 PFR 标准，整个就诊过程中要对患者的隐私进行保护。保护患者的隐私不会被其他无关的医护人员及患者的家属所知，医院需保证医患之间的诊疗活动在相对独立的环境中进行，使患者的信息受到保护。门诊医护人员真正落实一医一患一诊室，保证患者信息不被其他人“旁听”“旁观”；科室所有计算机设置为自动屏保状态；病例系统使用医护人员个人用户名、密码登录；对涉及患者隐私的废弃病历文书资料不能当废纸复用，全部使用粉碎机处理，保证患者隐私的资料不外泄；门诊候诊呼叫系统改装为不能显示患者的全名，名字为三个字的患者隐去中间的一字，名字为两个字的患者隐去后面的一字，以保证门诊患者姓名隐私不泄露；患者的化验单等检查资料也只能是患者本人或者是患者授权的人才能查看；在所有自助机前设置 1 m 等候线，切实保护患者的就医隐私的权利。

三、门诊患者身份识别

身份识别是指确认某个个体是否符合指定对象身份的过程，以保证指定对象的合法权益及群体系统的安全和秩序。目的是为防止因识别错误而导致患者受到损害的事件发生。患者身份识别制度，要求在实施任何医疗措施之前必须同时核对至少 2 种个体独有的、能标识患者的特征信息。应规范患者身份识别方法和程序，并提供更安全的治疗，以确保患者医疗安全。

（一）门诊患者身份识别的标识

医院根据本院实际情况选择能识别门诊患者身份的 2 个首要标识符，分别是患者姓名、门诊患者病案号或患者姓名和患者出生年月日。如选择患者姓名和门诊病案号，门诊患者应实行唯一的门诊病案号，即无论患者第几次来院就诊，统一使用第一次来院就诊时建立的门诊病案号。因此患者在第一次就诊时需到收费窗口打印带有病案号的条码贴在病历本上。对于预约的患者，医院可通过短信发送病案号到患者手机上。

（二）门诊患者身份识别的方法

面对可交流沟通的患者，工作人员以主动问答的方式，与患者或其家属共同进行患者身份识别的核对，同时用识别工具辅助核对。就诊时医师询问患者：“请问你叫什么名字?”患者报自己的姓名，医师插医保卡或就诊卡查看信息系统，核对患者姓名、病案号等患者身份信息。

(三)患者的交流沟通

面对无法交流沟通的患者,有患者代理人在场时,请代理人陈述患者姓名等患者身份信息,并用患者病历卡上的条码核对病案号。无患者代理人在场时,医护人员至少用 2 种识别工具核对以确保患者姓名、病案号的一致性。

四、门诊患者评估

在门诊护理工作中按照 AOP.1 标准(AOP:患者评估)实施护理服务并进行评估,对门诊工作的护理质量提升有着重要的价值。门诊患者评估是由具有资质的护士通过病史询问、体格检查、辅助检查等途径,对患者的生理、心理-社会状况、健康史、经济因素及疾病严重程度等情况做出综合评价,以指导诊断和治疗。

(一)门诊患者评估目的

门诊患者评估的目的在于规范医护人员采集、分析患者在生理、心理-社会状况、经济因素及其健康史等方面信息和数据的行为,确保及时、准确、全面地了解患者病情的基本现状和其对诊疗服务的需求,为制订适合于患者的诊疗护理方案及后续的医疗和护理提供依据和支持。

(二)门诊患者评估内容

护士在患者就诊前需对每一个门诊就诊的患者进行护理评估,评估内容包括生理、心理、社会、经济等方面。评估患者体温、脉搏、呼吸、血压等生命体征,身高、体重等指标,是否为特殊人群(如孕产妇、65 岁以上的老人、长期疼痛或疾病患者、儿童、青少年、吸毒人员、受虐待者等),有无生理、心理康复需求,疾病严重程度及跌倒风险、营养风险等,AOP.1.5 标准要求对每一个患者,包括门诊就诊的患者都要进行主动的疼痛评估,通过疼痛评估,可及早发现患者潜在的疾病风险。

(三)门诊患者评估方法

接诊护理工作者需对每一位患者都按照医院规定的评估流程进行评估,以确定其医疗需求并记录在相关记录单上。同时,护士需提供初步的评估资料,该评估资料将伴随整个诊疗过程。医师评估患者的自理功能、营养状态等指标,并在整合其基本情况、护理评估、体格检查、辅助检查结果的基础上做出初步诊断,制订诊疗方案。门诊患者每次就诊都要进行评估,一天内多科室就诊可只评估一次。

(四)护士的资质

为了能够正确地对门诊患者进行预检分诊,门诊预检分诊的护士要具有一定的资质。因此就需要对门诊护士进行严格筛选,使其在接受正规考核后上岗,以确保患者的诊疗安全。要求门诊的护士具有护士执业证书,熟悉医院的工作流程和医院可提供的医疗服务范围,并对突发事件具有良好的应变能力。每一个在护理专业进行的评估,应在其执业、执照、法律法规范围内进行。不仅要求门诊的分诊护士具有过硬的临床护理知识,能够快速地识别出患者的疾病严重程度并给予及时分诊,而且要求护士也具有良好的心理素质,对于形形色色的患者进行观察,能够正确判断出患者的心理需求。

五、门诊患者危急值报告程序

国际患者安全目标危急值管理 IPSG.2 是六大患者安全目标管理之一,规范了临床检验危急值的流程,根据上报的危急值采取重要的安全措施,将危急值报告及时传达给临床医师,使其对患者病情做出正确判断并给予适当的医疗处置，是提高医疗质量和确保医疗安全的关键因素之一。因此，构建一个完善、及时的危急值通报机制，将信息系统整合应用，使其成为医护人员沟通的重要途径，也是医院通过JCI评审的重点项目。危急值是指某项或某类检验或检查结果显著超出正常范围，而当这种异常结果出现时，表明患者可能正处于高风险或存在生命危险状态。临床医师需要及时得到这种异常结果信息，迅速给予患者有效的干预治疗措施或治疗，否则患者就有可能出现严重后果。

(一)确定危急值的项目和范围

医院根据规模、专科特色、患者的人群特点、标本量等实际情况，征求专家意见后，制定符合实验室和临床要求的危急值项目和范围，包括各类临床检验危急值项目。

(二)制定危急值通报标准程序

构建启用危急值通报和应答信息系统，制定危急值通报标准操作程序。一旦出现危急值，检验者在确认检测系统正常情况下，立即复核，确认结果属于危急值后，在10分钟内电话通知医师，并在《危急值报告登记本》中做好已通知的记录。报告者在通知时，按《危急值接受登记本》中记录的项目逐一读报。医师做好记录并向报告者逐一回读然后确认。医师接到通知后30分钟内联系患者并做出对患者处置的诊疗意见。医师及护士在门诊病历中详细记录报告结果，分析处理情况、处理时间。

明确医护人员间危急值传达方式及信息的记录方式，促进临床、医技科室之间的有效沟通与合作，可以更好地为患者提供安全、及时、有效的诊疗服务。

(孙明明)

第二节　门诊岗位要求

一、门诊总体岗位要求

(一)岗位职责要求

(1)坚持以患者为中心，一切服务工作都要让患者满意。

(2)严格遵守医院作息时间，不迟到、早退，提前10分钟上岗，整理诊台，做好接诊准备。

(3)熟练掌握岗位要求，工作认真负责，坚守岗位。

(4)服务热情(微笑)、主动、周到，语言文明。

(5)执行首问负责制，耐心询问与解答患者，及时解决相关问题。不能解决的及时汇报科室主任/护士长。电话接听、记录详细、仔细，语气温和。

(6)遇危重、突发急症的患者，配合医师采取积极有效的抢救措施。

(7)就诊环境保持清洁、整洁、安静，做好患者就诊前、后的指导、宣教工作。

(8)维持就诊秩序，遇到高龄体弱、危重患者，与相关科室联系，合理安排就诊次序。危重患者、孤寡老人等特殊人员有专人护送。

(9)积极参加院、科组织的培训、学习和活动。

(二)仪表规范要求

(1)服装干净、整洁,衣扣齐全。内衣不外露,配穿护士鞋,白色棉袜或肉色丝袜。

(2)发型要求:长发使用统一的头花、发网盘起;短发不得过肩。头发前不过眉,不佩戴夸张头饰。不染颜色绚丽的发色,不留奇异发型。

(3)护士佩戴燕尾帽稳妥端正,前端距发际 4~5 cm,用两个银白色或白色发夹固定于帽后,发夹不得显露于帽子正面。

(4)上班画淡妆,妆色端庄、淡雅。口红颜色接近唇色。不留长指甲和涂带色指(趾)甲油。

(5)工作时禁止佩戴戒指、手镯、脚链、耳饰,颈部不可佩戴粗大或夸张项链。

(三)服务基本用语要求

态度和蔼、亲切自然、语言文明、语气柔和、用词通俗、表达准确、耐心细致、体贴周全,杜绝生、冷、硬、顶、推或斥责患者的现象。

(1)文明用语:请、您好、谢谢、对不起、再见。

(2)称呼用语:同志、先生、老师、女士、阿姨、叔叔、大姐、大哥、小朋友。

(3)公共用语:您好、对不起、不客气、谢谢、请进、请坐、请稍候、再见、我能帮您什么、请配合一下、谢谢合作、祝您早日康复、您走好、请多提宝贵意见。

二、门诊导诊护士

(一)岗位要求

(1)按照疫情防控要求,做好预检分诊工作。

(2)指导患者办理就诊卡及自助充值事项。

(3)维持门诊大厅就诊秩序,遇到高龄体弱、危重患者,与相关科室联系,合理安排就诊次序。危重患者、孤寡老人等患者主动护送。

(4)耐心解答电话咨询。

(5)提供便民服务,监督卫生工作。

(6)做好轮椅的集中发放和保管工作。

(7)站立式微笑服务,使用规范用语,热情接待咨询人员。

(8)完成门诊部主任、护士长交代的其他工作任务。

(二)服务语言要求

(1)患者首问咨询时,护士站立,说:“您好!”“您好,有什么可以帮到您?”“您好,您有什么需要我来做?”“您好,请您稍等,我……”“您好,我帮您问一下,请稍等。”“您好,这个地方在……”。

(2)送患者坐电梯、楼梯或出门时,说:“请您慢走。”“小心。”“小心台阶。”或“您走好。”

(3)送患者到达诊区、诊室或其他辅助科室时等,说:“您好,这里是……”回头交代到达区域工作人员:“您好,这位…(称呼)需要……”“您好,这里是某某诊区,现在患者比较多,请您耐心等一下。”

(4)帮助患者取号,说:“很高兴为您服务。”

(5)患者送还轮椅、担架车物品时,说:“您好,交给我吧,让我来。”“不客气。”“您还有什么需要吗?”“请您慢走。”

三、分诊人员

(一)岗位要求

(1)按候诊号的先后顺序依次安排患者就诊,认真维持好候诊秩序,正确分流患者。

(2)分配诊室“一医一患一陪护”,以保护患者隐私,确保医师全神贯注地为患者诊治,提高工作效率。

(3)就诊前根据患者情况测量体温、脉搏、呼吸、血压,并记录于门诊病历上。

(4)全面观察候诊患者的病情变化,遇有高热、剧痛、出血、呼吸困难、休克等急性病症应立即安排患者提前就诊,必要时联系急诊科参与救治。

(5)如发现传染患者,应立即隔离诊治,及时向主管领导及时汇报,并做好消毒隔离工作。

(6)在诊疗过程中,要主动指导患者充值、取药、化验等,以缩短候诊时间,并使患者及时得到治疗。

(7)协助做好门诊安全保卫工作,候诊区禁止吸烟,为患者提供安静、舒适、安全的就诊环境。

(8)参与门诊病区的抢救工作。

(二)服务语言要求

面带微笑,站姿规范,主动热情,上前询问:“您有什么事情需要我帮忙吗?”“您有哪些问题不清楚,我给您解释一下?”“现在候诊患者较多,请不要着急。”“请到 XX 诊室就诊。”“请到这边坐一下。”“看 X 科的患者较多,请您在此排队就诊,谢谢。”“为保护患者隐私,请有序就诊,请在诊室外候诊!谢谢您的配合。”“同志,对不起,请在此排队挂号、就诊,请自觉遵守秩序,谢谢您的配合。”“对不起,这位专家今天不坐诊,我帮您联系另选一名专家好吗?”

四、儿童诊疗中心护士

(一)岗位要求

(1)做好预检分诊工作,对危重患儿优先安排就诊,发现病情变化时,立即配合医师处理。

(2)保持工作区域干净、整洁。

(3)根据实际工作情况填写各项记录本,如药品、耗材清点记录及仪器设备保养记录等。

(4)协助医师工作,根据医嘱正确执行各项操作并登记。

(5)严格执行“三查九对”,认真执行护理核心制度和操作规程。

(6)对中心内的区域进行消毒并记录。

(7)核对账目,不给患者多扣费和漏收费。

(8)及时巡视输液大厅,密切观察患儿在输液过程中病情变化,发现异常情况及时报告医师并记录。

(9)做好护理治疗的宣教工作。

(二)服务语言要求

面带微笑,主动热情,可说:“请您把药品给我,谢谢。”“您把药品放在这里,我们会标记孩子姓名,不会出错,请放心。”“请您帮孩子按压 5～10 分钟,谢谢您的配合。”“输液过程中,请您不要随意调整输液滴数,如有需要,请及时联系我们工作人员。”“小朋友用嘴含住这个管口,做深呼吸,然后用鼻子慢慢呼气,看阿姨怎么做。”“小朋友雾化结束了,你感觉好点了吗?”“家长您好,雾化结束后一定想着给孩子洗脸、漱口或者多喝水,以防声音嘶哑和口腔炎的发生。”“小朋友你好,你以前吹过气球吗？""你过生日的时候吹蜡烛没有啊？""你不用紧张，一点不痛。"

五、健康管理中心

（一）岗位要求

服从主任/护士长的管理和工作安排，认真执行各项规章制度和操作流程。

1.机关、企事业单位来院体检

（1）检前：①根据各单位体检要求，打印发放体检指引单，引导受检者合理安排体检流程，另外要做好未按约定前来体检人员的工作安排。②组织、接待、引导、协调体检人员有序进行健康体检。③按照各科体检项目的要求，认真询问病史，并按各科体检程序进行检查，确保体检项目无遗漏。

（2）检中：①体检过程中对体检人员咨询的问题，要做好解答工作。②对体检中发现的阳性体征，应在体检表的相应栏目中要简明扼要地予以描述，防止简单下结论。

（3）检后：①发放体检结果时，执行保护性医疗制度，尊重受检客人的隐私权。②在健康管理师的指导下，针对管理客户提出并实施相关健康保健计划，以及临床医疗信息服务。③对体检人员的身体健康、日常生活、行为方式进行干预。④管理体检人员及体检团队，重点人群重点服务，建立良好的长期合作关系。

2.封闭式体检（征兵体检、公务员体检）

（1）负责确定相关单位体检时间、体检项目，协调各项目体检人员，布置封闭式体检场地。

（2）负责召开检前培训会，共同学习特殊体检项目标准、体检系统使用、体检结论下达等。

（3）负责物资准备（包括体检表、早餐等）、引导人员培训、报告整理汇总等。

（4）负责主检，统计体检人数及结果并反馈给单位，开具单位发票等。

（5）负责核对体检人数、钱数上报登记，统计参加体检人员考勤并上报人力资源科。

3.外出体检（高考学生体检、中小学生体检）

（1）负责沟通学校体检时间、体检项目，协调各项目体检人员，提前去学校布置体检场地。

（2）负责召开检前培训会，共同学习外出体检项目标准、体检系统使用、体检结论下达等。

（3）负责外出物资准备、引导人员培训、报告整理汇总、学生来院复查等。

（4）负责统计体检人数及结果、出具体检监测报告书、反馈给学校，开具单位发票等。

（5）负责核对体检人数、钱数上报登记，统计参加体检人员考勤并上报人力资源科。

4.其他事项

（1）每月与财务科核对团检单位结算费用的工作，并及时上报主任/护士长。

（2）每月双人核对个人体检人数及费用、各单位人员加项的工作，并及时上报主任/护士长。

（二）服务语言要求

（1）关于打印查体指引单，可采用："您好，请问有什么可以帮您？""您是单位组织的查体吗？""提供一下您的身份证，好吗？""好的，请稍等。这是您的查体表，请您拿好进入各个诊室进行检查。等您检查完后，把体检表交回前台好吗？"

（2）关于前台导诊，可采用："您好，请问有什么可以帮您？""XX 在走廊 X 边的位置，请您随我走。""不客气，您慢走。"

（3）关于彩超分号，可采用："您好，请问有什么可以帮您？""您的彩超号是彩二 10 号，前面还有两个人，请稍等。""请您进入彩超室等待区稍等，前面还有一人，一会医师会叫您。""您的彩超号是彩三 10 号，请您去西走廊进行彩超体检。”“您还有眼科等其他项目没查，就在您右手边方向，请您再去检查其他体检项目。”“不客气，您慢走。”

(4)关于测量血压，可采用：“您好，请问有什么可以帮您？”“请这边坐，我来帮您测一下。”“请您坐好，伸出右胳膊，放松，别紧张。”“马上开始测量，请不要动您的手臂，好吗？”“您的血压正常。请您再去检查其他体检项目。”“不客气，您慢走。”

(5)关于测肺功能，可采用：“您好，请问有什么可以帮您？”“请这边坐，我来帮您测一下。”“请您坐好，一只手捏着鼻子，嘴含着吹嘴，先吸一口气，再吹 6 秒(护士说 6 个吹)。”“马上开始测量，请不要紧张，尽量配合我，好吗？”“您的肺功能正常。请您再去检查其他体检项目。”“不客气，您慢走。”

(6)关于测电测听，可采用：“您好，请问有什么可以帮您？”“请这边坐，我来帮您测一下。”“请您坐好，看一下检查示意图，先把耳机带上，右边是红色、左边是蓝色，听见声音无论大小一定要按。”“马上开始测量，请不要紧张，尽量配合我，好吗？”“您的电测听正常。请您再去检查其他体检项目。”“不客气，您慢走。”

(7)关于测^{13}C、^{14}C呼气试验，可采用：“您好，请问有什么可以帮您？”^{14}C：“请这边坐，请您把这个胶囊喝下去，15 分钟之后撕开包装袋，大头套上进行吹气，吹气 5 分钟后给我就可以了，慢慢吹，正常呼吸就可以了。”^{13}C：“请这边坐，请您先吹一口气把蓝袋子吹满，然后把这个胶囊喝下去，30 分钟之后吹红袋子。”“您的结果会直接放到体检报告中。请您再去检查其他体检项目。”“不客气，您慢走。”

(8)关于领取胃肠镜药品，可采用：“您好，请问有什么可以帮您？”“请您跟我来，我来帮您拿一下。”“这是您的药品，里面有玻璃瓶药品、一定要轻拿轻放，放到背光地方，千万不要放到冰箱里。”“您稍等，给您登记一下，请您签字确认”“请您去二楼内镜室进行预约，二楼医务人员会给您一张明白纸，上面会有具体用药时间。”“不客气，您慢走。”

(9)关于收回查体人员查体表(前台)，可采用：“您好，请问有什么可以帮您？”“您把体检表交到我这里就可以。”“您坐这里照张相，好吗？”“照好了，请您第二天下午两点以后到主检室领取您的体检报告。”“若您不方便来取，可留下邮箱给您发送电子版，或者留下地址给您邮寄纸质版。”“若您着急要结果，我们会给您尽快出具结果，这是我们的电话，请于今下午 4 点左右打电话咨询结果。”“不客气，您慢走。”

(10)关于查体科领取体检报告，可采用：“您好，请问有什么可以帮您？”“有我为您详细讲解您的体检报告。请问，还有什么可以帮助您的吗？”“不客气，您慢走。”

六、彩超室分诊人员

(一)岗位要求

(1)按要求提前上班，做好开诊前的清洁工作。

(2)每天登记医师出诊时间，做好工作量统计工作。

(3)保持诊室安静，维持一医一患一诊室。

(4)主动、热情接待患者，有问必答，做好解释工作

(5)熟悉本科医师特长及出诊时间，维护候诊室良好秩序，对高热、新生儿等特殊患者及急危重症患者优先做检查，并对其他患者做好解释工作。

(6)向候诊患者介绍有关本科室的情况。

(7)合理安排彩超预诊工作。

(二)服务语言要求

面带微笑,主动热情,可采用:“您好! 请问有什么可以帮您?”“请让我看一下您的申请单,好吗?”“已经给您排上号了,请您在大厅座位上耐心等待,注意大屏喊号提示,听到您的名字后到相应诊室检查。”“系统有点慢,请您稍等。”“您好,这个单子不清晰,您稍等,我问一下开单大夫。”“您检查的项目不能吃饭喝水,您吃饭喝水了吗?”“您检查的项目需要鼓尿,外面有饮水机,您可以多喝点水。”

七、门诊手术室

(一)岗位要求

(1)在主任/护士长的领导下进行工作。负责开诊、手术、治疗前后的准备工作。

(2)严格执行各项护理规章制度、无菌技术操作规程、查对制度,严防差错事故的发生。

(3)配合医师对患者进行检查,按医嘱给患者进行治疗、冲洗,手术配合与处置。

(4)负责手术室的整洁、保持安静,做好手术前后的健康宣教工作。

(5)负责手术室药品、物资、器材清点及保养、登记、统计工作。

(6)负责使用后的各种器械、物品的终末处理,严格执行消毒隔离制度。

(7)按照实施手术进行手术费用,术后做好各类登记工作,每月第一个工作日统计手术量并汇总上报护士长。

(8)完成上级领导交办的其他工作。

(二)服务语言要求

可采用:“您好,请把手术单给我看一下。”“您叫什么名字吗? 马上就要给您手术了,请您躺(坐)好,不要太紧张,有什么不舒服,随时告诉我好吗?”“您的手术做完了,谢谢合作。”“给您取了病理标本,XX时间到门诊三楼病理科取报告,谢谢合作。”“这是门诊部的电话,您有任何问题可以电话联系。”

八、检验科护士

(一)岗位要求

(1)在主任/护士长的领导下,负责门诊患者的血液采集及采血室日常护理工作。

(2)严格执行无菌技术操作规程,熟练掌握静脉穿刺技术及外周采血技术。

(3)认真执行查对制度,核对患者的信息、检验项目,一旦发现有误,立即与开单医师核对,根据情况及时与检验人员有效沟通。

(4)严格执行一次性医疗用品使用管理制度,做到一人、一针、一管、一带。

(5)严格执行医疗废物管理有关规定,做好医疗废物的分类处理。

(6)做好当日工作量的核对、登记、统计工作。

(7)负责采血物品的请领和保管,并做好使用消耗登记负责采血室的清洁、消毒工作。

(8)采血后主动并详细告知患者及陪属领取报告的时间、地点及方法,必要时协助其领取报告。

(二)服务语言要求

可采用:“您好,请把化验条码给我,谢谢。”“您化验的项目需要空腹抽血,您吃饭了吗?”“请放松,不要动,采血不会很疼,一会儿就好。""请您按压 5～10 分钟。""请您 X 时刻到诊室门口自助机打印报告单,谢谢您的配合。""这个检查在 X 楼 X 区,您可以到那里去检查。""请您取号后在大厅候诊座椅上等待叫号。""您好,请出示医保卡或就诊电子码。""请带好您的随身物品。""请拿好您的扣费收据及化验条码。"或"请拿好您的扣费收据及检查单。"

九、内镜室护理人员

(一)岗位要求

(1)在主任/护士长的领导下进行工作。

(2)认真执行医院和本科室的各项规章制度和技术操作常规,严格查对制度,严防差错发生。

(3)做好开诊前的准备工作,保持内镜室整洁、安静。热情接待患者,维护就诊秩序。向患者交代检查前和检查中的注意事项,同时做好心理护理等健康宣教工作,解除思想顾虑,使患者愉快地接受检查。

(4)观察候诊患者的病情变化,对病情较重者予以提前就诊,对年老体弱和远道来的患者给予关照。

(5)预约时了解患者的病史及必要的化验检查结果,并做好登记。

(6)注意保护患者的隐私权。

(7)检查后要向患者及家属交代注意事项,严防并发症的发生。

(8)严格执行消毒隔离制度,每次用后应消毒去污、清洁,经高效消毒剂消毒后备用。

(9)各种检查镜分类放置,定期检查,做好器械保养工作。

(10)科内抢救物品及药品定点放置,定期检查,处于备用状态。

(11)每天做好工作量统计工作。

(二)服务语言要求

可采用:"您好,请把申请单给我,谢谢。""您的内镜检查已经预约好,请问您是否选择做无痛内镜?""请您稍等,麻醉师会为您进行评估并开具无痛检查。""请您在候诊区等一下,按顺序检查,很快就会轮到您。""检查时我会陪着您,请您放松,不要紧张。""您是 XXX 吗?请您朝左侧身躺好,检查时会有点儿不舒服,请您配合一下,谢谢。""谢谢您的合作,请到候诊区休息,一会儿就可以取报告单。"或"给您取的病理标本,X 天后到内镜室来取报告单就行。您慢走。"

十、口腔门诊护理人员

(一)岗位要求

(1)在科主任/护士长的领导下认真完成诊室的常规护理工作。

(2)密切配合医师治疗工作,准备所需物品及器械。

(3)熟悉常用器械、药品、材料的作用和用法。

(4)负责口腔科整洁、安静、维持就诊秩序,并与患者保持好良好的沟通、宣教工作。

(5)做好器械的消毒、灭菌及检查物品效期的工作。

(6)认真执行各项规章制度和技术操作规程,严格查对制度,严防事故的发生。

(7)负责领取、保管诊室的材料、器械,及时更换补充,保证完整配套及充足,使诊治工作方面高效。

(二)服务语言要求

可采用:“请您在候诊区稍等一会儿,按顺序检查,很快就会轮到您。”“您是 XXX 吗?请您躺好,检查时会有点儿不舒服,请您配合一下,谢谢。”“您好,您哪里不舒服,请问您是第一次来看牙吗?”或“您好,我是口腔科,请问有什么需要帮忙的吗?”

十一、影像科护理人员

(一)岗位要求

(1)在护士长领导下负责本科室的各项护理工作,做好各项预约、登记、划价、扣费、治疗等工作。

(2)严格执行各项规章制度和技术操作规程,认真做好各项护理查对,严防差错事故发生。

(3)负责申领、保管耗材及其他物资。按时检查抢救车药品、物品是否完好,并做好记录。

(4)保持候检有序,遵循先来先做原则,对急危重症患者做好解释工作的同时适当安排提前就诊。

(5)为预约增强患者解释检查前的准备工作。检查过程中严密观察患者的病情变化,发现异常情况及时配合医师做好急救处理并做好记录。

(6)检查结束后主动告知患者及家属注意事项。

(7)做好患者及家属的放射防护工作。

(8)做好消毒隔离工作,防止交叉感染。

(9)按要求参加院、科级安排的学习、会议及各种活动。

(二)服务语言要求

可采用:“您好,请把您的就诊卡或医保卡给我。”“您好,请出示您的住院号或腕带。”“对不起,您的余额不足,您可以用手机充值或自助机充值。”“请问您需要帮助吗?”“您好,您预约的时间还没到,请您于 XX 点 XX 分来分诊台登记取号。”“请您在候诊区等待,按顺序检查,谢谢。”“对不起,这位急诊患者需要马上做 XX 检查,请您稍等一会儿好吗?”“检查时需要您配合机器做吸气、憋气的动作,请您听好机器的指令。”“您的检查做完了,您可以先回医师处看病。”“您如果需要取片,请到门诊大厅自助取片机扫码取片。”“您需要做强化检查,请先做一个过敏试验。”“注射药物时,可能会有血管发凉发胀的感觉,全身有发热的感觉,都是正常现象,请您不要紧张。”“您已检查完毕,请在观察区观察半小时,如果有什么不适请及时告诉我们。”或“半小时已到,请问您有什么不适吗?没有的话我给您拔针,针眼处请按压 10 分钟,回去后这两天多喝水,以促进造影剂排出。”

十二、血液净化科护理人员

(一)岗位要求

(1)在主任/护士长的领导下进行工作。

(2)严格遵守医院、科室的规章制度,执行各项工作流程和护理核心制度。

(3)热情接待血液透析的患者,合理安排、相对固定床位,保证血液净化护理工作有序开展。

(4)密切观察病情变化,定时巡视,保持良好的应急状态,发现问题及时汇报医师并采取相关措施。

(5)针对患者进行个案宣教,随时关注患者心理变化,做好心理护理。

(6)掌握各种仪器性能、熟练操作,做好日常维护,设备处于完好备用状态,保证治疗安全。

(7)积极进行专业学习,不断提升专业素养,为患者提供高质量透析。

(二)服务语言要求

可采用:"我是您的责任护士 XXX,有事您说话。""您在透析过程中有任何不舒服的感觉,请及时告诉我。""请您按规定时间来院透析,有事请提前告知。""您的血压偏低,我把床头给您放平。""为了保护您的内瘘,请不要在内瘘侧肢体抽血、输液、测血压。""请不要用内瘘侧肢体提重物。""请不要把内瘘侧肢体放于枕下。""为了防止您的体重增长过快,请合理控制饮食。""穿刺失败,实在抱歉!马上给您换高年资老师穿刺。""这是您的医保卡,请您收好。""请问您有牙龈出血、大便发黑、皮肤淤血等情况吗?若有请及时告诉我们。""回家后若发现穿刺处肿胀请您立即冰敷,并拨打科室电话或通过肾友群联系,第一时间来院就诊。"或"疫情期间请您做好自我防护,正确佩戴口罩。"

十三、介入导管室护理人员

(一)岗位要求

(1)在护理部、护士长的直接领导下,配合手术医师,负责介入治疗术前的准备、介入术中的配合和介入治疗后的导管室整理工作。

(2)认真执行各项规章制度和无菌技术操作规程,并监督上台医师的无菌操作,负责导管室的清洁、消毒及感染监控的工作,防止感染和交叉感染。

(3)严格执行"三查九对",正确执行医嘱及时完成各项护理治疗。

(4)负责各种介入耗材及有关器械、药品、敷料的请领、保管、保养工作,放置应定点定位有序,出入账目要清楚。

(5)主动热情接待患者,态度和蔼,认真核对患者姓名、病案号、诊断、手术名称,并做好患者心理护理;保持环境安静、整洁、温湿度适宜,注意保护患者的隐私;返回病房时按照规定的程序严格逐项交接,并做好交接记录及签字确认。

(6)术前建立静脉通路、连接心电监护,协助手术医师对患者进行导尿、消毒铺巾等;密切配合手术,材料物品等传递准确、迅速;正确执行术中医嘱,正确配置术中药物,并做好职业防护工作;严密观察术中患者病情变化,发现异常情况及时报告医师。

(7)负责供氧、吸引器及心电监护仪、除颤仪等应急设备的日常保养维护,并熟悉使用方法,正确使用,使其处于备用状态;同时负责急救药品、物品的清点及完好性评估,做好记录,随时做好急救准备。

(8)每天检查介入导管室各项无菌物品是否在有效期内。

(9)术后负责对一次性医疗用品按照规定进行销毁处理。

(10)按要求参加院级安排的学习、会议及各种活动。

(二)服务语言要求

素质要求:服装、鞋帽整洁,仪表大方,举止端庄,态度和蔼,语言恰当,微笑服务。

(1)手术当日,至患者床旁,首先自我介绍、问候患者、说明目的,了解患者基本情况,同病房护士做好详细交接。可以说:"您好,我是介入手术室的护士,由我陪您去介入手术室做手术,如果您有疑问,请及时提出;您的家属会在等候区等待,请您不用担心。"

(2)进入手术室,手术室护士做好详细交接,动作轻柔地协助患者过床,为患者盖好棉被。可以说："您好，我叫 XXX，由我负责您的手术配合工作，我会一直在您身边陪着您，请您放心。由于手术床比较窄，为了保障您的安全，我们将用安全带为您固定好，请不要紧张！现在我要核对一下您的基本信息，请您配合；手术中我都会在您的身边，有什么不舒服告诉我，我会尽量帮您解决。"

(3)手术结束后，护士要以和蔼可亲的态度告诉患者："您好，您的手术很顺利，谢谢您的配合。"

(4)用温水擦净患者身上的消毒液及血迹，为患者穿好衣裤或盖好被单，协助手术医师将患者平移到转运车上，减少因震荡带给患者的疼痛不适，将患者送回病房，与病房护士做好术中情况和术后皮肤的交接，并适时安慰、鼓励患者："您好，您现在已回到病房，现在您的任务是好好休息，争取早日康复。"

十四、皮肤科门诊护理人员

(一)岗位要求

(1)在科主任的领导下认真完成诊室的常规护理工作。

(2)密切配合医师治疗工作，准备所需物品及器械。

(3)熟悉常用器械、药品、材料的作用和用法。

(4)负责皮肤科整洁、安静、维持就诊秩序，并与患者保持好良好的沟通、宣教工作。

(5)做好仪器清洁，检查药品、物品效期的工作。

(6)认真执行各项规章制度和技术操作规程，严格查对制度，严防事故的发生。

(7)负责领取、保管诊室的材料、器械，及时更换补充，保证完整配套及充足，使诊治工作方面高效。

(二)服务语言要求

可采用："请您在候诊区稍等一会儿，按顺序检查，很快就会轮到您。"或"您是 XXX 吗？请您躺好，我帮您敷一下面膜，请您配合一下，谢谢。"

十五、耳鼻喉门诊护理人员

(一)岗位要求

(1)在科主任的领导下认真完成诊室的常规护理工作。

(2)密切配合医师治疗工作，准备所需物品及器械。

(3)熟悉常用器械、药品、材料的作用和用法。

(4)负责耳鼻喉科整洁、安静、维持就诊秩序，并与患者保持好良好的沟通、宣教工作。

(5)做好仪器清洁，检查药品、物品效期的工作。

(6)认真执行各项规章制度和技术操作规程，严格查对制度，严防事故的发生。

(7)负责领取、保管诊室的材料、器械，及时更换补充，保证完整配套及充足，使诊治工作方面高效。

(二)服务语言要求

可采用："请您在候诊区稍等一会儿，按顺序检查，很快就会轮到您。""您是 XXX 吗？请您坐好，我帮您测一下听力，请您配合一下，谢谢。"

十六、儿童保健中心护理人员

(一)岗位要求

(1)在科主任/护士长的领导下,遵守医院各项规章制度。

(2)保持科室6S,做好接种前的准备工作,接种后的整理工作。

(3)主动热情接待受种者,对年老体弱居民给予提供帮助。严格“三查八对一验证”制度,及时告知接种后的注意事项及下次疫苗的接种时间,严防差错事故发生。

(4)负责每天疫苗、注射器出入库记录,冷链设备的使用、保养记录。

(5)负责疫苗的清点、摆放、近效期检查。

(6)每周负责查漏补种及新生儿建档工作。

(7)按时完成日报表、月报表的填写。

(8)发现不良反应积极配合医师给予处置,并上报不良反应。

(9)做好科室物表、地面的消毒及记录。

(10)按时完成入学查验及统计报表。

(二)服务语言要求

可采用:“您好,请问您今天来接种什么疫苗?”“请您把您的接种证或者身份证给我,谢谢!”“请问您近几天有没有感冒、发热或者是其他不舒服?”“您今天的疫苗是收费的,请您到收款台交一下费用,谢谢!”“请您阅读一下疫苗知情同意书,点一下签核,按指纹,谢谢!”“马上要注射了,请您配合我一下,把住宝宝胳膊,我会轻轻地给宝宝接种的。”或“接种完疫苗请您留观30分钟,回家忌口3天,鱼虾牛羊肉先不吃,三天不能洗澡。”

十七、放射治疗(简称放疗)科护理人员

(一)岗位要求

(1)在科主任及护士长的领导下进行工作。

(2)认真执行各项护理制度和技术操作规程,正确执行医嘱,准确及时地完成各项护理工作,做好查对,防止差错、事故的发生。

(3)做好基础护理和心理护理工作,密切观察患者病情,发现异常及时报告。

(4)做好科室消毒隔离,药品、物资、材料请领、保管等工作。

(5)认真做好危重患者的护理及抢救工作,做好急救物品管理。

(6)协助医师及技师进行各种治疗工作,保护患者隐私。

(7)做好接诊患者工作,负责患者预约、排号、登记,做好收费管理,负责监督、检查收费项目落实工作。

(8)参加护理教学,指导护生和保洁员工作。

(9)宣传放疗知识,经常征求患者意见,改进护理工作。

(二)服务语言要求

可采用:“您好,请把您的定位检查单给我,谢谢。”“您好,请您稍等,马上就轮到您了。”“您好,请问您是XXX?马上进行定位,一般不会有不舒服的感觉,请您放松,我会陪着您。”“您好,请问您是XXX?马上进行治疗,请您放松,有什么不适请及时告诉我。”“您好,治疗结束了,先到休息区休息会儿再回病房。”或“您的治疗已经全部结束,谢谢您的配合,祝您早日康复。要定期

复查。”

十八、高压氧护理人员

(一)岗位要求

(1)在科主任领导下进行工作，认真执行各项规章制度和技术操作规程，严格执行医嘱，按时完成治疗、护理工作，严格遵守医院医德医风规范。

(2)认真做好进舱治疗的安全教育，严格对进舱人员进行安全检查。详细介绍进舱须知，指导正确使用氧气面罩。

(3)严格按照疫情防控要求做好进舱人员体温检测工作。

(4)负责氧舱操作，严格遵守操作规程和治疗方案。

(5)认真填写各项护理、治疗及操舱记录。

(6)参加教学和科研工作，努力学习专业知识，不断提高护理技术水平。

(7)做好清洁卫生和消毒隔离工作。

(二)服务语言要求

可采用：“请大家不要将手机、手表、打火机和带电的物品带入舱内，谢谢。”“XXX 患者(或陪属)，请将您的面罩戴好，谢谢。”“您好，如果在吸氧过程中有什么不适，请及时告知我。”

十九、国医堂护理人员

(一)岗位要求

(1)在科主任的领导下认真完成科室的护理工作。

(2)热情接待来诊患者，患者诊疗完毕，有空的情况下送患者到电梯口。帮患者按下电梯按钮。

(3)负责科室整洁、安静，维持就诊秩序。

(4)密切配合医师的中医疗法，准备每天所需物品和器械。

(5)做好中医仪器清洁、检查物品、耗材效期的工作。

(6)每周更换被服，如有污染随时更换，保持被服清洁。

(7)认真执行各项规章制度和护理操作规程，严防差错事故的发生。

(8)负责领取、保管科室的耗材、器械和后勤物资。

(9)与患者进行良好的沟通，做好宣教工作。

(10)做好消毒隔离工作，避免交叉感染。

(二)服务语言要求

可采用：“您好，你是 XXX 老师吗？您是来针灸吗？请随我来针灸室。上床请稍等，大夫马上过来。”“您好，你是 XXX 老师吗？你预约做督灸，请稍等，我马上做好准备工作。”或“您好，你做完督灸不要着凉，禁食生冷饮食。”

(李莎莎)

第三节　门诊岗位职责

门诊分为预检(导诊)班、分诊班、中午班和主班,现将各岗位职责分述如下。

一、预检(导诊)班

(一)导诊台值班

每天 7:45～11:45、13:30～16:50 导诊台值班。

(1)站立式服务、热情、礼貌,讲普通话,文明用语。

(2)熟知各科室特色,做好预检分诊的工作,耐心听取问题,并给予正确解答,严禁推诿。

(3)负责分配人员进行患者的陪检、护送等工作并登记。

(4)维持好大厅秩序,帮助进行自助挂号、引导陪同、办理手续、代购药品等服务。护送需要提供帮助的患者进行住院手续的办理并送至病房。

(5)做好轮椅的借出及归还工作,保证患者安全使用。

(6)解决门诊发生的突发事件。

(7)医疗废物正确交接并填写交接记录表。

(8)维持大厅卫生,及时督促物业人员进行清洁。

(二)下班前准备工作

(1)物品、记录本摆放整齐。

(2)桌面、地面清洁消毒。

(三)下班

每天 11:50、17:00 下班。

二、分诊班

(一)开诊前准备工作

每天 7:20、13:30 左右,打开电脑及显示屏,检查大屏幕显示是否正常,检查声音是否正常。

(二)诊区、诊室清洁消毒

每天 7:25 左右。

(1)桌面、地面清洁、消毒。

(2)各种用物、记录本摆放整齐。

(3)诊室整洁、无杂物,及时更换诊断床罩。

(三)分诊患者

每天 7:30～11:45、13:35～16:20。

(1)站立式服务、热情、礼貌,讲普通话,文明用语。

(2)根据患者情况,合理进行分诊。

(3)维持好就诊秩序,及时提供帮助。

(4)随时观察候诊区患者状况,维持候诊秩序,如遇特殊情况及时处理。

(5)维持候诊区及公共卫生间卫生各种设施正常运转,及时督促物业、后勤人员进行清洁、维修。

(6)有需要护送的患者及时联系主班分配人员护送。

(四)下班前准备

每天11:45、16:20左右。

(1)诊区卫生清洁、消毒。

(2)整理分诊台,物品摆放整齐。

(五)下班

每天11:50、16:30下班。

三、中午班

(一)准备工作

每天7:20左右,清点轮椅并签字,准备好轮椅。

(二)桌面清洁、消毒

每天7:30左右。

(1)导诊台清洁并消毒,桌面及地面干净、整洁。

(2)分类整理好各类物品,归整到位。

(三)交接工作

每天7:45、13:30左右,与主班进行工作交接。

(四)接待、咨询

每天7:50～11:00、11:50～13:30。

(1)站立式服务、热情、礼貌,讲普通话,文明用语。

(2)做好预检分诊、指引工作。

(3)负责院内(外)患者的咨询工作,耐心听取(接听电话),正确解答问题。

(4)预约电话接听及预约工作,确保患者预约成功。

(5)维持好大厅秩序,帮助进行自助挂号、引导陪同、办理手续、代购药品等服务。护送需要提供帮助的患者进行住院手续的办理送至病房并登记。

(6)做好轮椅的借出及归还工作,保证患者安全使用。

(7)维持大厅卫生,及时督促物业人员进行清洁。

(五)下班

每天11:00、15:30左右下班。

四、主班

(一)与中午班进行工作交接

每天7:45、13:30左右。

(1)与中午班进行工作交接。

(2)打开电脑,电脑各个系统运行良好。

(3)打开大屏,专家介绍显示正常。

(4)配置含氯消毒液并贴好时间标签。

(5)工作区域清洁、消毒并签名,桌面及地面干净、整洁。

(6)分类整理好各类物品,归整到位。

(二)接待、咨询

每天 8:00～11:45、13:40～16:50

(1)站立式服务、热情、礼貌,讲普通话,文明用语。

(2)熟知各科室特色,耐心听取院内(外)患者的咨询,并给予正确解答,严禁推诿。

(3)负责电话接听及预约工作,确保患者预约成功。

(4)向护士长或主任反馈患者提出的建议和意见,不断完善门诊工作。

(5)负责诊断证明审查、盖章工作。

(6)负责分配人员进行陪检、护送、驾驶员换证等临时性工作。

(三)做好下班前准备工作

每天 11:45、16:50 左右。

(1)整理桌面,物品摆放整齐。

(2)午休前,需与中午班进行工作交接。

(4)下午下班前,需进行桌面、地面清洁消毒并签字,以及清点轮椅及未归还通知的工作,并做好记录。

(四)下班

每天 11:50、17:00 左右下班。下午下班后需确认关闭电脑、空调等电器,检查电源的关闭情况,并与急诊做好轮椅等的交接。

(李莎莎)

第四节　门诊医疗设备管理

一、普通医疗设备管理

设施管理和安全(FMS)标准对医疗设备管理的目标要求是保证患者用到安全可靠的医疗设备。按照 FMS 要求,医院对所有的医疗设备进行规范管理,其中的基础工作就是确定管理对象。

(一)设备清单的建立

医院列出所有的医疗设备清单。首先对医疗设备的范围进行界定,无论这个设备是否属于固定资产,无论以前由哪个部门管理,统一进行梳理,整理出门诊医疗设备清单。建立设备清单后,根据每台设备的用途、使用年限、维修情况等综合评估,按照使用风险大小分为一类、二类和三类。不同风险级别的设备制定不同的使用和维护方案。

(二)设备的维护管理

很多医院将医疗设备管理分为三种,第一种是日常管理,第二种是定期巡检,第三种是预防性维护。日常管理工作包括设备是否正常开机、外观是否破损、连接线是否完整、是否清洁等简单检查,以及填写医疗设备日常使用保养记录。定期巡检由设备工程师负责,主要检查设备是否能正常使用、各种配件是否完整、是否存在使用风险等。定期巡检常规每个季度进行一次,以及时发现和排除医疗设备潜在的安全隐患。预防性维护工作由专业工程师负责，按照医疗设备的风险等级不同分为每季度、每半年或每年进行一次，要对医疗设备进行全面体检，保证设备各种参数准确、性能符合产品使用要求，并对易损件进行更换。通过这种管理方式，医院改变了以前以设备损坏后修复为主的运行模式，转变为以设备损坏前维护保养为主，保证医务人员使用的每台设备都是准确完好的，从而保证患者和医务人员自身的安全。

（三）规范性的记录

为了使门诊医疗设备管理工作符合国际医院评审（JCI）标准，按照FMS.8标准要求医疗设备管理应有完整的制度、周密的计划、规范的执行、详细的记录、准确的评估及持续的改进。门诊设备数量基数多，每天都会产生各种使用维护记录，为了保证政策执行的一致性，必须进行全层面的规划，设计统一的表格，制定规范的记录要求及标准的归档方式，使各种不同的医疗设备记录单分类保存，方便快速检索，这也解决了JCI评审过程中的难点问题之一。

二、门诊抢救车管理

抢救车管理是医疗设备管理中特殊的一类，需要更高的标准。抢救车是存放抢救药品、物品、器械的专用车，能在危重患者的抢救中迅速、及时、准确地发挥作用。因此，抢救车内的急救药品、物品、器械必须做到全院统一标准配置并定位存放。同时，所有物品应性能良好，随时处于备用状态，从而提高护士的抢救效率。所以，医务人员不但要有娴熟的急救技术，也要有熟练使用高标配抢救车的能力。

（一）医院抢救车管理中常见的问题

1.抢救车物品摆放位置差异

各科抢救车上的药品、物品、器械的放置位置差异性大；除颤仪摆放位置不合理。

2.急救物品种类多

抢救车内备有各类急救物品和急救药品。急救物品有通气用物、各类无菌包、各种注射用物、其他专科物品等，各科的急救物品种类差异非常大，最多时有40余种。急救药品有呼吸兴奋剂、强心剂、止血药等，种类多达30余种；急救药品种类多，护理管理耗时耗力。

3.门诊部抢救车数量少

门诊部抢救车数量相对较少，部分医院仅有1～2辆，不能满足抢救时对急救药品、物品、器械的需求。

4.药品维护不规范

抢救车管理只由病区护士执行，药学部人员并没有参与，从而导致药品的维护不符合规范。

（二）门诊抢救车管理规范措施

统一配置抢救车，最大限度地确保患者安全，确保抢救车在突发事件中能及时到达现场，挽回患者的生命，保障患者的安全。

1.统一抢救车的型号

规范全院抢救车配置，统一抢救车的型号标准配置和双相除颤仪，更换门诊区域的老式抢救车，与全院的抢救车一致。按照FMS.8标准，根据医院实际情况，在门诊每层楼都配置1辆抢救车。

2.统一抢救车配置及外观标识

各自医院根据实际情况规范药品基数，标明药品名称及剂量。高危药品在安瓿上粘贴相应的高危标签，以便护士使用时得到相应的提示。同时增加《抢救药物儿童剂量及换算参考资料》表，方便护士计算药品剂量，更准确地给予用药剂量。

3.绘制抢救车配置示意图

护理部协同医务部根据全院统一的抢救车设置，统一绘制急救药品、物品、器械放置示意图，统一放置在抢救车上，便于使用与清点。

4.抢救车固定位置放置

使用密码锁替代以往经常使用的纸质封条，不仅提高美观度还便于管理。便携式氧气筒放置在抢救车固定支架上。每月检测氧气筒压力。

5.建立抢救车日常管理流程

抢救车 24 小时保持锁闭状态，打开条件仅限抢救患者和每月定期检查。抢救车一旦被打开要做好药品及物品数量的清点，以及时补充，并做好登记。抢救车每班交接，交接需检查密码锁是否处于有效锁闭状态，核对密码，并做好记录。

6.除颤仪管理

除颤仪放置在抢救车上的固定位置，特殊科室可根据实际需求另行放置。护士每天需对除颤仪进行日常系统检测，检测纸贴在登记本上并做好记录，确保除颤仪处在备用状态。医院定期对护士进行除颤仪使用的培训，保证护士人人掌握除颤仪的使用和检测方法。

(三)培训与考核

护理部安排组织学习抢救车管理规范，如抢救车结构、使用方法、药品、物品、器械放置、使用方法、不良反应及注意事项等，并将制度挂在院内网上，方便医务人员查询和学习。该培训纳入个人年度学分考核当中，全员培训达标率必须达到 100%。

全院抢救车标准配置后，实现了统一化的管理。无论在医院任何地方，医护人员都能熟练运用抢救车，更有效、快捷地抢救危重患者，为抢救赢得宝贵的时间。简化了管理流程，节约了护士的时间，减少了工作量。

(李莎莎)

第五节 门诊患者跌倒防范管理

跌倒是指突发、不自主、非故意的体位改变，倒在地面或比初始位置更低的平面，是患者生理、心理、病理、药物、环境、文化等多种因素综合作用的结果。国际医院评审(JCI)已将患者跌倒作为患者安全管理六大目标之一，我国卫生管理部门也将患者跌倒列入护理质量监测指标之一。国际患者安全 IPSG.6 中要求医院制定并实施流程，对所有患者及病情、诊断、情境或位置表明面临跌倒高风险的患者进行评估，以降低患者由于跌倒受到伤害的风险。

一、评估易跌倒的风险人群

加强预防患者跌倒的措施，主动识别跌倒高风险人群，及时为跌倒高风险人群提供宣教及帮助，能够更好地完成对跌倒高风险人群门诊就诊的护理工作。

门诊易跌倒的人群有：年龄≥65 岁老年人及年龄≤14 岁的儿童及婴幼儿；肢体残障或行动

不便人员；有跌倒史、服用易致跌倒药物的人员；康复科、血透室、眼科、保健病房等科室就诊患者，以及接受中深度镇静的患者。

分诊护士按易跌倒风险因素初步判断门诊患者是否具有跌倒风险，然后对初筛出的具有跌倒风险的患者按《门诊患者跌倒危险因子评估表》进行评估，明确是否为高风险跌倒患者。

二、患者跌倒防范措施

门诊是医院护患纠纷较多的部门，预防患者跌倒是护理工作中需要重视的一个环节。创造一个舒适、整洁、安静、空气新鲜的门诊环境，能够更好地完成对跌倒高风险人群的门诊就诊护理工作，并保证护理质量安全。

（一）制定防跌倒制度

在门诊接诊的时候要求做好警示工作，建立跌倒的报告和有效的防跌倒制度，告知患者注意事项，更要加强对员工的安全教育，努力改善医疗机构内部的建设，对医院的公共设施进行定期的整改，消除风险隐患。

（二）张贴宣传材料

医院应在候诊区张贴预防跌倒的宣传材料，向患者及家属进行预防跌倒的安全教育。诊室应布局合理，光线充足，走廊设有扶手。卫生间设防滑垫、扶手、呼叫铃，开水间放置防滑垫。易跌倒区域有醒目的提醒标识。医院可制作一些提示标识，在征得跌倒高风险患者同意后，护士在患者上臂等明显位置粘贴“小心跌倒”标识。将跌倒高风险患者安排在距离分诊台较近的区域，集中管理。根据需要提供轮椅等辅助用具，并指导使用，必要时提供平车。

三、患者不慎发生跌倒时的应急处理

首位发现跌倒患者的人员应立即通知就近医护人员，由医护人员评估患者的神志、瞳孔、生命体征及受伤情况，妥善处置，并做好交接工作。若发现跌倒患者病情危重，则按《全院急救紧急呼叫及处理作业标准规范》执行基本生命支持（BLS）或高级生命支持（ACLS）程序。及时报告护士长及科主任，门诊护士长接到报告后，首先应评估与分析患者跌倒的危险因素，加强防范。同时向患者及家属做好耐心细致的解释与安慰，避免医患冲突。

加强医护人员培训，提高人员素质，并对出现问题进行分析，做出相关防范措施，才能更好地预防和减少患者跌倒的发生。

（李莎莎）

第六节 门诊采血护理

一、采血器材的选择

（一）静脉采血器材

1.一次性多管采集双向针及蝶翼针

多管采集双向针由双向不锈钢针和螺纹接口组成。一般根据针头直径大小的不同，将双向针分为不同的针号。针号越大,针尖直径越小。采血时可根据患者的具体情况选择合适的针号。采集正常成年人血液标本通常选择 21 G 采血针,困难采血人群建议选择 22 G 采血针。

与双向针相比,蝶翼针拥有更加灵活的穿刺角度,更适合困难采血人群和细小静脉采血。但蝶翼针存在软管,会造成第一支采血管的采血量不足。因此,当使用蝶翼针采血,且第一支试管为枸橼酸钠抗凝管或小容量真空管时,建议先用废弃管(如凝血管、没有添加剂的采血管等)采血,以填充蝶翼针软管中的"死腔",确保试管中血液/抗凝剂的适当比例和试管中血液标本量的准确。

2.持针器

持针器可与采血针连接,不仅能更好地控制采血针,降低静脉采血难度,而且还可有效地防止采血过程中的血液暴露,提高静脉采血的安全性。无论使用直针或蝶翼针均应使用配套的持针器,以保证血液标本采集顺利和采血人员的安全。

3.真空采血管

真空采血管是最常用的一次性采血容器,其内部必须是无菌,负压应准确(图 2-1)。采血管标签上应明确标注/打印批号和失效日期、制造商名称或商标和地址、添加剂的种类和是否灭菌等信息。管体材料应符合下列要求:①能看清内容物(暴露在紫外线或可见光下会造成管内的内容物或采集后的血液样本受到损害的情况除外);②能够耐受常规采血、保存、运输和处理时产生的机械压力;③能够耐受说明书中列出的离心条件;④采血管的任何部分不得有可割伤、刺伤或划伤使用者皮肤或手套的锋利边缘、凸起或粗糙的表面。采血管中所有溶剂均应达到美国药典(USP)规定的或相当的"纯水"标准。此外,采血管应保证有足够的上部空腔以便充分混匀。

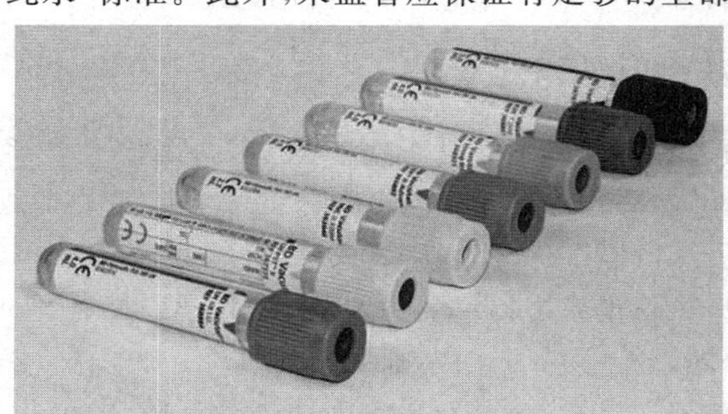

图 2-1 一次性使用真空采血管

真空采血管使用过程中应注意以下几点:①使用在有效期内的采血管,以保证其具有准确的真空度;②采血量应准确,以保证添加剂与血样的比例正确;③采血管应与离心机转头相匹配,以防止离心时发生破碎/泄漏;④真空采血管应保证与采血系统的其他各组件(如持针器、针头保护装置、采血组件、血液转注组件等)之间相互匹配。

根据是否含有添加剂和添加剂种类的不同,真空采血管可分为血清管、血清分离胶管、肝素管、EDTA 管、血凝管、血沉管、血糖管和血浆准备管八大类。

(1)血清管:血清管内含促凝剂或不含有任何添加剂,适用于常规血清生化、血型血清学等相关检验的标本收集。为减少血细胞挂壁和溶血现象的发生,血清管管壁需经硅化处理。含有促凝剂的血清管可以加快血液凝固速度,缩短样本周转时间(TAT)。

(2)血清分离胶管:血清分离胶管内含促凝剂与分离胶,适用于血清生化、免疫、TDM 检验。分离胶是一种聚合高分子物质,其密度介于血清与血细胞之间,离心后可在血清与血细胞间形成隔层，从而将血清与细胞隔开。与传统血清管相比，血清分离胶管分离血清速度快（通常竖直静置 30 分钟），分离出的血清产量高、质量好。对于大部分生化、免疫以及 TDM 项目，使用血清分离胶管标本可在 4 ℃条件下保存7 天，且方便留样复检。

（3）肝素管：肝素管含肝素锂（或肝素）添加剂，适用于生化、血液流变学、血氨等项目检测。肝素抗凝管无须等待血液凝固，可以直接上机，适合急诊检验。

（4）EDTA 管：乙二胺四乙酸（EDTA）盐与血液中钙离子或其他二价离子发生螯合作用，阻断这些离子发挥凝血酶的辅因子作用，从而防止血液凝固。EDTA 盐对血液细胞成分具有保护作用，不影响白细胞计数，对红细胞形态影响最小，还能抑制血小板聚集，适用于一般血液学检验。国际血液学标准化委员会（ICSH）推荐血细胞计数和分类首选 EDTA 二钾盐作为抗凝剂。喷雾态 EDTA 二钾盐抗凝能力更强。

（5）血凝管：血凝管内含枸橼酸钠抗凝剂。枸橼酸钠主要通过与血液中钙离子螯合而起抗凝作用。CLSI 推荐抗凝剂浓度是 3.2%，相当于 0.109 mol/L，抗凝剂与血液比例为 1∶9。为了防止血小板激活，保证凝血检测结果准确，建议使用无效腔真空采血管。

（6）血沉管：血沉试验要求枸橼酸钠浓度是 3.2%（相当于 0.109 mol/L），抗凝剂与血液比例为 1∶4。

（7）血糖管：血糖管内的添加剂为草酸钾/氟化钠或 EDTA-Na_2/氟化钠。氟化钠是一种弱抗凝剂，同时也是血糖测定的优良保存剂，可保证室温条件下血糖值 24 小时内稳定。血糖管适用于血糖、糖化血红蛋白等项目的检测。

（8）血浆准备管：血浆准备管内添加了分离胶和 EDTA 二钾盐抗凝剂，离心时，凝胶发生迁移并在血浆和细胞组分之间形成隔离层，隔绝细胞污染，保证血浆纯度，且能保证室温条件下 24 小时血浆性质稳定、6 小时全血性质稳定和 4 ℃条件下 5 天血浆性质稳定，主要适用于 HBV、HCV 和 HIV 等病毒核酸定量或定性检测。血浆准备管实现了方便、安全的全血采集和血浆分离一体化。

（二）动脉采血器材

动脉血液标本主要用于血气分析。建议选择专业动脉采血器进行动脉血液标本采集，以保证血气结果的准确性（图 2-2）。由于空气中的氧分压高于动脉血，二氧化碳分压低于动脉血，因此，动脉血液采集过程中应注意隔绝空气，采血后应立即排尽针筒里所有的气泡，并封闭针头，以避免因血液中 PaO_2 和 $PaCO_2$ 的改变所致的测定结果无价值。标本采集后应立即送检，不得放置过久，否则血细胞继续新陈代谢，影响检验结果。

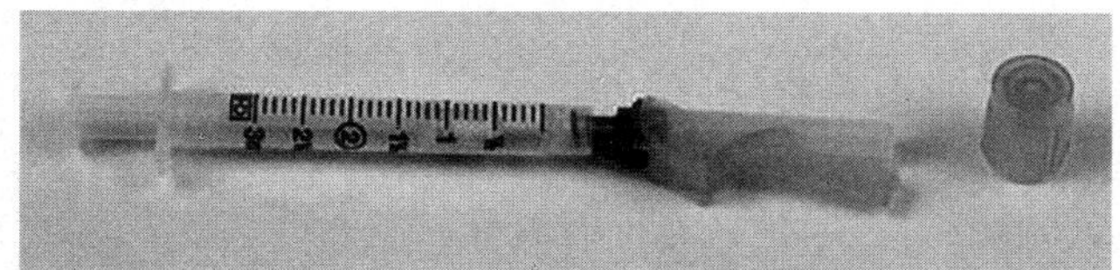

图 2-2　动脉采血器

（三）末梢采血器材

1.采血器

推荐使用触压式一次性末梢采血器。触压式一次性末梢采血器具有一步式触压、快速、精确、穿刺稳定、针/刀片永久回缩，患者痛感低等特点。

2.末梢采血管

末梢采血管是一种主要用于婴幼儿和其他采血困难患者使用的采血管。其采集血样较少，主要用于血常规等血样需求较少的检验项目。末梢采血管应符合下列要求：①采血管内添加剂要分布均匀，以便混匀，防止微血块的形成；②采血管的管壁要光滑，防止挂壁和损坏细胞；③末梢采血管必须能够容易地取下管盖并能够牢固地重新盖上，不会发生泄漏(图 2-3)。

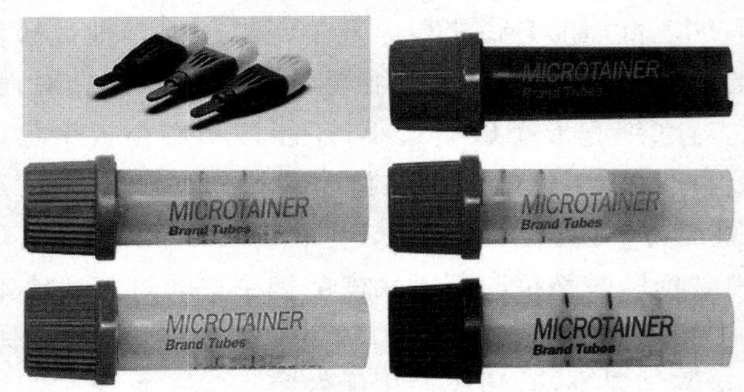

图 2-3　末梢采血器及采血管

二、采集容器及其标识

目前，用于采集血液标本的真空采血管已有权威的国际和国内标准，很大程度上规范了真空采血管的制备和使用，保证了血液标本的质量。使用时，应该注意依据检验目的选择相应的真空采血管并做好正确的标识。

(一)采集容器标识基本要求

条形码应打印清晰规范、无折痕，粘贴应正确、牢固、平整无皱褶。建议使用专用条码打印机和热敏标签打印纸。粘贴条形码后，采血管上应留有能够直接观察血液标本状态的透明血窗位置。未贴条形码、使用纸质申请单的样本，容器/试管上需清晰写明姓名、性别、病区/床号、住院号/门诊号，并与申请单上信息完全一致。如果有编号，编号也应保持一致。保证容器上有患者的唯一性标识。

(二)采集容器添加剂和容量的识别

标本采集人员可根据检验项目所预期的标本类型和要求的采集量选择不同的采血容器(采血管/瓶)。可通过粘贴在采血容器外壁标签的颜色、管盖的颜色或直接印在容器上的颜色来识别不同类型的采血容器；也可通过容器标签上给出内装添加剂的字母代码或文字描述区别不同类型的采血容器，如“K_2E”代表“EDTA 二钾盐”。此外，采血量应与采血容器标签上的所标注的公称液体容量(体积)相一致。

(三)采集容器患者标本信息的标识要求

标本采集人员应在其所选择的采血容器上标识出与待采集标本相关的信息，通常采用在采血容器上粘贴患者检验项目医嘱条形码的方式做标识。如果不具备生成条形码的条件，也应采用手工填写必要信息的方式对采血容器进行标识。

1.检验申请医嘱条形码的基本要求

医嘱条形码应有唯一性标识，主要包含以下内容：检验条形码号、患者姓名、性别、门诊号/住院号、病区/床号、检验项目、标本类型、医嘱申请人、医嘱申请时间。要求待采集的标本类型应与条形码上标注的类型相一致。医嘱条形码应打印清晰，建议使用专用条码打印机和热敏标签打印纸。条形码应正确、完整、牢固地黏贴在采血容器上(这里以采血管为例,如下图 2-4~图 2-6)。若有多张条形码粘贴,需将条码上信息完整暴露,不能遮盖或缺失。

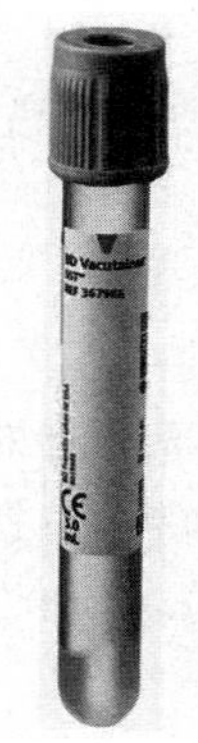

图 2-4 真空采血管(未贴条形码)

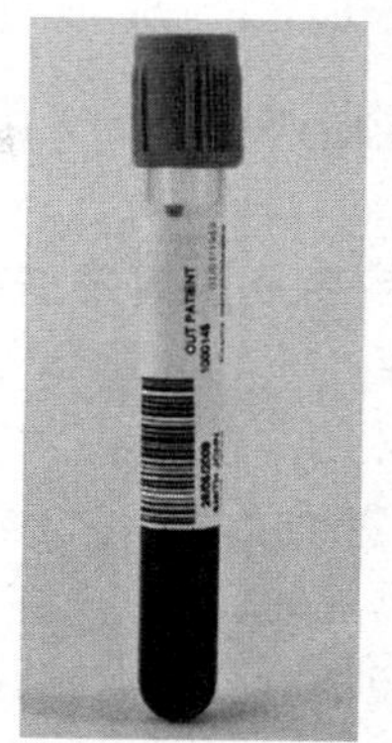

图 2-5 贴条形码的正确方法

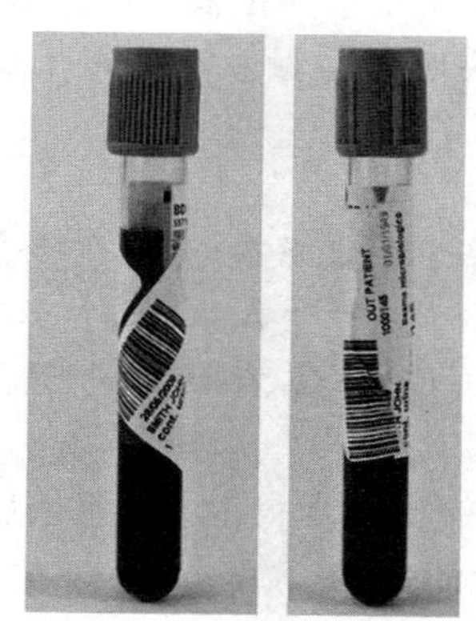

图 2-6 贴条形码的错误方法

2.使用纸质申请单的采血管标识要求

对于未粘贴条形码、使用纸质申请单的样本,采血管上需清晰写明姓名、性别、住院号或门诊号等唯一性标识。

三、门诊患者采样信息确认

门诊患者采集血样前,应认真核对患者姓名、性别、检验项目等基本信息,了解患者是否空腹等情况,对于餐后两小时血糖等特殊的检验项目还应了解其采样时间是否符合规定。对于成年人和神志清醒者,应通过与患者交流,核对申请单(或者条形码)上的信息;对于年幼患者或交流有困难者,应与监护人、陪伴者交流核对信息。

门诊就诊患者多,流动性很大,就诊主要持病历本和就诊卡,辨别患者身份存在困难。冒用他人就诊卡不仅涉及套用医保费用,还带来医疗安全隐患。应用合适的方式教育和提醒患者使用本人的就诊卡进行检验,在检验报告单上注明"检验结果仅对送检标本负责"等字样。

采血人员依靠申请条形码、申请单上显示的患者信息来识别门诊患者身份是不够的。遇到患者身份可疑时,采集员须进一步检查患者有效证件(如身份证)、病历本等。有条件的单位应采集患者的人头像予以保存。

四、静脉采血的一般流程

抽血室护士应严格执行无菌操作技术规程，业务熟练。抽血前，护士要洗手，戴口罩、帽子、乳胶手套。

(一)相关用品及患者准备

1.物品准备

采血器具必须符合国家的安全规范，检查各种可能出现的失效情况和有效期。

(1)穿刺托盘准备：内容包括所有采血用具(真空采血管、无菌采血针、持针器、压脉带、手套、消毒液、棉签、纱布等)。检查穿刺针头是否锐利平滑，有否空气和水分，采血管头盖是否有松动、裂缝。准备好锐器盒、污盆、医用垃圾桶等。

(2)采血系统：采血人员必须选择正确的种类和规格的采血管，采用颜色编码和标识有助于简化步骤和操作。如果采血系统各组件来自不同的生产厂家，应进行检查以保证其相容性。

(3)采血管准备：仔细阅读受试者申请单并在采血管上贴上标签或条码，包括患者姓名、项目名称、采集日期、门诊号或住院号，决定采血量。准备每个试验所需的采血管，并按一定顺序排列。

2.患者准备

原则上，患者应在平静、休息状态下采集样本，患者在接受采血前 24 小时内应避免运动和饮酒，不宜改变饮食习惯和睡眠习惯。一般主张在进食 12 小时后空腹取血，门诊患者提倡静坐 15 分钟后再采血。同时要注意采血时间、体位、生活方式、情绪、输液、生理周期等因素的影响。

(二)患者体位

协助患者取舒适自主体位，应舒适地坐在椅子上或平躺后采血。

(三)绑扎压脉带以及采血部位的选择

采血前要求受试者坐在采血台前，将前臂放在实验台上，掌心向上，并在肘下放一枕垫，卧床受检者要求前臂伸展，暴露穿刺部位。将压脉带绕手臂一圈打一活结，压脉带末端向上。要求患者紧握和放松拳头几次，使静脉隆起。压脉带应能减缓远端静脉血液回流，但又不能紧到压迫动脉血流。

仔细选择受检者血管，多采用位于体表的浅静脉，通常采用肘部静脉(图 2-7)，因其粗大容易辨认。常用肘窝部贵要静脉、肘正中静脉、头静脉及前臂内侧静脉，或内踝静脉或股静脉，小儿可采颈外静脉血液。

(四)确定静脉位置，确定穿刺部位

1.选择静脉

适于采血的部位为手臂肘前区，位于手臂前侧略低于肘弯的区域，这个区域内皮下浅表处有多条较大的静脉，这些血管通常接近皮肤表面，位置更加稳定，进针时痛感较小。

2.确定穿刺部位

典型的方式是利用压脉带帮助选择静脉穿刺部位，静脉粗大且容易触及时并非必须使用压脉带，触及静脉一般用示指。采血人员拇指上有脉搏，因此不应用于触及静脉。当无法在肘前区的静脉进行采血时，从手背的静脉采血也可以(图 2-8)。要尽量避免在静脉给药的同一手背上采血。

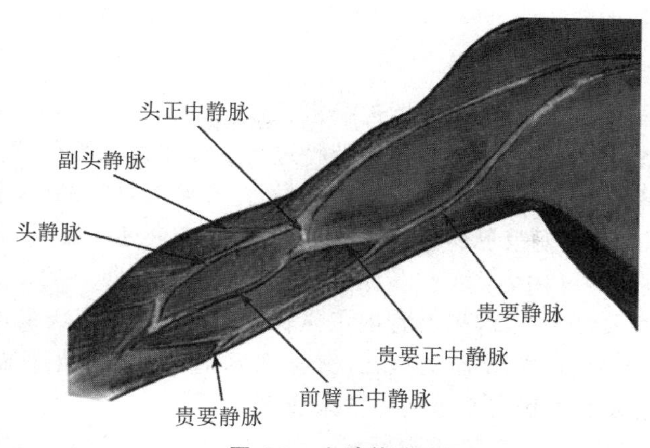

图 2-7　上肢静脉

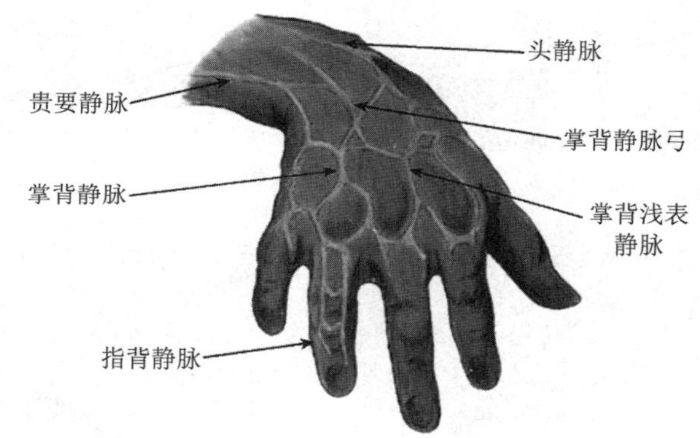

图 2-8　手背静脉

一般在受试者穿刺位以上 7.5～10.0 cm 处绑扎压脉带，但不能太紧以致受试者不舒服，压脉带的捆绑时间不应超过 1 分钟，当轻压或轻拍时能感觉其回弹的静脉即为合适血管。如果压脉带在一个位置使用超过 1 分钟，应松开压脉带，等待 2 分钟后重新绑扎(图 2-9、图 2-10)。

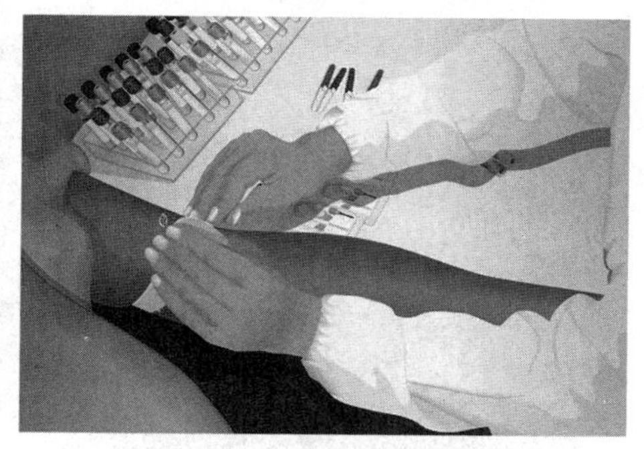

图 2-9　正确使用压脉带

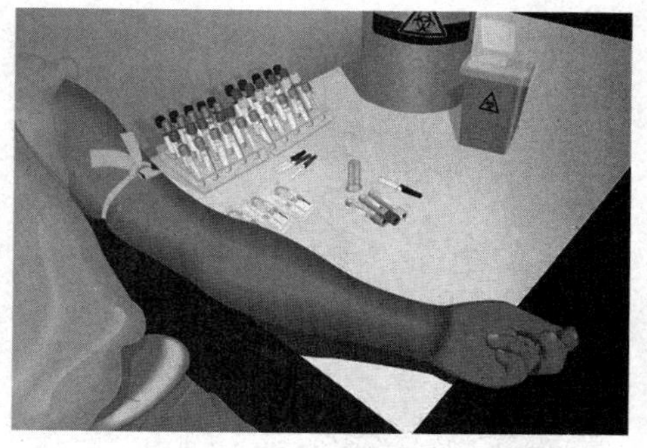

图 2-10　正确使用压脉带

(五)佩戴手套、消毒穿刺部位

佩戴手套(图 2-11)，以进针点为中心，先用 30 g/L 碘酊棉签自所选静脉穿刺处从内向外顺时针消毒皮肤，范围大于 5 cm。待碘酊挥发后，再用 75％乙醇棉签以同样方法拭去碘迹(图 2-12)。

(六)静脉穿刺

1.组合采血针和持针器

静脉穿刺前,按规章将采血针与持针器进行组合(图 2-13)。

嘱受检者握紧拳头,使静脉充盈显露。在即将进行静脉采血的部位下方握住患者手臂,以左手拇指固定静脉穿刺部位下方 2.5～5.0 cm,右手拇指持穿刺针,穿刺针头斜面向上,呈 15°～30°穿刺入皮肤,然后呈 5°向前穿刺静脉壁进入静脉腔(图 2-14)。见回血后,将针头顺势探入少许,以免采血时针头滑出,但不可用力深刺,以免造成血肿,见少量回血后,松开压脉带(图 2-15)。真空采血管插入持针器采血管端,因采血管内负压作用,血液自动流入采血管,在血液停止流动即真空负压耗尽时,从采血针/持针器上拔出/分离采血管,将下一支采血管推入/连接到采血针/持针器上,重复上述采血过程直至最后一支采血管。

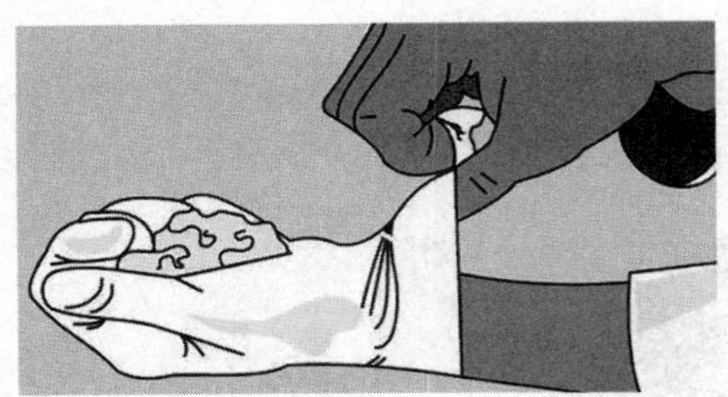
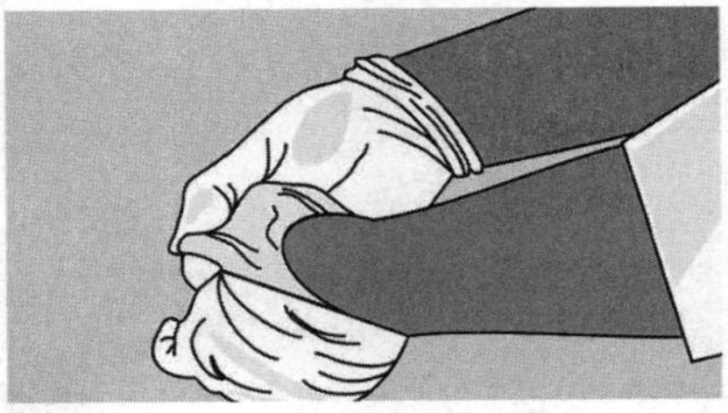

图 2-11　佩戴手套

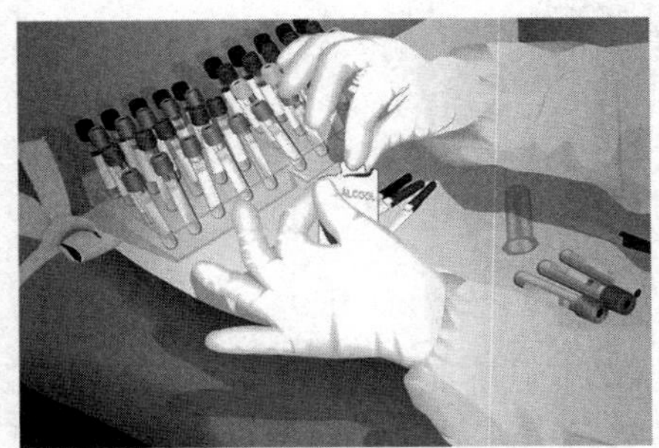

图 2-12　使用消毒剂进行消毒

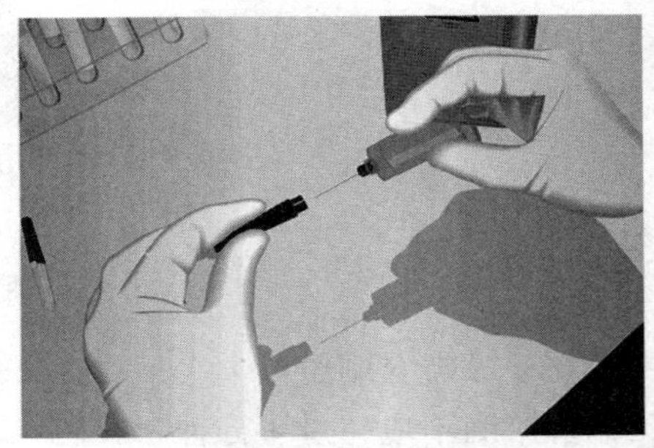

图 2-13　将采血针安装在持针器上

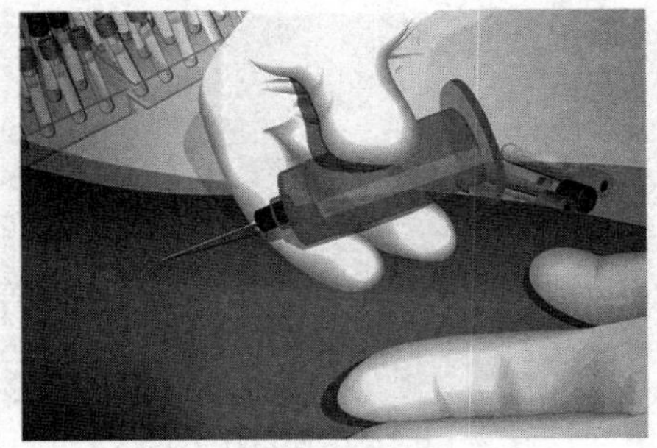

图 2-14　进针角度

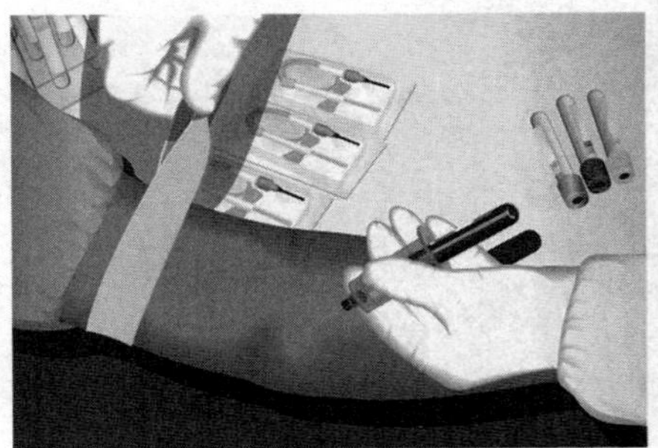

图 2-15　血流进入采血管,松开压脉带

2.混匀血标本

混匀采血后每支含有添加剂的采血管应立即轻柔且充分混匀,颠倒混匀次数应按照生产厂商说明书的要求(图 2-16、图 2-17)。不要剧烈混匀和搅拌以避免出现溶血。

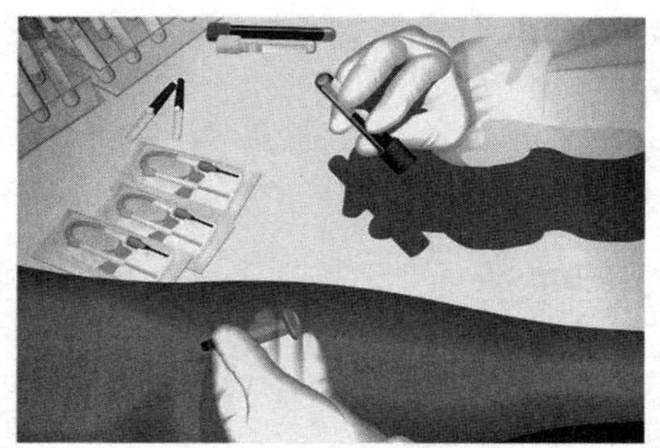

图 2-16　颠倒采血管混匀血样

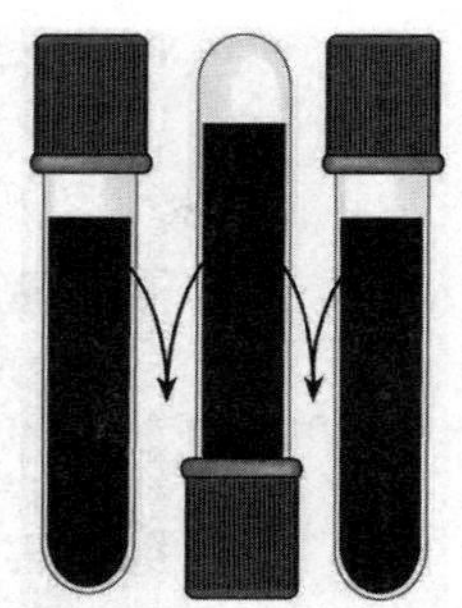

图 2-17　采血管上下颠倒再回到原始位置为颠倒 1 次

(七)采血顺序

按照正确的采血顺序进行采血,以免试管间的添加剂交叉污染。根据 WHO 采血指南推荐,任何时候都应遵循表 2-1 中列出的顺序进行采血。采血后即刻按需颠倒混匀采血管,垂直放入试管架。

表 2-1　静脉采血顺序

试管类型	添加剂	作用方式	适用范围
血培养瓶	肉汤混合剂	保持微生物活性	微生物学,需氧菌、厌氧菌、真菌
无添加剂的试管			
凝血管	枸橼酸钠	形成钙盐以去除钙离子	血凝检测(促凝时间和凝血酶原时间),需要滴管采集
血沉管	枸橼酸钠		血沉
促凝管	血凝活化剂	血液凝集,离心分离血清	生化、免疫学和血清学、血库(交叉配血)
血清分离管	分离胶合促凝剂	底部凝胶离心分离出血清	生化、免疫学和血清学
肝素管	肝素或肝素锂	使凝血酶和促凝血酶原激酶失活	测锂水平用肝素,测氨水平都可以
血浆分离肝素管	分离胶合肝素锂	肝素锂抗凝,分离胶分离血浆	化学检测
乙二胺四乙酸(EDTA)管	乙二胺四乙酸(EDTA)	形成钙素以去除钙离子	血液学、血库(交叉配型)需要满管采血
氟化钠/草酸钾或氟化钠/EDTA抗凝管	氟化钠/草酸钾或氟化钠/EDTA	氟化钠抑制糖酵解,草酸钾/EDTA抗凝	血糖

(八)按压止血,拔出和废弃针头

嘱受检者松拳,以医用棉签轻压在静脉穿刺部位上(图 2-18)。

按照器械生产厂家的使用说明拔出针头并开启安全装置(图 2-19)。将采血器具安全投入锐器盒中,锐器盒应符合现行规章要求(图 2-20)。针头不应重新戴上保护鞘、弯曲、折断或剪断,也不应在废弃前从所在注射器上卸下。

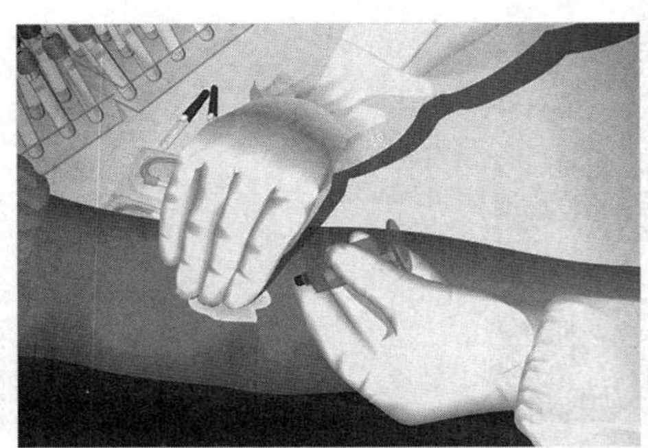

图 2-18　拔出针头,按压止血

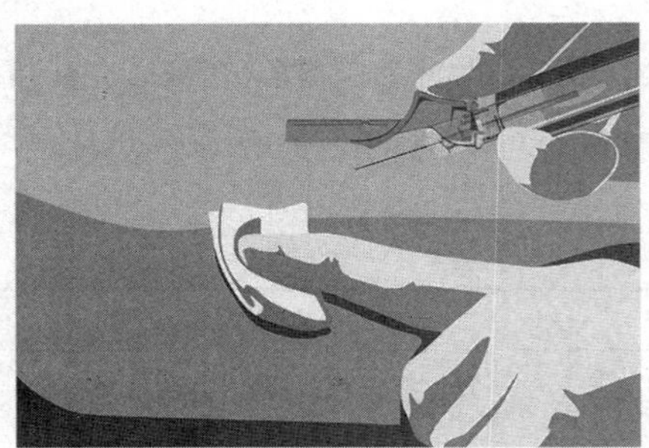

图 2-19　采血结束立刻激活安全装置

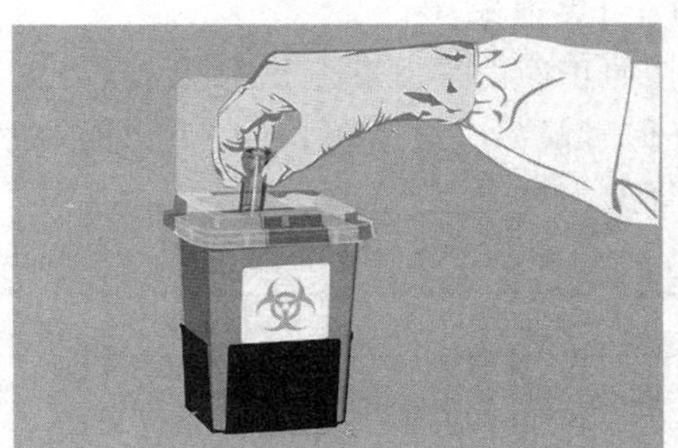

图 2-20　采血结束立刻激活安全装置

(九)给患者止血固定(必要时绑扎绷带)

1.正常情况

嘱受检者中等力度按压针孔 3～5 分钟,不应让患者弯曲手臂以增加额外的压力,勿揉搓针孔处,以免穿刺部位淤血(图 2-21)。检查止血情况、观察血肿并在静脉穿刺部位上粘贴创可贴或包扎绷带。

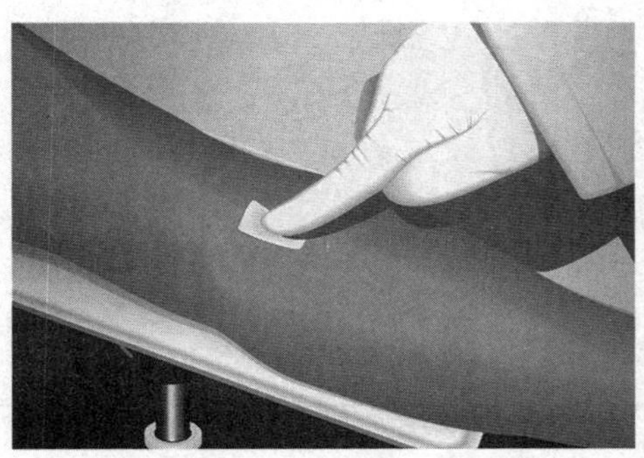

图 2-21　压住穿刺部位

2.止血困难

采血人员应观察是否有出血较多的情况,如果出现血肿或出血持续时间超过 5 分钟,应告知护士以便接诊医师了解情况。在采血部位覆盖纱布块并保持按压直到血流停止,在手臂上绑紧纱布绷带保持纱布块的位置,并告知患者原位保留 15 分钟以上。

(十)核对并登记信息,及时送检

再次核对,并登记信息,不同标本应在规定的时间内及时送检。脱手套,整理用物。

若一次穿刺失败，重新穿刺需更换部位。

五、动脉采血的一般流程

（一）采血准备

（1）常规准备所有必需的器材和物品，见采血器材的选择。

（2）采集动脉血气标本之前，使用动脉血气针，先把动脉血气针的针栓推到底然后再拉回到预设位置。其目的在于：确认针栓的工作状态；帮助抗凝剂在管壁上均匀分布。使用空针时，注射器必须先抽少量肝素，以湿润、肝素化注射器，然后排尽。其目的在于：①防止送检过程中血液凝集；②在注射器管壁形成液体膜，防止大气和血样的气体交换；③填充无效腔。动脉穿刺拔针后，针尖斜面刺入专用针塞隔绝空气。并应注意观察穿刺点有无渗血，局部有无肿胀、血肿，并注意观察有无供血不足的情况。动脉采血成功后，在按压止血的同时，立即检查动脉血气针或注射器中有无气泡，如发现气泡，应小心按照生产厂家的建议排出所有滞留的气泡。转动或颠倒采血器数次，并用手向两个维度搓动采血器使血液与抗凝剂充分混匀防止红细胞凝集（图 2-22），保证充分抗凝，防止样本中出现血凝块。标本即刻送检（15 分钟内）。

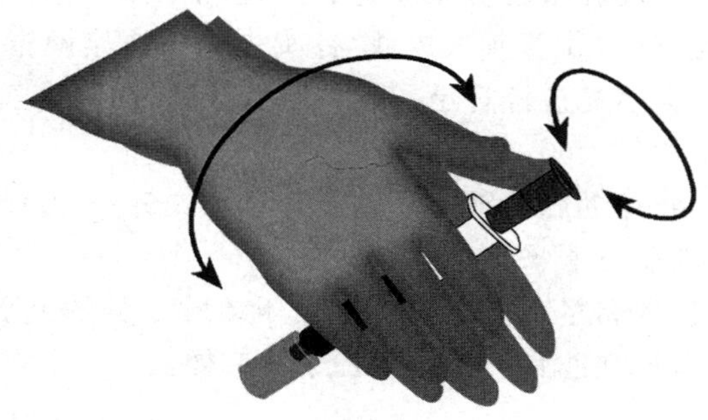

图 2-22　混匀

（二）桡动脉穿刺

（1）桡动脉穿刺前需做改良 Allen 试验，如改良 Allen 试验阳性，可在桡动脉进行穿刺；改良 Allen 试验阴性，不得选择桡动脉作为动脉穿刺部位，应该选择其他动脉。

（2）根据患者病情取平卧位或半卧位，手掌向上伸展手臂，腕部外展 30°绷紧，手指自然放松。必要时可以使用毛巾卷或小枕头以帮助腕部保持过伸和定位。

（3）操作者左手示指、中指，定位桡动脉搏动最明显部位。使用光纤光源进行手腕透照有助于小年龄婴儿桡动脉定位并确定掌弓轮廓。手指轻柔放在动脉上，感觉动脉的粗细、走向和深度。使用光线光源时应防止烫伤婴儿的皮肤。

（4）常规消毒穿刺区皮肤和操作者的示指、中指，消毒面积要大，患者皮肤消毒区域以预穿刺点为中心直径应在 5 cm 以上。

（5）桡动脉穿刺分斜刺和直刺两种方法。①斜刺：逆动脉血流方向穿刺，单手以类似持标枪的姿势持采血器或注射器，用以消毒的另一只手的手指触桡动脉搏动最明显的准确位置即针头刺入动脉（不是刺入皮肤的）的位置，使动脉恰在手指的下方。在距桡动脉上方的手指远端 5～19 mm 的位置上，针头斜面向上与血流成 30°～45°刺入动脉，缓慢进针，见血后固定针头，待动脉血自动充盈针管至预设位置后拔针（动脉血气针）或待动脉血自动充盈针管 1～2 mL 后拔针

(空针)。②直刺:示指、中指在桡动脉搏动最明显处纵向两侧相距约 1 cm 固定桡动脉,持采血器在两指之间垂直刺入,刺入皮肤后,缓慢进针一般 0.5～1.0 cm,见血后固定针头,待动脉血自动充盈针管至预设位置后拔针(动脉血气针)或待动脉血自动充盈针管 1～2 mL 后拔针(空针)。③注意事项:如果使用比 6 号更细的针头,可能需要轻柔地抽动针栓使血液进入针筒,但用力不应过大,以免形成过大负压造成针筒内气泡产生。

(6)拔针后,局部立即用无菌棉签或干燥的无菌纱布按压 3～5 分钟止血。如果患者正在接受抗凝药物治疗或凝血时间较长,应在穿刺部位保持更长时间的按压。松开后立即检查穿刺部位。如果未能止血或开始形成血肿,重新按压 2 分钟。重复此步骤直到完全止血。如果在合理的时间内无法止血,应要求医疗救助。不能用加压包扎替代按压止血。

(三)肱动脉穿刺

(1)患者平卧或半卧位,手臂完全伸展并转动手腕,手心向上。必要时肘关节下可以使用手巾卷或小枕头,以使患者手臂进一步舒适伸直和帮助肢体定位。

(2)以示指或中指在肘窝上方内侧 2～3 cm,感觉附近的动脉搏动,搏动最明显处为穿刺点。

(3)以预穿刺点为中心,常规消毒采血区域皮肤,直径应在 5 cm 以上。

(4)斜刺用中指、示指触及动脉搏动明显确定的位置,沿动脉走向将两指分开。针尖斜面向上成 45°从远侧的手指(示指)下方位置刺入皮肤,针头方向为连接两指直线位置。缓缓进针,待有回血,固定针头,让动脉血自然充盈针管至预设位置后拔针(动脉血气针)或待动脉血自动充盈针管 1～2 mL 后拔针(空针)。

(5)直刺以肘横纹为横轴,肱动脉搏动为纵轴交叉点上 0.5 cm 为穿刺点,在动脉搏动最明显处垂直进针刺入肱动脉,同斜刺方法采集动脉血。

(6)穿刺后用棉签或无菌纱布尽可能在肱骨上按压动脉 5 分钟或更长时间止血。有时肱动脉的有效按压止血比较困难,但在肱骨上按压往往十分有效。

(四)股动脉穿刺

(1)采取适当措施(如屏风)遮挡,嘱患者脱去内裤。患者应当平卧伸直双腿;或将穿刺一侧大腿稍向外展外旋,小腿屈曲成 90°,呈蛙式。

(2)术者用示指和中指在腹股沟三角区内触及股动脉搏动最明显处为穿刺点。

(3)此区域通常污染比较严重,故采血部位应充分消毒。以穿刺点为中心,消毒面积应在 8 cm×10 cm 以上,必要时应剃除穿刺部位的阴毛。

(4)以搏动点最明显处为穿刺点,示指、中指放在股动脉两侧,然后触按动脉的示指、中指沿动脉走向分开约 2 cm 固定血管。在示指与中指之间中点,穿刺针头与皮肤垂直或 45°逆血流方向进针。见回血后固定穿刺针的方向和深度,动脉血充盈针管至预设位置后拔针(动脉血气针)或待动脉血自动充盈针管 1～2 mL 后拔针(空针)。

(5)穿刺后用棉签或无菌纱布按压股动脉止血 3～5 分钟。

(五)足背动脉穿刺

(1)患者足背过伸绷紧。

(2)示指在内、外踝连线中点触及动脉搏动最明显处为穿刺点。

(3)以穿刺点为中点常规消毒皮肤面积直径为 10 cm 以上。

(4)以已消毒的示指触足背动脉的准确位置,使动脉恰在示指的下方,逆动脉血流方向,针头与皮肤表面成 45°～60°进针,见回血固定针头,血液充盈针管至预设位置后拔针(动脉血气针)或待动脉血自动充盈针管 1～2 mL 后拔针(空针)。

(5)棉签或无菌纱布压迫穿刺部位止血 3～5 分钟。

(六)胫后动脉穿刺

(1)婴儿平卧位,穿刺前按摩足部,改善血液循环。

(2)术者左手固定足部,绷紧足跟内侧面皮肤,右手示指尖与跟腱及内踝间触摸胫后动脉搏动点,确定穿刺点。

(3)以穿刺点为中心常规消毒皮肤面积直径为 10 cm 以上。

(4)右手持 5.5 号头皮针,针头斜面向上,进针点在距动脉搏动最强处后 0.5 cm 刺入皮肤,进针角度,足月儿针头与皮肤成 45°,早产儿针头与皮肤成 30°,逆动脉血流方向刺入动脉。见回血后,可能需要轻柔地抽动针栓使血液进入针筒,但用力不应过大,采血至预设位置后拔针(动脉血气针)或待动脉血自动充盈针管 1～2 mL 后拔针(空针)。

(5)穿刺部位棉签或纱布压迫止血 3～5 分钟。

(七)头皮动脉穿刺

(1)剃净患儿头部预穿刺部位毛发,以穿刺点为中心,面积约 10 cm×12 cm。

(2)用左手示指触摸颞浅动脉搏动最明显处为穿刺点。

(3)以穿刺点为中心常规消毒皮肤面积约 8 cm×10 cm。

(4)用 5.5 号头皮针连接 1 mL 动脉血气针或注射器,示指触摸搏动最明显动脉,于示指下方针头斜面向上,针头与皮肤成 30°～45°穿刺动脉,待动脉血流至采血器预设位置时,立刻用小止血钳分别夹住头皮针塑料管两端,然后拔出针头,样本立刻送检。

(5)穿刺局部棉签压迫止血 5～10 分钟。

六、末梢采血的一般流程

末梢血采集流程涉及采集对象的选择,采集前的准备(物品和患者),采集人员的个人防护(手卫生、戴手套),选择合适的穿刺部位,采集部位的消毒,穿刺、去除第一滴血、穿刺部位的止血、标本的标识、恰当处理废弃物、核对送检等步骤。

(一)采集流程

1.采集对象选择

静脉取血有困难的患者,如新生儿、婴幼儿、大面积烧伤或许频繁取血的患者。

2.采集前准备

(1)物品准备采血针、玻片和采血管、乳胶手套、口罩、一次性垫巾、棉签、消毒液和废弃物容器等。

(2)患者准备:核对患者身份信息等。

3.采集人员的个人防护

采血时必须佩戴手套。手部卫生要求:对每一患者操作前按规定用消毒液消毒,采集完成后脱去手套,并进行手部清洁卫生

4.选择穿刺部位

新生儿:足后跟。其他:手指。

5.采集部位的消毒

(1)用施有消毒液的棉签由内向外消毒整个进针区域。

(2)等待片刻,空气晾干,充分挥发残留乙醇。

(3)禁止对消毒部位吹干、扇干,清毒后禁止再次触摸。

(4)不推荐用碘/聚维酮清洁和消毒皮肤穿刺部位,因其会使钾、磷或尿酸假性升高。

6.穿刺、去除第一滴

准确迅速地穿刺皮肤保证顺利采血,避免多次穿刺。用无落干棉球或纱布垫擦去第一滴血因第一润血含有过量的组织液。

7.标本采集

(1)从采集点的下方捏住穿刺位点,轻柔、间歇性地对周围组织施加压力,增加血流量。

(2)用微量采集装置尖端接触到第二滴血液,血液自行流入管内。如果血滴卡在采集管顶部,可轻轻弹一下试管表面,促使其流入试管底部。

(3)如为全血标本,在采集样本时须立即混匀,防止血液凝固。

8.穿刺部位止血

门诊患者或陪同人员帮助压迫穿刺点 5～10 分钟。

9.标本的标识

样本采集、混匀后,立即进行标识之后方可离开患者;每个微量采集装置必须单独进行标识。

10.穿刺装置处置

(1)采血后告知患者或家属将止血棉球放置人医疗垃圾桶内。

(2)存在锐器刺伤风险的穿刺装置,应弃于有盖锐器废物桶中,容器应清晰地标识为生物危险品。

(3)儿童和新生儿患者采血后应注意收拾操作中使用的所有设备,小心处理掉患者床上的所有物品,决不能遗漏任何东西,以免意外发生。

11.核对送检

采集完成后核对、登记信息并及时送检。

(二)采集顺序

微量采集标本的顺序与静脉穿刺的不同,采集多种标本时应按照以下顺序:①动脉血气(ABG)标本;②乙二胺四乙酸(EDTA)标本(血液学检测);③其他抗凝剂的标本;④分离血清的标本(生化检测标本)。

由于末梢管不是真空管,无须经过采血针穿刺进样,因此添加剂之间没有交叉污染的机会。将 EDTA 管放在第一管采集是因为如果延迟采集,有可能增加血小板聚集的概率,进而导致血小板计数假性降低。随着时间的延长,血小板聚集以及纤维蛋白原激活的概率增加,即微血栓形成的可能性增加,而血浆管内含抗凝剂,期望得到的是抗凝充分的血液,因此要先于血清管采集。血清管内含促凝剂或不含添加剂,因此可放于最后采集。

(三)末梢血标本识别和标记

样本采集、混匀后,立即进行标识,之后方可离开患者。必须建立身份确认系统记录采血人员的姓名。每个微量采集装置必须单独进行标识。当使用微量血细胞比容管进行末梢血标本采集时,应把每个患者采集的密封好的毛细管放入独立的大试管中,并标记试管。或者,如果从一位患者采集多个毛细管时,标签可以围绕在试管上,像旗帜那样,然后将标识好的一组毛细管放入同一个大试管中。标签上必须注明患者的姓名、识别码、标本采集日期和时间,以及采集标本人员的姓名首字母。如果使用条形码标识,按照相应的操作程序规范粘贴条形码。

(李莎莎)

第七节　门诊换药护理

一、伤口换药

换药又称更换敷料，包括检查伤口、除去脓液和分泌物、清洁伤口及覆盖敷料。换药是预防和控制创面感染，消除妨碍伤口愈合因素，促进伤口愈合的一项重要外科操作。

（一）伤口换药适应证

(1)观察和检查伤口局部情况后需要更换敷料。

(2)缝合伤口拆线或拔除引流管的同时，需要更换敷料。

(3)伤口有渗出、出血等液体湿透敷料。

(4)污染伤口、感染伤口、烧伤创面、肠造口、肠瘘、慢性溃疡、窦道等，根据不同情况每天换药一次或多次。

（二）伤口换药禁忌证

危重症需要抢救患者。

（三）伤口换药前患者准备

(1)精神准备：安抚患者情绪，避免患者过度紧张。

(2)体位：安全，舒适，便于操作，文明暴露，保暖。

（四）伤口换药中配合

(1)消除患者顾虑，做好心理指导。

(2)协助患者取合适体位，充分暴露换药部位。

(3)术中询问患者感受，交代注意事项，随时观察患者反应，必要时及时处理。

（五）伤口换药后注意事项

1.伤口保护

要根据不同情况采取止血和保护伤口的措施。

2.止痛

疼痛虽然不直接影响愈合，但会干扰睡眠和食欲，故可酌情使用镇痛药。

3.保持伤口清洁干燥

如有污染，要及时清洁伤口，更换敷料。

4.饮食指导

食用富含维生素食物，不要吃过于刺激的辛辣食物。

二、伤口拆线

伤口拆线是指在缝合的皮肤切口愈合以后或手术切口发生某些并发症时（如切口化脓性感染、皮下血肿压迫重要器官等）拆除缝线的操作过程。

（一）伤口拆线适应证

(1)无菌手术切口，局部及全身无异常表现，已到拆线时间，切口愈合良好者。

(1)伤口术后有红、肿、热、痛等明显感染者,应提前拆线。

(二)伤口拆线禁忌证

遇有下列情况,应延迟拆线:①严重贫血、消瘦,轻度恶病质者;②严重失水或水、电解质紊乱尚未纠正者;③老年患者及婴幼儿;④咳嗽没有控制时,胸、腹部切口应延迟拆线。

(三)伤口拆线前的准备

1.器械准备

无菌换药包,小镊子 2 把,拆线剪刀及无菌敷料等。

2.评估患者

了解患者伤口缝合时间,根据不同的部位确定拆线时间。

(1)面颈部 4～5 天拆线;下腹部、会阴部 6～7 天;胸部、上腹部、背部、臀部 7～9 天;四肢 10～12 天,近关节处可延长一些;减张缝线 14 天方可拆线。

(2)眼袋手术、面部瘢痕切除手术在手术后 4～6 天拆线。

(3)乳房手术在手术后 7～10 天拆线。

(4)关节部位及复合组织游离移植手术在手术后 10～14 天拆线。

(5)重睑手术、除皱手术在手术后 7 天左右拆线。

对营养不良、切口张力较大等特殊情况可考虑适当延长拆线时间。青少年可缩短拆线时间,年老、糖尿病患者、有慢性疾病者可延迟拆线时间。

(四)伤口拆线的配合

(1)消除患者顾虑,做好心理指导。

(2)协助患者取合适体位,充分暴露拆线部位。

(3)术中询问患者感受,交代注意事项,随时观察患者反应,必要时及时处理。

(五)伤口拆线后注意事项

(1)拆线后短期内避免剧烈活动,以免伤口裂开。

(2)保持伤口干燥,短期内避免淋湿伤口。

(3)拆线 3 天后去除伤口敷料,如出现伤口愈合不良的情况要及时就医。

三、脓肿切开引流术

(一)脓肿切开引流术的适应证

(1)表浅脓肿形成,查有波动者,应切开引流。

(2)深部脓肿穿刺证实有脓液者。

(3)口底蜂窝织炎、手部感染及其他特殊部位的脓肿,应于脓液尚未聚集成明显脓肿前切开引流。

(二)脓肿切开引流术的禁忌证

(1)结核性寒性脓肿无合并感染。

(2)急性化脓性蜂窝织炎,未形成脓肿者。

(3)合并全身脓毒血症,处于休克期者。

(4)血液系统疾病或凝血机制严重不全者。

(5)唇、面部疖痈虽有脓栓形成,也不宜广泛切开引流。

(三)脓肿切开引流的术前准备

(1)洗净局部皮肤,必要时剃毛。

(2)术前治疗并发症,如糖尿病、结核病。

(3)合理应用抗生素,防止炎症扩散。

(4)对重危患者或合并败血症者,应积极提高全身抵抗力。

(四)脓肿切开引流术中的配合

(1)消除患者顾虑,做好心理指导。

(2)协助患者取合适体位,充分暴露手术部位。

(3)术中询问患者感受,交代注意事项,随时观察患者反应,如有不适及时处理。

(五)脓肿切开引流术后的注意事项

(1)嘱患者术后第 2 天起更换敷料,拔除引流条,检查引流情况,并重新放置引流条后包扎。

(2)保持患处干燥,定时清洁换药。

(3)给予饮食指导,食用富含维生素的食物,不要吃过于刺激的辛辣食物。

(4)注意休息,避免过劳。

四、拔甲术

(一)拔甲术的适应证

(1)顽固性甲癣、嵌甲,甲下感染等。

(2)甲周疣、甲下外生骨疣、甲下血管瘤的治疗。

(二)拔甲术的禁忌证

禁忌证包括:①瘢痕;②炎症性皮肤病,如慢性放射性皮炎、化脓性皮肤病、复发性单纯疱疹、炎症明显的痤疮、着色性干皮病等;③出血倾向;④精神病;⑤严重内脏疾病;⑥白癜风活动期。

(三)拔甲术的术前准备

(1)医护人员会与患者进行术前谈话,交代拔甲术的目的、方法及可能出现的并发症。

(2)做出、凝血时间及血常规检查。

(3)排除重要脏器疾病。

(4)局部清洁处理。

(四)拔甲术中的配合

(1)协助患者取平卧位,充分暴露手术部位。

(2)操作中患肢要保持适当位置,避免活动。

(3)当术中有心悸、憋气、疼痛难忍时,应及时告诉医护人员。

(五)拔甲术后的注意事项

(1)保持患处干燥,及时清洁换药。

(2)给予饮食指导,食用富含维生素的食物,促进指甲生长,不要吃过于刺激的辛辣食物。

(3)如果拔除足趾甲,需穿宽松鞋子,以免挤伤患趾再次出血。

五、关节腔穿刺术

关节腔穿刺术是指在无菌技术操作下,用注射器刺入关节腔内抽取积液,了解积液性质,为临床诊断提供依据,并可向关节内注射药物以治疗关节疾病。

(一)关节腔穿刺术的适应证

(1)感染性关节炎关节肿胀积液。

(2)关节创伤所致关节积液、积血。

(3)骨性关节炎、滑膜炎所致关节积液。

(4)关节腔内药物注射治疗或向关节腔内注射造影剂行关节造影检查。

(5)不明原因的关节积液行滑液检查。

(二)关节腔穿刺术的禁忌证

(1)穿刺部位局部皮肤有破溃、严重皮疹或感染。

(2)严重凝血机制障碍、出血性疾病,如血友病等。

(3)严重的糖尿病,血糖控制不好。

(4)非关节感染患者,但体温升高,伴有其他部位的感染病灶者。

(三)关节腔穿刺的术前准备

术前一天,用肥皂水清洗穿刺局部,术前医师会向患者及家属说明穿刺的目的和可能出现的情况,做好心理准备。

(四)关节腔穿刺术中的配合

患者放松心情,术中轻微的酸胀感是正常的,但如果有难以忍受的疼痛感,应立即告知医护人员。

(五)关节腔穿刺术后注意事项

(1)24 小时内,尽量保持注射部位干燥无菌,避免冲淋或洗澡。

(2)可在医护人员指导下活动关节,让药液均匀分布。

(3)24 小时内,不建议进行剧烈活动。

(4)2～3 天内建议多休息,清淡饮食。

(5)个别患者可能出现关节轻或中度疼痛和肿胀,一般都能耐受,不需特殊治疗,也可以对症处理,2～3 天后症状消失。

(6)避免长时间的跑、跳、蹲,减少和避免爬楼梯,选择能够增加关节灵活性、伸展度以及加强肌肉力度的运动项目,如游泳、散步等。

(7)注意关节腔保暖,勿使关节腔受凉。

(8)可使用手杖、助步器等工具提升独立生活能力,避免因关节疼痛而活动受限。

(李莎莎)

第八节　门诊注射室核对药物护理质量控制

一、护理质量标准

(1)护士核对患者门诊病历、医卡通,核对其姓名、年龄、性别,确定患者信息的一致性。

(2)对照病历,查对患者医嘱内容,检查医嘱是否正确,查对药物,按医嘱收取液体和药物。检查药物质量,查看有效期,打印瓶签,打印输液单。在软包装液体背面贴标签,按医嘱内容从医卡通内扣除当天费用。

(3)将当天所需液体和药物、输液单及抽取的注射序号放入专用药盒里,将药盒交给患者,交代患者在输液椅上等候,听见广播叫号后到相应窗口进行注射。

二、护理质量缺陷问题

(1)未认真核对患者病历、医卡通。

(2)未认真核对医嘱内容。

(3)未认真检查药液质量。

(4)未检查药液是否为本院药物。

三、护理质量改进措施

(1)核对护士检查病历和医卡通信息,询问患者姓名、年龄,患者自行回答,确定无误后核对药物。

(2)护士应认真查对医嘱内容,包括药物剂量、用法频次、有效时间及是否有医师签名。若发现医嘱有误、药物与医嘱不符,病历与医卡通医嘱不一致、存在配伍禁忌等情况,则先向患者解释,打电话与医师核实,医师修改医嘱正确后,方可执行。

(3)护士应按照要求认真查对药物质量,检查药液的生产日期、批号、有无过期、瓶体有无裂纹,液体内有无絮状物,软包装液体要检查有无漏液、漏气,外包装有无损坏等。

(4)护士对首次进行注射的患者,在核对药物的同时,提示患者出示取药发票,检查是否为本院药品,确认无误后方可进行核对,如为外购药品,则不予执行。

(王桂云)

第九节 门诊注射室静脉输液护理质量控制

一、护理质量标准

(一)核对

注射护士在各个注射窗口打开电子叫号器,按序号广播呼叫,收取患者药盒,查对医嘱。

(二)配药

(1)对照病历,首先核对医嘱是否正确,检查药液质量,按无菌操作原则进行配药。

(2)对于需做过敏试验的药物,护士需查看门诊病历上是否已盖皮试阴性章,是否有双人签名,手续完整后方可配药。

(3)配药后,再次查对药物。

(三)注射

(1)注射护士询问患者姓名,如果只输一瓶液体,将病历出示给患者检查,核对无误后,嘱其收好。如患者需要输注多瓶液体,应将其门诊病历及后续药物置于巡回治疗台上,随时配药、换药。

(2)询问患者其注射药物的名称、作用,如为初次注射,则需向其交代相关注意事项。

(3)询问患者有无药物、材料类过敏史。询问患者有无皮试类药物过敏史、皮试结果及上次注射结束的时间。

(4)再次查对患者姓名、药物及输液单,无误后检查输液管并排气。消毒瓶口,插输液管排气,选择血管,按照无菌操作原则进行静脉穿刺。

(5)再次查对液体与输液单,在输液单上签注执行者姓名和注射时间。

(6)调节输液滴速,交代患者相关注意事项,患者携带液体回到输液椅上进行输液。

(7)护士整理用物,进行手消毒,准备下一位患者的用物。

二、护理质量缺陷问题

(1)注射护士在收药时未检查药盒内药物、门诊病历、输液单及序号,未认真核对医嘱。

(2)护士配药时未检查药液质量,未严格执行无菌技术操作。

(3)配药后护士未再次核对药液。

(4)注射时护士未核对患者身份。

(5)抗生素类药物要求两次用药间隔时间不超过 24 小时,但患者门诊病历上并未注明上次注射时间,因此仅仅通过患者口述,无法判断患者本次注射是否在有效时间内用药,无法确保安全的注射。

(6)护士在穿刺后未再次核对液体与输液单。

(7)护士未进行手消毒,易造成交叉感染。

三、护理质量改进措施

(1)注射护士在收药时,首先需要核对患者手中的号码牌,确认号码与广播呼叫号码一致后,认真检查药盒内用物,包括门诊病历、药物、输液单及号码单是否准确完整,药物、医嘱与输液单内容是否一致,查对药瓶序号、姓名、药名、剂量、浓度时间、用法及有效期是否准确。

(2)配药时,首先检查药液质量:瓶塞是否松动,瓶体有无裂纹,对光检查液体是否有浑浊、变色、结晶、沉淀,有无絮状物及其他杂质,查看有效期,查对安瓿类药物标签是否清楚。药液无质量问题后打开液体瓶盖,消毒,检查注射器有无漏气,配药时认真执行无菌操作原则,规范消毒,避免跨越无菌面。

(3)配完药后再次检查空安瓿,对光检查液体瓶内有无浑浊、沉淀物及絮状物,药物是否完全溶解。无误后在瓶体标签处清晰注明配药护士姓名及时间。

(4)注射前,护士需认真核对患者身份:采用问答式,听到回答后护士口头重复一遍,确保姓名准确无误,禁止直呼其名进行查对;将病历出示给患者,患者确定无误后嘱其收好。

(5)护士为患者注射抗生素类药物时,需要向患者交代注意事项,如两次用药间隔时间不可超过 24 小时、注射完毕需要观察 30 分钟方可离开等,并且在病历上注明当天注射的时间,告知患者第二天需要在此时间前进行注射。

(6)穿刺后,需要再次认真核对液体与输液单是否一致,查对患者姓名、液体质量,对光检查液体瓶内有无浑浊、沉淀物及絮状物,检查输液管内有无气体。无误后在输液单上签注执行者姓名及执行时间,临时医嘱需在门诊病历上签注姓名及时间。

(7)操作完毕，护士整理用物，洗手或用快速手消毒剂进行手消毒之后，方可准备下一位患者的用物。

（薛　慧）

第十节　门诊注射室医院感染质量控制

一、护理质量标准

(1)坚持每天清洁消毒制度。将注射大厅进行对流通风 1 小时，大厅天花板内安装通风系统，地面进行擦拭消毒，输液椅每天擦拭消毒，治疗室每天紫外线消毒 1 小时。

(2)各项技术操作严格执行无菌原则，消毒液、无菌物品及各种药液应均在有效期内。

(3)注射护士每次给患者注射后，注意做好手消毒，严格执行人一针一管一带的规定。治疗车内物品摆放有序，上层为清洁区，下层为污染区，注射窗口及治疗车均配备快速手消毒剂。注射盘及药筐每天浸泡消毒一次。每班工作结束后，责任护士做好工作区域终末消毒。

(4)注射室的医疗垃圾分为感染性与损伤性两类，按照标准进行分类放置，每天称重、登记，与回收人员交接。

(5)认真执行七步洗手法，配备专用洗手液及干净抽纸。每个操作区域均配备快速手消毒液，做到一操作一消毒。

二、护理质量缺陷问题

(1)注射大厅未定时通风，未进行消毒。

(2)护士操作中未严格执行无菌操作原则。

(3)护士未做好个人手消毒。

(4)医疗废物未做到分类放置。

(5)医疗垃圾无专人管理，对于称重、登记及回收无法做到责任明确、准确无误。

三、护理质量改进措施

(1)安排保洁人员每天早 8 时之前与晚 5 时之后，将注射大厅进行对流通风 1 小时；大厅天花板内安装通风系统；每天晚 5 时后，配置含氯消毒液对大厅地面进行擦拭消毒，并擦拭消毒输液椅；治疗室每天晚 5 时后有专人进行紫外线消毒 1 小时。

(2)各项技术操作认真执行无菌原则。消毒液开启后注明开启时间，连续使用不超过 3 天；无菌棉签开封启用不超过 24 小时；抽出的药液、开启的静脉输入用药物须注明启用时间，超过 2 小时不得使用；启封抽吸的各种液体超过 24 小时不得使用。

(3)严格落实工作人员手消毒制度，配备专业洗手液。各注射窗口均配备快速手消毒液，护士操作结束后认真洗手或进行手消毒，之后方可进行下一步工作。

(4)注射室的医疗垃圾分为感染性与损伤性两类，按照标准进行分别放置；设置专门的医疗垃圾保存柜，每个注射窗口及配药操作台均设置医疗垃圾分类箱，操作中各种医疗垃圾随时进行明确分类:针头类锐器及碎安瓿放置于专门的锐器盒内,严防针刺伤;用过的输液管、输液袋、棉签等均放于感染性医疗垃圾袋内。

(5)每班人员做好各自工作区域医疗垃圾的分类及处理,每天医疗垃圾由专人进行总负责,在下午5时前将当天产生的所有医疗废物进行统一称重、登记,与回收人员进行明确交接,严防医疗垃圾外泄。

(罗吉芬)

第三章

呼吸内科疾病护理

第一节 肺 炎

一、概述

（一）疾病概述

肺炎是指终末气道、肺泡和肺间质的炎症，可由病原微生物、理化因素、免疫损伤、过敏及药物所致。细菌性肺炎是最常见的肺炎，也是最常见的感染性疾病之一。在抗菌药物应用以前，细菌性肺炎对儿童及老年人的健康威胁极大，抗菌药物的出现及发展曾一度使肺炎病死率明显下降。但近年来，尽管应用强力的抗菌药物和有效的疫苗，肺炎总的病死率却不再降低，甚至有所上升。

（二）肺炎分类

肺炎可按解剖、病因或患病环境加以分类。

1.解剖分类

(1)大叶性(肺泡性)：肺炎病原体先在肺泡引起炎症，经肺泡间孔(Cohn 孔)向其他肺泡扩散，致使部分肺段或整个肺段、肺叶发生炎症改变。典型者表现为肺实质炎症，通常并不累及支气管。致病菌多为肺炎链球菌。X 线胸片显示肺叶或肺段的实变阴影。

(2)小叶性(支气管性)：肺炎病原体经支气管入侵，引起细支气管、终末细支气管及肺泡的炎症，常继发于其他疾病，如支气管炎、支气管扩张、上呼吸道病毒感染以及长期卧床的危重患者。其病原体有肺炎链球菌、葡萄球菌、病毒、肺炎支原体以及军团菌等。支气管腔内有分泌物，故常可闻及湿啰音，无实变的体征。X 线显示为沿肺纹理分布的不规则斑片状阴影，边缘密度浅而模糊，无实变征象，肺下叶常受累。

(3)间质性肺炎：以肺间质为主的炎症，可由细菌、支原体、衣原体、病毒或肺孢子菌等引起。累及支气管壁以及支气管周围，有肺泡壁增生及间质水肿，因病变仅在肺间质，故呼吸道症状较轻，异常体征较少。X 线通常表现为一侧或双侧肺下部的不规则条索状阴影，从肺门向外伸展，可呈网状，其间可有小片肺不张阴影。

2.病因分类

(1)细菌性肺炎：如肺炎链球菌、金黄色葡萄球菌、甲型溶血性链球菌、肺炎克雷伯杆菌、流感嗜血杆菌、铜绿假单胞菌肺炎等。

(2)非典型病原体所致肺炎:如军团菌、支原体和衣原体等。

(3)病毒性肺炎:如冠状病毒、腺病毒、呼吸道合胞病毒、流感病毒、麻疹病毒、巨细胞病毒、单纯疱疹病毒等。

(4)肺真菌病:如白念珠菌、曲霉菌、隐球菌、肺孢子菌等。

(5)其他病原体所致肺炎:如立克次体(如Q热立克次体)、弓形虫(如鼠弓形虫)、寄生虫(如肺包虫、肺吸虫、肺血吸虫)等。

(6)理化因素所致的肺炎:如放射性损伤引起的放射性肺炎,胃酸吸入引起的化学性肺炎,或对吸入或内源性脂类物质产生炎症反应的类脂性肺炎等。

3.患病环境分类

由于细菌学检查阳性率低,培养结果滞后,病因分类在临床上应用较为困难,目前多按肺炎的获得环境分成两类,有利于指导经验治疗。

(1)社区获得性肺炎(community-acquired pneumonia,CAP)是指在医院外罹患的感染性肺实质炎症,包括具有明确潜伏期的病原体感染而在入院后平均潜伏期内发病的肺炎。其临床诊断依据是:①新近出现的咳嗽、咳痰或原有呼吸道疾病症状加重,并出现脓性痰,伴或不伴胸痛。②发热。③肺实变体征和(或)闻及湿啰音。④白细胞$>10\times10^9$/L或$<4\times10^9$/L,伴或不伴中性粒细胞核左移。⑤胸部X线检查显示片状、斑片状浸润性阴影或间质性改变,伴或不伴胸腔积液。以上(1)～(4)项中任何1项加第(5)项,除外非感染性疾病可做出诊断。CAP常见病原体为肺炎链球菌、支原体、衣原体、流感嗜血杆菌和呼吸道病毒(甲、乙型流感病毒,腺病毒、呼吸合胞病毒和副流感病毒)等。

(2)医院获得性肺炎(hospital-acquired pneumonia,HAP)亦称医院内肺炎,是指患者入院时不存在,也不处于潜伏期,而于入院48小时后在医院(包括老年护理院、康复院等)内发生的肺炎。HAP还包括呼吸机相关性肺炎(ventilator associated pneumonia,VAP)和卫生保健相关性肺炎。其临床诊断依据是X线检查出现新的或进展的肺部浸润影加上下列三个临床征候中的两个或以上即可诊断为肺炎:①发热超过38 ℃。②血白细胞计数增多或减少。③脓性气道分泌物。但HAP的临床表现、实验室和影像学检查特异性低,应注意与肺不张、心力衰竭和肺水肿、基础疾病肺侵犯、药物性肺损伤、肺栓塞和急性呼吸窘迫综合征等相鉴别。无感染高危因素患者的常见病原体依次为肺炎链球菌、流感嗜血杆菌、金黄色葡萄球菌、大肠埃希菌、肺炎克雷伯杆菌、不动杆菌属等;有感染高危因素患者为铜绿假单胞菌、肠杆菌属、肺炎克雷伯杆菌等,金黄色葡萄球菌的感染有明显增加的趋势。

(三)肺炎发病机制

正常的呼吸道免疫防御机制(支气管内黏液-纤毛运载系统、肺泡巨噬细胞等细胞防御的完整性等)使气管隆凸以下的呼吸道保持无菌。是否发生肺炎取决于两个因素:病原体和宿主因素。如果病原体数量多,毒力强和(或)宿主呼吸道局部和全身免疫防御系统损害,即可发生肺炎。病原体可通过下列途径引起肺炎:①空气吸入;②血行播散;③邻近感染部位蔓延;④上呼吸道定植菌的误吸。肺炎还可通过误吸胃肠道的定植菌(胃食管反流)和通过人工气道吸入环境中的致病菌引起。病原体直接抵达下呼吸道后滋生繁殖,引起肺泡毛细血管充血、水肿,肺泡内纤维蛋白渗出及细胞浸润。除了金黄色葡萄球菌、铜绿假单胞菌和肺炎克雷伯杆菌等可引起肺组织的坏死性病变易形成空洞外,肺炎治愈后多不遗留瘢痕,肺的结构与功能均可恢复。

二、几种常见病原体所致肺炎

不同病原体所致肺炎在临床表现、辅助检查及治疗要点等方面均有差异。

(一)肺炎链球菌肺炎

肺炎链球菌肺炎是由肺炎链球菌或称肺炎球菌所引起的肺炎，约占社区获得性肺炎的半数。

1.临床表现

(1)症状：发病前常有受凉、淋雨、疲劳、醉酒、病毒感染史，多有上呼吸道感染的前驱症状。起病多急骤，高热、寒战，全身肌肉酸痛，体温通常在数小时内升至39～40 ℃，高峰在下午或傍晚，或呈稽留热，脉率随之增速。可有患侧胸部疼痛，放射到肩部或腹部，咳嗽或深呼吸时加剧。痰少，可带血或呈铁锈色，胃纳锐减，偶有恶心、呕吐、腹痛或腹泻，易被误诊为急腹症。

(2)体征：患者呈急性热病容，面颊绯红，鼻翼翕动，皮肤灼热、干燥，口角及鼻周有单纯疱疹；病变广泛时可出现发绀。有败血症者，可出现皮肤、黏膜出血点，巩膜黄染。早期肺部体征无明显异常，仅有胸廓呼吸运动幅度减小，叩诊稍浊，听诊可有呼吸音减低及胸膜摩擦音。肺实变时叩诊浊音、触觉语颤增强并可闻及支气管呼吸音。消散期可闻及湿啰音。心率增快，有时心律不齐。重症患者有肠胀气，上腹部压痛多与炎症累及隔胸膜有关。重症感染时可伴休克、急性呼吸窘迫综合征及神经精神症状，表现为神志模糊、烦躁、呼吸困难、嗜睡、谵妄、昏迷等。累及脑膜时有颈抵抗及出现病理性反射。

该病自然病程大致1～2周。发病5～10天，体温可自行骤降或逐渐消退；使用有效的抗菌药物后可使体温在1～3天内恢复正常。患者的其他症状与体征亦随之逐渐消失。

(3)并发症：肺炎链球菌肺炎的并发症近年来已很少见。严重败血症或毒血症患者易发生感染性休克，尤其是老年人。表现为血压降低、四肢厥冷、多汗、发热、心动过速、心律失常等，而高热、胸痛、咳嗽等症状并不突出。其他并发症有胸膜炎、脓胸、心包炎、脑膜炎和关节炎等。

2.辅助检查

(1)血液检查：血白细胞计数$(10～20)\times 10^9/L$，中性粒细胞多在80%以上，并有核左移，细胞内可见中毒颗粒。年老体弱、酗酒、免疫功能低下者的白细胞计数可不增高，但中性粒细胞的百分比仍增高。

(2)细菌学检查：痰直接涂片做革兰染色及荚膜染色镜检，如发现典型的革兰染色阳性、带荚膜的双球菌或链球菌，即可初步作出病原诊断。痰培养24～48小时可以确定病原体。聚合酶链反应(PCR)检测及荧光标记抗体检测可提高病原学诊断率。痰标本送检应注意器皿洁净无菌，在抗菌药物应用之前漱口后采集，取深部咳出的脓性或铁锈色痰。10%～20%患者合并菌血症，故重症肺炎应做血培养。

(3)X线检查：早期仅见肺纹理增粗，或受累的肺段、肺叶稍模糊。随着病情进展，肺泡内充满炎性渗出物，表现为大片炎症浸润阴影或实变影，在实变阴影中可见支气管充气征，肋膈角可有少量胸腔积液。在消散期，X线显示炎性浸润逐渐吸收，可有片状区域吸收较快，呈现“假空洞”征，多数病例在起病3～4周后才完全消散。老年患者肺炎病灶消散较慢，容易出现吸收不完全而成为机化性肺炎。

3.治疗要点

(1)抗菌药物治疗：一经诊断即应给予抗菌药物治疗，不必等待细菌培养结果。首选青霉素G，用药途径及剂量视病情轻重及有无并发症而定：对于成年轻症患者，可用240万U/d，分

3次肌内注射，或用普鲁卡因青霉素每12小时肌内注射60万U。病情稍重者，宜用青霉素G 240万～480万U/d，分次静脉滴注，每6～8小时1次；重症及并发脑膜炎者，可增至1 000万～3 000万U/d，分4次静脉滴注。对青霉素过敏者，或耐青霉素或多重耐药菌株感染者，可用呼吸氟喹诺酮类、头孢噻肟或头孢曲松等药物，多重耐药菌株感染者可用万古霉素、替考拉宁等。

(2)支持疗法：患者应卧床休息，注意补充足够蛋白质、热量及维生素。密切监测病情变化，注意防止休克。剧烈胸痛者，可酌用少量镇痛药，如可待因15 mg。不用阿司匹林或其他解热药，以免过度出汗、脱水及干扰真实热型，导致临床判断错误。鼓励饮水每天1～2 L，轻症患者不需常规静脉输液，确有失水者可输液，保持尿比重在1.020以下，血清钠保持在145 mmol/L以下。中等或重症患者[PaO_2<8.0 kPa(60 mmHg)或有发绀]应给氧。若有明显麻痹性肠梗阻或胃扩张，应暂时禁食、禁饮和胃肠减压，直至肠蠕动恢复。烦躁不安、谵妄、失眠者酌用地西泮5 mg或水合氯醛1.0～1.5 g，禁用抑制呼吸的镇静药。

(3)并发症的处理：经抗菌药物治疗后，高热常在24小时内消退，或数天内逐渐下降。若体温降而复升或3天后仍不降者，应考虑肺炎链球菌的肺外感染，如脓胸、心包炎或关节炎等。持续发热的其他原因尚有耐青霉素的肺炎链球菌或混合细菌感染、药物热或并存其他疾病。肿瘤或异物阻塞支气管时，经治疗后肺炎虽可消散，但阻塞因素未除，肺炎可再次出现。10%～20%肺炎链球菌肺炎伴发胸腔积液者，应酌情取胸液检查及培养以确定其性质。若治疗不当，约5%并发脓胸，应积极排脓引流。

(二)葡萄球菌肺炎

葡萄球菌肺炎是由葡萄球菌引起的急性肺化脓性炎症。常发生于有基础疾病如糖尿病、血液病、艾滋病、肝病、营养不良、酒精中毒、静脉吸毒或原有支气管肺疾病者。儿童患流感或麻疹时也易罹患。多急骤起病，高热、寒战，胸痛，痰脓性，可早期出现循环衰竭。X线表现为坏死性肺炎，如肺脓肿、肺气囊肿和脓胸。若治疗不及时或不当，病死率甚高。

1.临床表现

(1)症状：该病起病多急骤，寒战、高热，体温多高达39～40 ℃，胸痛，痰脓性，量多，带血丝或呈脓血状。毒血症状明显，全身肌肉、关节酸痛，体质衰弱，精神萎靡，病情严重者可早期出现周围循环衰竭。院内感染者通常起病较隐袭，体温逐渐上升。老年人症状可不典型。血源性葡萄球菌肺炎常有皮肤伤口、疖痈和中心静脉导管置入等，或静脉吸毒史，咳脓性痰较少见。

(2)体征：早期可无体征，常与严重的中毒症状和呼吸道症状不平行，其后可出现两肺散在性湿啰音。病变较大或融合时可有肺实变体征，气胸或脓气胸则有相应体征。血源性葡萄球菌肺炎应注意肺外病灶，静脉吸毒者多有皮肤针口和三尖瓣赘生物，可闻及心脏杂音。

2.辅助检查

(1)血液检查：外周血白细胞计数明显升高，中性粒细胞比例增加，核左移。

(2)X线检查：胸部X线显示肺段或肺叶实变，可形成空洞，或呈小叶状浸润，其中有单个或多发的液气囊腔。另一特征是X线阴影的易变性，表现为一处炎性浸润消失而在另一处出现新的病灶，或很小的单一病灶发展为大片阴影。治疗有效时，病变消散，阴影密度逐渐减低，2～4周后病变完全消失，偶可遗留少许条索状阴影或肺纹理增多等。

3.治疗要点

强调应早期清除引流原发病灶，选用敏感的抗菌药物。近年来，金黄色葡萄球菌对青霉素G

的耐药率已高达 90%左右，因此可选用耐青霉素酶的半合成青霉素或头孢菌素，如苯唑西林钠、氯唑西林、头孢呋辛钠等，联合氨基糖苷类如阿米卡星等，亦有较好疗效。阿莫西林、氨苄西林与酶抑制剂组成的复方制剂对产酶金黄色葡萄球菌有效，亦可选用。对于耐甲氧西林金黄色葡萄球菌，则应选用万古霉素、替考拉宁等，近年国外还应用链阳霉素和噁唑烷酮类药物（如利奈唑胺）。万古霉素 1～2 g/d 静脉点滴，或替考拉宁首日 0.8 g 静脉点滴，以后 0.4 g/d，偶有药物热、皮疹、静脉炎等不良反应。临床选择抗菌药物时可参考细菌培养的药物敏感试验。

（三）肺炎支原体肺炎

肺炎支原体肺炎是由肺炎支原体引起的呼吸道和肺部的急性炎症改变，常同时有咽炎、支气管炎和肺炎。支原体肺炎约占非细菌性肺炎的 1/3 以上，或各种原因引起的肺炎的 10%。秋冬季节发病较多，但季节性差异并不显著。

1.临床表现

潜伏期 2～3 周，通常起病较缓慢。症状主要为乏力、咽痛、头痛、咳嗽、发热、食欲缺乏、腹泻、肌痛、耳痛等。咳嗽多为阵发性刺激性呛咳，咳少量黏液。发热可持续 2～3 周，体温恢复正常后可能仍有咳嗽。偶伴有胸骨后疼痛。肺外表现更为常见，如皮炎（斑丘疹和多形红斑）等。体格检查可见咽部充血，儿童偶可并发鼓膜炎或中耳炎，颈淋巴结肿大。胸部体格检查与肺部病变程度常不相称，可无明显体征。

2.辅助检查

（1）X 线检查：X 线显示肺部多种形态的浸润影，呈节段性分布，以肺下野多见，有的从肺门附近向外伸展。病变常经 3～4 周后自行消散。部分患者出现少量胸腔积液。

（2）血常规检查：血白细胞总数正常或略增高，以中性粒细胞为主。

（3）病原体检查：起病 2 周后，约 2/3 的患者冷凝集试验阳性，滴度＞1∶32，如果滴度逐步升高，更有诊断价值。约半数患者对链球菌 MG 凝集试验阳性。凝集试验为诊断肺炎支原体感染的传统实验方法，但其敏感性与特异性均不理想。血清支原体 IgM 抗体的测定（酶联免疫吸附试验最敏感，免疫荧光法特异性强，间接血凝法较实用）可进一步确诊。直接检测标本中肺炎支原体抗原，可用于临床早期快速诊断。单克隆抗体免疫印迹法、核酸杂交技术及 PCR 技术等具有高效、特异而敏感等优点，易于推广，对诊断肺炎支原体感染有重要价值。

3.治疗要点

早期使用适当抗菌药物可减轻症状及缩短病程。该病有自限性，多数病例不经治疗可自愈。大环内酯类抗菌药物为首选，如红霉素、罗红霉素和阿奇霉素。氟喹诺酮类如左氧氟沙星、加替沙星和莫西沙星等，四环素类也用于肺炎支原体肺炎的治疗。疗程一般 2～3 周。因肺炎支原体无细胞壁，青霉素或头孢菌素类等抗菌药物无效。对剧烈呛咳者，应适当给予镇咳药。若继发细菌感染，可根据痰病原学检查，选用针对性的抗菌药物治疗。

（四）肺炎衣原体肺炎

肺炎衣原体肺炎是由肺炎衣原体引起的急性肺部炎症，常累及上下呼吸道，可引起咽炎、喉炎、扁桃体炎，鼻窦炎、支气管炎和肺炎。常在聚居场所的人群中流行，如军队、学校、家庭，通常感染所有的家庭成员，但 3 岁以下的儿童患病较少。

1.临床表现

起病多隐袭，早期表现为上呼吸道感染症状。临床上与支原体肺炎颇为相似。通常症状较轻，发热、寒战、肌痛、干咳，非胸膜炎性胸痛，头痛、不适和乏力。少有咯血。发生咽喉炎者表现为咽喉痛、声音嘶哑，有些患者可表现为双阶段病程：开始表现为咽炎，经对症处理好转，1～3周后又发生肺炎或支气管炎，咳嗽加重。少数患者可无症状。肺炎衣原体感染时也可伴有肺外表现，如中耳炎，关节炎，甲状腺炎，脑炎，吉兰-巴雷综合征等。体格检查肺部偶闻湿啰音，随肺炎病变加重湿啰音可变得明显。

2.辅助检查

(1)血常规检查：血白细胞计数正常或稍高，红细胞沉降率(血沉)加快。

(2)病原体检查；可从痰、咽拭子、咽喉分泌物、支气管肺泡灌洗液中直接分离肺炎衣原体。也可用PCR方法对呼吸道标本进行DNA扩增。原发感染者，早期可检测血清IgM，急性期血清标本如IgM抗体滴度多1∶16或急性期和恢复期的双份血清IgM或IgG抗体有4倍以上的升高。再感染者IgG滴度1∶512或增高4倍，或恢复期IgM有较大的升高。咽拭子分离出肺炎衣原体是诊断的金标准。

(3)X线检查：X线胸片表现以单侧、下叶肺泡渗出为主。可有少到中量的胸腔积液，多在疾病的早期出现。肺炎衣原体肺炎常可发展成双侧，表现为肺间质和肺泡渗出混合存在，病变可持续几周。原发感染的患者胸片表现多为肺泡渗出，再感染者则为肺泡渗出和间质病变混合型。

3.治疗要点

肺炎衣原体肺炎首选红霉素，亦可选用多西环素或克拉霉素，疗程均为14～21天。阿奇霉素0.5 g/d，连用5天。氟喹诺酮类也可选用。对发热、干咳、头痛等可对症治疗。

(五)病毒性肺炎

病毒性肺炎是由上呼吸道病毒感染，向下蔓延所致的肺部炎症。可发生在免疫功能正常或抑制的儿童和成人。该病大多发生于冬春季节，暴发或散发流行。密切接触的人群或有心肺疾病者容易罹患。社区获得性肺炎住院患者约8%为病毒性肺炎。婴幼儿、老人、原有慢性心肺疾病者或妊娠妇女，病情较重，甚至导致死亡。

1.临床表现

好发于病毒疾病流行季节，临床症状通常较轻，与支原体肺炎的症状相似，但起病较急，发热、头痛、全身酸痛、倦怠等较突出，常在急性流感症状尚未消退时，即出现咳嗽、少痰或白色黏液痰、咽痛等呼吸道症状。小儿或老年人易发生重症病毒性肺炎，表现为呼吸困难、发绀、嗜睡、精神萎靡，甚至发生休克、心力衰竭和呼吸衰竭等并发症，也可发生急性呼吸窘迫综合征。该病常无显著的胸部体征，病情严重者有呼吸浅速、心率增快、发给、肺部干、湿啰音。

2.辅助检查

(1)血常规检查：白细胞计数正常、稍高或偏低，血沉通常在正常范围。

(2)病原体检查：痰涂片所见的白细胞以单核细胞居多，痰培养常无致病细菌生长。

(3)X线检查：胸部X线检查可见肺纹理增多，小片状浸润或广泛浸润，病情严重者显示双肺弥漫性结节性浸润，但大叶实变及胸腔积液者均不多见。病毒性肺炎的致病源不同，其X线征象亦有不同的特征。

3.治疗要点

以对症为主，卧床休息，居室保持空气流通，注意隔离消毒，预防交叉感染。给予足量维生素及蛋白质，多饮水及少量多次进软食，酌情静脉输液及吸氧。保持呼吸道通畅，及时消除上呼吸道分泌物等。

原则上不宜应用抗菌药物预防继发性细菌感染，一旦明确已合并细菌感染，应及时选用敏感的抗菌药物。

目前已证实较有效的病毒抑制药物有：①利巴韦林具有广谱抗病毒活性，包括呼吸道合胞病毒、腺病毒、副流感病毒和流感病毒。0.8～1.0 g/d，分 3 或 4 次服用；静脉滴注或肌内注射每天 10～15 mg/kg，分 2 次。亦可用雾化吸入，每次 10～30 mg，加蒸馏水 30 mL，每天 2 次，连续5～7 天。②阿昔洛韦具有广谱、强效和起效快的特点。临床用于疱疹病毒、水痘病毒感染。尤其对免疫缺陷或应用免疫抑制剂者应尽早应用。每次 5 mg/kg，静脉滴注，一天 3 次，连续给药 7 天。③更昔洛韦可抑制 DNA 合成。主要用于巨细胞病毒感染，7.5～15 mg/(kg·d)，连用 10～15 天。④奥司他韦为神经氨酸酶抑制剂，对甲、乙型流感病毒均有很好作用，耐药发生率低，75 mg，每天 2 次，连用 5 天。⑤阿糖腺苷具有广泛的抗病毒作用。多用于治疗免疫缺陷患者的疱疹病毒与水痘病毒感染，5～15 mg/(kg·d)，静脉滴注，每 10～14 天为 1 个疗程。⑥金刚烷胺有阻止某些病毒进入人体细胞及退热作用。临床用于流感病毒等感染。成人量每次100 mg，晨晚各 1 次，连用 3～5 天。

(六)肺真菌病

肺真菌病是最常见的深部真菌病。近年来由于广谱抗菌药物、糖皮质激素、细胞毒性药物及免疫抑制剂的广泛使用，器官移植的开展，以及免疫缺陷病如艾滋病增多，肺真菌病有增多的趋势。真菌多在土壤中生长，孢子飞扬于空气中，被吸入到肺部引起肺真菌病(外源性)。有些真菌为寄生菌，当机体免疫力下降时可引起感染。体内其他部位真菌感染亦可循淋巴或血液到肺部，为继发性肺真菌病。

1.临床表现

临床上表现为持续发热、咳嗽、咳痰(黏液痰或乳白色、棕黄色痰，也可有血痰)、胸痛、消瘦、乏力等症状。肺部体征无特异性改变。

2.辅助检查

肺真菌病的病理改变可有过敏、化脓性炎症反应或形成慢性肉芽肿。X 线表现无特征性可为支气管肺炎、大叶性肺炎、单发或多发结节，乃至肿块状阴影和空洞。病理学诊断仍是肺真菌病的金标准。

3.治疗要点

轻症患者经去除诱因后病情常能逐渐好转，念珠菌感染常使用氟康唑、氟胞嘧啶治疗，肺曲霉素病首选两性霉素 B。肺真菌病重在预防，合理使用抗生素、糖皮质激素，改善营养状况加强口鼻腔的清洁护理，是减少肺真菌病的主要措施。

三、护理评估

(一)病因评估

主要评估患者发病史与健康史，询问与该病发生相关的因素，如有无受凉、淋雨、劳累等诱因；有无上呼吸道感染史；有无性阻塞性肺疾病、糖尿病等慢性基础疾病；是否吸烟及吸烟量；是否长期使用激素、免疫抑制剂等。

(二)一般评估

1.生命体征

有无心率加快、脉搏细速、血压下降、脉压变小、体温不升、高热、呼吸困难等。

2.患者主诉

有无畏寒、发热、咳嗽、咳痰、胸痛、呼吸困难等症状。

3.精神和意识状态

有无精神萎靡、表情淡漠、烦躁不安、神志模糊等。

4.皮肤黏膜

有无发绀、肢端湿冷。

5.尿量

疑有休克者，测每小时尿量。

6.相关记录

体温、呼吸、血压、心率、意识、尿量(必要时记录出入量)痰液颜色、性状和量等情况。

(三)身体评估

1.视诊

观察患者有无急性面容和鼻翼翕动等表现；有无面颊绯红、口唇发绀、有无唇周疱疹、有无皮肤黏膜出血判断患者意识是否清楚，有无烦躁、嗜睡、惊厥和表情淡漠等意识障碍；患者呼吸时双侧呼吸运动是否对称，有无一侧胸式呼吸运动的增强或减弱；有无三凹征，有无呼吸频率加快或节律异常。

2.触诊

有无头颈部浅表淋巴结肿大与压痛，气管是否居中，双肺触觉语颤是否对称；有无胸膜摩擦感。

3.听诊

有无闻及肺泡呼吸音减弱或消失、异常支气管呼吸音；胸膜摩擦音和干、湿啰音等。

(四)心理-社会评估

患者在疾病治疗过程中的心理反应与需求，家庭及社会支持情况，引导患者正确配合疾病的治疗与护理。

(五)辅助检查结果评估

1.血常规检查

有无白细胞计数和中性粒细胞增高及核左移、淋巴细胞升高。

2.胸部X线检查

有无肺纹理增粗、炎性浸润影等。

3.痰培养

有无致病菌生长，药敏试验结果如何。

4.血气分析

是否有 PaO_2 减低和(或) $PaCO_2$ 升高。

(六)治疗常用药效果的评估

(1)应用抗生素的评估要点：①记录每次给药的时间与次数，评估有无按时，按量给药，是否足疗程。②评估用药后患者症状有否缓解。③评估用药后患者是否出现皮疹、呼吸困难等变态反应。④评估用药后患者有无胃肠道不适，使用氨基糖苷类抗生素注意有无肾、耳等不良反应。老年人或肾功能减退者应特别注意有无耳鸣、头晕、唇舌发麻不良反应。⑤使用抗真菌药后，评估患者有无肝功能受损。

(2)使用血管活性药时，需密切监测与评估患者血压、心率情况及外周循环改善情况。评估药液有无外渗等。

四、主要护理诊断(问题)

(一)体温过高

与肺部感染有关。

(二)清理呼吸道无效

与气道分泌物多、痰液黏稠、胸痛、咳嗽无力等有关。

(三)潜在并发症

感染性休克。

五、护理措施

(一)体温过高

1.休息和环境

患者应卧床休息。环境应保持安静、阳光充足、空气清新，室温为18～20 ℃，湿度55%～60%。

2.饮食

提供足够热量、蛋白质和维生素的流质或半流质，以补充高热引起的营养物质消耗。鼓励患者足量饮水(2～3 L/d)。

3.口腔护理

做好口腔护理，鼓励患者经常漱口；口唇疱疹者局部涂液体石蜡或抗病毒软膏。

4.病情观察

监测患者神志、体温、呼吸、脉搏、血压和尿量，做好记录，观察热型。重症肺炎不一定有高热，应重点观察儿童、老年人、久病体弱者的病情变化。

5.高热护理

寒战时注意保暖，及时添加被褥，给予热水袋时防止烫伤。高热时采用温水擦浴、冰袋、冰帽等物理降温措施，以逐渐降温为宜，防止虚脱。患者大汗时，及时协助擦汗和更换衣物，避免受凉。必要时遵医嘱使用退烧药。必要时遵医嘱静脉补液，补充因发热丢失的水分和盐，加快毒素排泄的热量散发。心脏病或老年人应注意补液速度，避免过快导致急性肺水肿。

6.用药护理

遵医嘱及时使用抗生素，观察疗效和不良反应。如头孢唑啉钠(先锋 V)可有发热、皮疹、胃肠道不适，偶见白细胞减少和丙氨酸氨基转移酶增高。喹诺酮类药(氧氟沙星、环丙沙星)偶见皮疹、恶心等。注意氨基糖苷类抗生素有肾、耳毒性的不良反应，老年人或肾功能减退者应慎用或适当减量。

(二)清理呼吸道无效

1.痰液观察

观察痰液颜色、性质、气味和量，如肺炎球菌肺炎呈铁锈色痰，克雷伯杆菌肺炎典型痰液为砖红色胶冻状，厌氧菌感染者痰液多有恶臭味等。最好在用抗生素前留取痰标本，痰液采集后应在10分钟内接种培养。

2.鼓励患者有效咳嗽，清除呼吸道分泌物

痰液黏稠不易咳出、年老体弱者，可给予翻身、拍背、雾化吸入、机械吸痰等协助排痰。

(三)潜在并发症(感染性休克)

1.密切观察病情

一旦出现休克先兆，应及时通知医师，准备药品，配合抢救。

2.体位

将患者安置在监护室，仰卧中凹位，抬高头胸部 20°、抬高下肢约 30°，有利于呼吸和静脉血回流，尽量减少搬动。

3.吸氧

迅速给予高流量吸氧。

4.尽快建立两条静脉通道

遵医嘱补液，以维持有效血容量，输液速度个体化，以中心静脉压作为调整补液速度的指标，中心静脉压＜0.5 kPa(5 cmH_2O)可适当加快输液速度，中心静脉压≥1.0 kPa(10 cmH_2O)时，输液速度则不宜过快，以免诱发急性左心衰竭。

5.纠正水、电解质和酸碱失衡

监测和纠正钾、钠、氯和酸碱失衡。纠正酸中毒常用 5%的碳酸氢钠静脉滴注，但输液不宜过多过快。

6.血管活性药物

在输入多巴胺、间羟胺(阿拉明)等血管活性药物时，应根据血压随时调整滴速，维持收缩压在 12.0～13.3 kPa(90～100 mmHg)，保证重要器官的血液供应，改善微循环。注意防止液体溢出血管外引起局部组织坏死。

7.糖皮质激素应用

激素有抗炎抗休克，增强人体对有害刺激的耐受力的作用，有利于缓解症状，改善病情，及回升血压，可在有效抗生素使用的情况下短期应用，如氢化可的松 100～200 mg 或地塞米松 5～10 mg静脉滴注，重症休克可加大剂量。

8.控制感染

联合使用广谱抗生素时，注意观察药物疗效和不良反应。

9.健康指导

(1)疾病预防指导：避免上呼吸道感染、受凉、淋雨、吸烟、酗酒，防止过疲劳。尤其是免疫功能低下者(糖尿病、血液病、艾滋病、肝病、营养不良等)和慢支、支气管扩张者。易感染人群如年老体弱者，慢性病患者可接种流感染疫苗、肺炎疫苗等，以预防发病。

(2)疾病知识指导：对患者与家属进行有关肺炎知识的教育，使其了解肺炎的病因和诱因。指导患者遵医嘱按疗程用药，出院后定期随访。慢性病、长期卧床、年老体弱者，应注意经常改变体位、翻身、拍背，咳出气道痰液。

(3)就诊指标：出现高热、心率增快、咳嗽、咳痰、胸痛等症状及时就诊。

(张留梅)

第二节　慢性阻塞性肺疾病

一、概述

(一)疾病概念

慢性阻塞性肺疾病(chronic obstructive pulmonary disease,COPD)是一组气流受限为特征的肺部疾病,气流受限不完全可逆,呈进行性发展,但是可以预防和治疗的疾病。COPD主要累及肺部,但也可以引起肺外各器官的损害。

COPD是呼吸系统疾病中的常见病和多发病,患病率和病死率均居高不下。近年来对我国7个地区20 245名成年人进行调查,COPD的患病率占40岁以上人群的8.2%。因肺功能进行性减退,严重影响患者的劳动力和生活质量。

(二)相关病理生理

慢性支气管炎并发肺气肿时,视其严重程度可引起一系列病理生理改变。早期病变局限于细小气道,仅闭合容积增大,反映肺组织弹性阻力及小气道阻力的动态肺顺应性降低。病变累及大气道时,肺通气功能障碍,最大通气量降低。随着病情的发展,肺组织弹性日益减退,肺泡持续扩大,回缩障碍,则残气量及残气量占肺总量的百分比增加。肺气肿加重导致大量肺泡周围的毛细血管受膨胀肺泡的挤压而退化,致使肺毛细血管大量减少,肺泡间的血流量减少,此时肺泡虽有通气,但肺泡壁无血液灌流,导致生理无效腔气量增大;也有部分肺区虽有血液灌流,但肺泡通气不良,不能参与气体交换。如此,肺泡及毛细血管大量丧失,弥散面积减少,产生通气与血流比例失调,导致换气功能发生障碍。通气和换气功能障碍可引起缺氧和二氧化碳潴留,发生不同程度的低氧血症和高碳酸血症,最终出现呼吸功能衰竭。

(三)病因与诱因

确切的病因不清楚。但认为与肺部对香烟烟雾等有害气体或有害颗粒的异常炎症反应有关。这些反应存在个体易感因素和环境因素的互相作用。

(1)吸烟:为重要的发病因素,吸烟者慢性支气管炎的患病率比不吸烟者高2～8倍,烟龄越长,吸烟量越大,COPD患病率越高。

(2)职业粉尘和化学物质:接触职业粉尘及化学物质,如烟雾、变应原、工业废气及室内空气污染等,浓度过高或时间过长时,均可能产生与吸烟类似的COPD。

(3)空气污染:大气中的有害气体如二氧化硫、二氧化氮、氯气等可损伤气道黏膜上皮,使纤毛清除功能下降,黏液分泌增加,为细菌感染增加条件。

(4)感染因素:与慢性支气管炎类似,感染亦是COPD发生发展的重要因素之一。

(5)蛋白酶-抗蛋白酶失衡。

(6)炎症机制。

(7)其他:自主神经功能失调、营养不良、气温变化等都有可能参与COPD的发生、发展。

(四)临床表现

起病缓慢、病程较长。主要症状如下。

1.慢性咳嗽

随病程发展可终身不愈。常晨间咳嗽明显,夜间有阵咳或排痰。

2.咳痰

一般为白色黏液或浆液性泡沫性痰,偶可带血丝,清晨排痰较多。急性发作期痰量增多,可有脓性痰。

3.气短或呼吸困难

早期在劳力时出现,后逐渐加重,以致在日常活动甚至休息时也感到气短,是COPD的标志性症状。

4.喘息和胸闷

部分患者特别是重度患者或急性加重时出现喘息。

5.其他

晚期患者有体重下降,食欲减退等。

6.COPD病程分期

COPD的病程可以根据患者的症状和体征的变化分为:①急性加重期,是指在疾病发展过程中,短期内出现咳嗽、咳痰、气促、和(或)喘息加重、痰量增多,呈脓性或黏液脓性痰,可伴发热等症状。②稳定期,指患者咳嗽、咳痰、气促等症状稳定或较轻。

7.并发症

(1)慢性呼吸衰竭:常在COPD急性加重时发生,其症状明显加重,发生低氧血症和(或)高碳酸血症,可具有缺氧和二氧化碳潴留的临床表现。

(2)自发性气胸:如有突然加重的呼吸困难,并伴有明显的发绀,患侧肺部叩诊为鼓音,听诊呼吸音减弱或消失,应考虑并发自发性气胸,通过X线检查可以确诊。

(3)慢性肺源性心脏病:由于COPD肺病变引起肺血管床减少及缺氧致肺动脉痉挛、血管重塑,导致肺动脉高压、右心室肥厚扩大,最终发生右心功能不全。

(五)辅助检验

1.肺功能检查

肺功能检查是判断气流受限的主要客观指标,对COPD诊断、严重程度评价、疾病进展、预后及治疗反应等有重要意义。

(1)第一秒用力呼气容积占用力肺活量百分比(FEV_1/FVC)是评价气流受限的一项敏感指标。

(2)第一秒用力呼气容积占预计值百分比($FEV_1\%$预计值),是评估COPD严重程度的良好指标,其变异性小,易于操作。

(3)吸入支气管舒张药后$FEV_1/FVC<70\%$及$FEV_1<80\%$预计值者,可确定为不能完全可逆的气流受限。

2.胸部X线检查

COPD早期胸片可无变化,以后可出那肺纹理增粗、紊乱等非特异性改变,也可出现肺气肿改变。X线胸片改变对COPD诊断特异性不高,主要作为确定肺部并发症及与其他肺疾病鉴别之用。

3.胸部CT检查

CT检查不应作为COPD的常规检查。高分辨CT,对有疑问病例的鉴别诊断有一定意义。

4.血气分析

对确定发生低氧血症、高碳酸血症、酸碱平衡失调以及判断呼吸衰竭的类型有重要价值。

5.其他

COPD 合并细菌感染时，外周血白细胞计数增高，核左移。痰培养可能查出病原菌；常见病原菌为肺炎链球菌、流感嗜血杆菌、卡他莫拉菌、肺炎克雷伯杆菌等。

(六)治疗原则

1.缓解期治疗原则

减轻症状，阻止 COPD 病情发展，缓解或阻止肺功能下降，改善 COPD 患者的活动能力，提高其生活质量，降低病死率。

2.急性加重期治疗原则

控制感染、抗炎、平喘、解痉，纠正呼吸衰竭与右心衰竭。

(七)缓解期药物治疗

1.支气管舒张药

该药物治疗包括短期按需应用以暂时缓解症状，及长期规则应用以减轻症状。

(1)β_2肾上腺素受体激动剂：主要有沙丁胺醇气雾剂，每次 100～200 μg(1～2 喷)，定量吸入，疗效持续 4～5 小时，每 24 小时不超过 8～12 喷。特布他林气雾剂亦有同样作用。可缓解症状，尚有沙美特罗、福莫特罗等长效 β_2肾上腺素受体激动剂，每天仅需吸入 2 次。

(2)抗胆碱能药：是 COPD 常用的药物，主要品种为异丙托溴铵气雾剂，定量吸入，起效较沙丁胺醇慢，持续 6～8 小时，每次 40～80 mg，每天 3～4 次。长效抗胆碱药有噻托溴铵选择性作用于 M_1、M_3受体，每次吸入 18 μg，每天 1 次。

(3)茶碱类：茶碱缓释或控释片，0.2 g，每 12 小时 1 次；氨茶碱，0.1 g，每天 3 次。

2.祛痰药

对痰不易咳出者可应用。常用药物有盐酸氨溴索，30 mg，每天 3 次，N-乙酰半胱氨酸 0.2 g，每天3 次，或羧甲司坦 0.5 g，每天 3 次。稀化黏素 0.5 g，每天 3 次。

3.糖皮质激素

对重度和极重度患者(Ⅲ级和Ⅳ级)，反复加重的患者，长期吸入糖皮质激素与长效 β_2肾上腺素受体激动剂联合制剂，可增加运动耐量、减少急性加重发作频率、提高生活质量，甚至有些患者的肺功能得到改善。

4.长期家庭氧疗

对 COPD 慢性呼吸衰竭者可提高生活质量和生存率。对血流动力学、运动能力、肺生理和精神状态均会产生有益的影响。长期家庭氧疗指征：①PaO_2≤7.3 kPa(55 mmHg)或 SaO_2≤88%，有或没有高碳酸血症。②PaO_2 7.3～8.0 kPa(55～60 mmHg)，或 SaO_2<89%，并有肺动脉高压、心力衰竭水肿或红细胞增多症(血细胞比容>0.55)。一般用鼻导管吸氧，氧流量为 1.0～2.0 L/min，吸氧时间 10～15 小时/d。目的是使患者在静息状态下，达到 PaO_2≥8.0 kPa(60 mmHg)和(或)使 SaO_2升至 90%。

(八)急性发作期药物治疗

1.支气管舒张药

药物同稳定期。有严重喘息症状者可给予较大剂量雾化吸入治疗，如应用沙丁胺醇 500 μg 或异丙托溴铵 500 μg，或沙丁胺醇 1 000 μg 加异丙托溴铵 250～500 μg，通过小型雾化器给患者吸入治疗以缓解症状。

2.抗生素

应根据患者所在地常见病原菌类型及药物敏感情况积极选用抗生素治疗。如给予β内酰胺类/β内酰胺酶抑制剂;第二代头孢菌素、大环内酯类或喹诺酮类。如果找到确切的病原菌,根据药敏结果选用抗生素。

3.糖皮质激素

对需住院治疗的急性加重期患者可考虑口服泼尼松龙 30～40 mg/d,也可静脉给予甲泼尼龙 40～80 mg,每天 1 次。连续 5～7 天。

4.祛痰剂

溴己新 8～16 mg,每天 3 次;盐酸氨溴索 30 mg,每天 3 次酌情选用。

5.吸氧

低流量吸氧。

二、护理评估

(一)一般评估

1.生命体征

急性加重期时合并感染患者可有体温升高;呼吸频率常达每分钟 30～40 次。

2.患者主诉

有无慢性咳嗽、咳痰、气短、喘息和胸闷等症状。

3.相关记录

体温、呼吸、心率、皮肤、饮食、出入量、体重等记录结果。

(二)身体评估

1.视诊

胸廓前后径增大,肋间隙增宽,剑突下胸骨下角增宽,称为桶状胸。部分患者呼吸变浅,频率增快,严重者可有缩唇呼吸等。

2.触诊

双侧语颤减弱。

3.叩诊

肺部过清音,心浊音界缩小,肺下界和肝浊音界下降。

4.听诊

两肺呼吸音减弱,呼气延长,部分患者可闻及湿啰音和(或)干啰音。

(三)心理-社会评估

患者在疾病治疗过程中的心理反应与需求,家庭及社会支持情况,引导患者正确配合疾病的治疗与护理。

(四)辅助检查结果评估

1.肺功能检查

吸入支气管舒张药后 $FEV_1/FVC<70\%$ 及 $FEV_1<80\%$ 预计值者,可确定为不能完全可逆的气流受限。

2.血气分析

对确定发生低氧血症、高碳酸血症、酸碱平衡失调以及判断呼吸衰竭的类型有重要价值。

3.痰培养

痰培养可能查出病原菌。

(五)COPD 常用药效果的评估

1.应用支气管扩张剂的评估要点

(1)用药剂量/天、用药的方法(雾化吸入法、口服、静脉滴注)的评估与记录。

(2)评估急性发作时,是否能正确使用定量吸入器,用药后呼吸困难是否得到缓解。

(3)评估患者是否掌握常用三种雾化吸器的正确使用方法:定量吸入器、都保干粉吸入器,准纳器。并注意用后漱口。

2.应用抗生素的评估要点

参照其他相关章节。

三、主要护理诊断(问题)

(一)气体交换受损

与气道阻塞、通气不足、呼吸肌疲劳、分泌物过多和肺泡呼吸面积减少有关。

(二)清理呼吸道无效

与分泌物增多而黏稠、气道湿度减低和无效咳嗽有关。

(三)焦虑

与健康状况改变、病情危重、经济状况有关。

四、护理措施

(一)休息与活动

中度以上 COPD 急性加重期患者应卧床休息,协助患者采取舒适体位,极重度患者宜采取身体前倾坐位,视病情增加适当的活动,以患者不感到疲劳,不加重病情为宜。

(二)病情观察

观察咳嗽、咳痰及呼吸困难的程度,观察血压、心率,监测动脉血气和水、电解质、酸碱平衡情况。

(三)控制感染

遵医嘱给予抗感染治疗,有效地控制呼吸道感染

(四)合理用氧

采用低流量持续给氧,流量 1～2 L/min。提倡长期家庭氧疗,每天氧疗时间在 15 小时以上。

(五)用药护理

遵医嘱应用抗生素、支气管舒张药和祛痰药,注意观察部效及不良反应。

(六)呼吸功能训练

指导患者正确进行缩唇呼吸和腹式呼吸训练。

1.缩唇呼吸

呼气时将口唇缩成吹笛子状,气体经缩窄的口唇缓慢呼出。作用:提高支气管内压,防止呼

气时小气道过早陷闭，以利肺泡气体排出。

2.腹式呼吸

患者可取立位、平卧位、半卧位，两手分别放于前胸部和上腹部。用鼻缓慢吸气，膈肌最大程度下降，腹部松弛，腹部凸出，手感到腹部向上抬起；经口呼气，吸气时腹肌收缩，膈肌松弛，膈肌别的腹部腔内压增加而上抬，推动肺部气体排出，手感到下降。

3.缩唇呼气和腹式呼吸训练

每天训练3～4次，每次重复8～10次。

（七）保持呼吸道通畅

（1）痰多黏稠、难以咳出的患者需要多饮水，以达到稀释痰液的目的。

（2）遵医嘱每天进行氧气或超声雾化吸入。

（3）护士或家属协助给予胸部叩击和体位引流。

（4）指导有效咳嗽。尽可能加深吸气，以增加或达到必要的吸气容量；吸气后要有短暂的闭气，以使气体在肺内得到最大的分布，稍后关闭声门，可进一步增强气道中的压力，而后增加胸膜腔内压即增高肺泡内压力，这是使呼气时产生高气流的重要措施；最后声门开放，肺内冲出的高速气流，使分泌物从口中喷出。

（5）必要时给予机械吸痰或纤支镜吸痰。

（八）减轻焦虑

护士与家属共同帮助患者去除焦虑产生的原因；与家属、患者共同制订和实施康复计划；指导患者放松技巧。但要向家属与患者强调镇静安眠药对该病的危害，会抑制呼吸中枢，加重低氧血症和高碳酸血症。需慎用或不用。

（九）健康指导

1.疾病预防指导

戒烟是预防COPD的重要措施，避免粉尘和刺激性气体的吸入；避免和呼吸道感染患者接触，在呼吸道传染病流行期间，尽量避免去人群密集的公共场所；指导患者要根据气候变化，及时增减衣物，避免受凉感冒。

制订个体化锻炼计划：增强体质，按患者情况坚持全身有氧运动；坚持进行腹式呼吸及缩唇呼气训练。

2.饮食指导

重视缓解期营养摄入，改善营养状况。应制订高热量、高蛋白、高维生素饮食计划。

3.家庭氧疗的指导

护士应指导患者和家属做到：①了解氧疗的目的、必要性及注意事项；②注意安全：供氧装置周围严禁烟火，防止氧气燃烧爆炸；③氧疗装置定期更换、清洁、消毒。

4.就诊指标

（1）患者咳嗽、咳痰症状加重。

（2）原有的喘息症状加重，或出现呼吸困难伴或不伴皮肤、口唇、甲床发绀。

（3）咳出脓性或黏液脓性痰，伴发热。

（4）突发明显的胸痛，咳嗽时明显加重。

（5）出现下垂部位水肿，如下肢等。

五、护理效果评估

(1)患者自觉症状好转(咳嗽、咳痰、呼吸困难减轻)。

(2)患者体温降至正常,生命体征稳定。

(3)患者能学会缩唇呼吸与腹式呼吸,学会有效咳嗽。

(4)患者能独立操作 3 种常用支气管扩张剂气雾剂的使用方法和注意事项。

(5)患者能掌握家属氧疗的方法与使用注意事项。

(6)患者情绪稳定。

(张留梅)

第三节　支气管哮喘

支气管哮喘是一种慢性气管炎症性疾病,其支气管壁存在以肥大细胞、嗜酸性粒细胞和T淋巴细胞为主的炎性细胞浸润,可经治疗缓解或自然缓解。该病多发于青少年,儿童多于成人,城市多于农村。近年的流行病学显示,哮喘的发病率或病死率均有所增加,我国哮喘发病率为1%～2%。支气管哮喘的病因较为复杂,大多在遗传因素的基础上,受到体内外多种因素激发而发病,并反复发作。

一、临床表现

(一)症状和体征

典型的支气管哮喘,发作前多有鼻痒、打喷嚏、流涕、咳嗽、胸闷等先兆症状,进而出现呼气性的呼吸困难伴喘鸣,患者被迫呈端坐呼吸,咳嗽、咳痰。发作持续几十分钟至数小时后自行或经治疗缓解。此为速发性哮喘反应。迟发性哮喘反应时,患者气管呈持续高反应性状态,上述表现更为明显,较难控制。

少数患者可出现哮喘重度或危重度发作,表现为重度呼气性呼吸困难、焦虑,烦躁、端坐呼吸、大汗淋漓、嗜睡或意识模糊,经应用一般支气管扩张药物不能缓解。此类患者不及时救治,可危及生命。

(二)辅助检查

1.血液检查

嗜酸性粒细胞、血清总免疫球蛋白 E(IgE)及特异性免疫球蛋白 E 均可增高。

2.胸部 X 线检查

哮喘发作期由于肺脏充气过度,肺部透亮度增高,合并感染时可见肺纹理增多及炎症阴影。

3.肺功能检查

哮喘发作期有关呼气流速的各项指标,如第一秒用力呼气容积(FEV)、最大呼气流速峰值(PEF)等均降低。

二、治疗原则

该病的防治原则是去除病因，控制发作和预防发作。控制发作应根据患者发作的轻重程度，抓住解痉、抗炎两个主要环节，迅速控制症状。

（一）解痉

哮喘轻、中度发作时，常用氨茶碱稀释后静脉注射或加入液体中静脉滴注。根据病情吸入或口服 β_2 受体激动剂。常用的 β_2 受体激动剂气雾吸入剂有特布他林、沙丁胺醇等。

哮喘重度发作时，应及早静脉给予足量氨茶碱及琥珀酸氢化可的松或甲泼尼松龙琥珀酸钠，待病情得到控制后再逐渐减量，改为口服泼尼松龙，或根据病情吸入糖皮质激素，应注意不宜骤然停药，以免复发。

（二）抗感染

肺部感染的患者，应根据细菌培养及药敏结果选择应用有效抗生素。

（三）稳定内环境

及时纠正水、电解质及酸碱失衡。

（四）保证气管通畅

痰多而黏稠不易咳出或有严重缺氧及二氧化碳潴留者，应及时行气管插管吸出痰液，必要时行机械通气。

三、护理

（一）一般护理

（1）将患者安置在清洁、安静、空气新鲜、阳光充足的房间，避免接触变应原，如花粉、皮毛、油烟等。护理操作时防止灰尘飞扬。喷洒灭蚊蝇剂或某些消毒剂时要转移患者。

（2）患者哮喘发作呼吸困难时应给予适宜的靠背架或过床桌，让患者伏桌而坐，以帮助呼吸，减少疲劳。

（3）给予营养丰富的易消化的食物，多食蔬菜、水果，多饮水。同时注意保持大便通畅，减少因用力排便所致的疲劳。严禁食用与患者发病有关的食物，如鱼、虾、蟹等，并协助患者寻找变态原。

（4）危重期患者应保持皮肤清洁干燥，定时翻身，防止压疮发生。因大剂量使用糖皮质激素，应做好口腔护理，防止发生口腔炎。

（5）哮喘重度发作时，由于大汗淋漓，呼吸困难甚至有窒息感，所以患者极度紧张、烦躁、疲倦。要耐心安慰患者，及时满足患者需求，缓解紧张情绪。

（二）观察要点

1.观察哮喘发作先兆

如患者主诉有鼻、咽、眼部发痒及咳嗽、流鼻涕等黏膜过敏症状时，应及时报告医师采取措施，减轻发作症状，尽快控制病情。

2.观察药物毒性作用

氨茶碱 0.25 g 加入 25%～50%葡萄糖注射液 20 mL 中静脉推注，时间至少要在 5 分钟以上，因浓度过高或推注过快可使心肌过度兴奋而产生心悸、惊厥、血压骤降等严重反应。使用时要现配现用，静脉滴注时，不宜和维生素 C、糖皮质激素、去甲肾上腺素、四环素类等配伍。糖皮质激素类药物久用可引起钠潴留、血钾降低、消化道溃疡、高血压、糖尿病、骨质疏松、停药反跳等，须加强观察。

3.根据患者缺氧情况调整氧流量

一般为 3～5 L/min。保持气体充分湿化，氧气湿化瓶每天更换、消毒，防止医源性感染。

4.观察痰液黏稠度

哮喘发作患者由于过度通气，出汗过多，因而身体丢失水分增多，致使痰液黏稠形成痰栓，阻塞小支气管，导致呼吸不畅，感染难以控制。应通过静脉补液和饮水补足水分和电解质。

5.严密观察有无并发症

如自发性气胸、肺不张、脱水、酸碱失衡、电解质紊乱、呼吸衰竭、肺性脑病等并发症。监测动脉血气、生化指标，如发现异常需及时对症处理。

6.注意呼吸频率、深浅幅度和节律

重度发作患者喘鸣音减弱乃至消失，呼吸变浅，神志改变，常提示病情危急，应及时处理。

(三)家庭护理

1.增强体质，积极防治感染

平时注意增加营养，根据病情做适量体力活动，如散步、做简易操、打太极拳等，以提高机体免疫力。当感染发生时应及时就诊。

2.注意防寒避暑

寒冷可引起支气管痉挛，分泌物增加，同时感冒易致支气管及肺部感染。因此，冬季应适当提高居室温度，秋季进行耐寒锻炼防治感冒，夏季避免大汗，防止痰液过稠不易咳出。

3.尽量避免接触变应原

患者应戒烟，尽量避免到人员众多、空气污浊的公共场所。保持居室空气清新，室内可安装空气净化器。

4.防止呼吸肌疲劳

坚持进行呼吸锻炼。

5.稳定情绪

一旦哮喘发作，应控制情绪，保持镇静，及时吸入支气管扩张气雾剂。

6.家庭氧疗

家庭氧疗又称缓解期氧疗，对于患者的病情控制，存活期的延长和生活质量的提高有着重要意义。家庭氧疗时应注意氧流量的调节，严禁烟火，防止火灾。

7.缓解期处理

哮喘缓解期的防治非常重要，对于防止哮喘发作及恶化，维持正常肺功能，提高生活质量，保持正常活动量等均具有重要意义。哮喘缓解期患者，应坚持吸入糖皮质激素，可有效控制哮喘发作，吸入色甘酸钠和口服酮替酚亦有一定的预防哮喘发作的作用。

(张留梅)

第四节　支气管扩张

支气管扩张是指直径＞2 mm 的支气管由于管壁的肌肉和弹性组织破坏引起的慢性异常扩张。临床特点为慢性咳嗽、咳大量脓性痰和(或)反复咯血。患者常有童年麻疹、百日咳或支气管肺炎等病史。随着人民生活条件的改善,麻疹、百日咳疫苗的预防接种,以及抗生素的应用,该病发病率已明显降低。

一、病因及发病机制

(一)支气管-肺组织感染和支气管阻塞

支气管-肺组织感染和支气管阻塞是支气管扩张的主要病因。感染和阻塞症状相互影响,促使支气管扩张的发生和发展。其中婴幼儿期支气管-肺组织感染是最常见的病因,如婴幼儿麻疹、百日咳、支气管肺炎等。

由于儿童支气管较细,易阻塞,且管壁薄弱,反复感染破坏支气管壁各层结构,尤其是平滑肌和弹性纤维的破坏削弱了对管壁的支撑作用。支气管炎使支气管黏膜充血、水肿、分泌物阻塞管腔,导致引流不畅而加重感染。支气管内膜结核、肿瘤、异物引起管腔狭窄、阻塞,也是导致支气管扩张的原因之一。由于左下叶支气管细长,且受心脏血管压迫引流不畅,容易发生感染,故支气管扩张左下叶比右下叶多见。肺结核引起的支气管扩张多发生在上叶。

(二)支气管先天性发育缺陷和遗传因素

此类支气管扩张较少见,如巨大气管-支气管症、Kartagener 综合征(支气管扩张、鼻窦炎和内脏转位)、肺囊性纤维化、先天性丙种球蛋白缺乏症等。

(三)全身性疾病

目前已发现类风湿关节炎、克罗恩病、溃疡性结肠炎、系统性红斑狼疮、支气管哮喘等疾病可同时伴有支气管扩张;有些不明原因的支气管扩张患者,其体液免疫和(或)细胞免疫功能有不同程度的异常,提示支气管扩张可能与机体免疫功能失调有关。

二、临床表现

(一)症状

1.慢性咳嗽、大量脓痰

痰量与体位变化有关。晨起或夜间卧床改变体位时,咳嗽加剧、痰量增多。痰量多少可估计病情严重程度。感染急性发作时,痰量明显增多,每天可达数百毫升,外观呈黄绿色脓性痰,痰液静置后出现分层的特征:上层为泡沫;中层为脓性黏液;下层为坏死组织沉淀物。合并厌氧菌感染时痰有臭味。

2.反复咯血

50％～70％的患者有程度不等的反复咯血,咯血量与病情严重程度和病变范围不完全一致。大量咯血最主要的危险是窒息,应紧急处理。部分发生于上叶的支气管扩张,引流较好,痰量不多或无痰,以反复咯血为唯一症状,称为“干性支气管扩张”。

3.反复肺部感染

其特点是同一肺段反复发生肺炎并迁延不愈。

4.慢性感染中毒症状

反复感染者可出现发热、乏力、食欲减退、消瘦、贫血等，儿童可影响发育。

(二)体征

早期或干性支气管扩张多无明显体征，病变重或继发感染时在下胸部、背部常可闻及局限性、固定性湿啰音，有时可闻及哮鸣音；部分慢性患者伴有杵状指/趾。

三、辅助检查

(一)胸部X线检查

早期无异常或仅见患侧肺纹理增多、增粗现象。典型表现是轨道征和卷发样阴影，感染时阴影内出现液平面。

(二)胸部CT检查

管壁增厚的柱状扩张或成串成簇的囊状改变。

(三)纤维支气管镜检查

有助于发现患者出血的部位，鉴别腔内异物、肿瘤或其他支气管阻塞原因。

四、诊断要点

根据患者有慢性咳嗽、大量脓痰、反复咯血的典型临床特征，以及肺部闻及固定而局限性的湿啰音，结合儿童时期有诱发支气管扩张的呼吸道病史，一般可做出初步临床诊断。胸部影像学检查和纤维支气管镜检查可进一步明确诊断。

五、治疗要点

治疗原则是保持呼吸道引流通畅，控制感染，处理咯血，必要时手术治疗。

(一)保持呼吸道通畅

1.药物治疗

祛痰药及支气管舒张药具有稀释痰液、促进排痰作用。

2.体位引流

对痰多且黏稠者作用尤其重要。

3.经纤维支气管镜吸痰

若体位引流排痰效果不理想，可经纤维支气管镜吸痰及生理盐水冲洗痰液，也可局部注入抗生素。

(二)控制感染

控制感染是支气管扩张急性感染期的主要治疗措施。应根据症状、体征、痰液性状，必要时参考细菌培养及药物敏感试验结果选用抗菌药物。

(三)手术治疗

对反复呼吸道急性感染或大咯血，病变局限在一叶或一侧肺组织，经药物治疗无效，全身状况良好的患者，可考虑手术切除病变肺段或肺叶。

六、常用护理诊断

(一)清理呼吸道无效

咳嗽、大量脓痰、肺部湿啰音与痰液黏稠和无效咳嗽有关。

(二)有窒息的危险

与痰多、痰液黏稠或大咯血造成气道阻塞有关。

(三)营养失调

乏力、消瘦、贫血、发育迟缓与反复感染导致机体消耗增加,以及患者食欲缺乏、营养物质摄入不足有关。

(四)恐惧

精神紧张、面色苍白、出冷汗与突然或反复大咯血有关。

七、护理措施

(一)一般护理

1.休息与环境

急性感染或咯血时应卧床休息,大咯血患者需绝对卧床,取患侧卧位。病室内保持空气流通,维持适宜的温、湿度,注意保暖。

2.饮食护理

提供高热量、高蛋白、高维生素食物,发热患者给予高热量流质或半流质饮食,避免冰冷、油腻、辛辣食物诱发咳嗽。鼓励患者多饮水,每天 1 500 mL 以上,以稀释痰液。指导患者在咳痰后及进食前后用清水或漱口液漱口,保持口腔清洁,促进食欲。

(二)病情观察

观察痰液量、颜色、性质、气味和与体位的关系,记录 24 小时痰液排出量;定期测量生命体征,记录咯血量,观察咯血的颜色、性质及量;病情严重者需观察有无窒息前症状,发现窒息先兆,立即向医师汇报并配合处理。

(三)对症护理

1.促进排痰

(1)指导有效咳嗽和正确的排痰方法。

(2)采取体位引流者需依据病变部位选择引流体位,使病肺居上,引流支气管开口向下,利于痰液流出。一般于饭前 1 小时进行。引流时可配合胸部叩击,提高引流效果。

(3)必要时遵医嘱选用祛痰剂或 β_2 受体激动剂喷雾吸入,扩张支气管、促进排痰。

2.预防窒息

(1)痰液排除困难者,鼓励多饮水或雾化吸入,协助患者翻身、拍背或体位引流,以促进痰液排除,减少窒息发生的危险。

(2)密切观察患者的表情、神志、生命体征,观察并记录痰液的颜色、量与性质,及时发现和判断患者有无发生窒息的可能。如患者突然出现烦躁不安、神志不清,面色苍白或发绀、出冷汗、呼吸急促、咽喉部明显的痰鸣音,应警惕窒息的发生,并及时通知医师。

(3)对意识障碍、年老体弱、咳嗽咳痰无力、咽喉部明显的痰鸣音、神志不清者、突然大量呕吐物涌出等高危患者,立即做好抢救准备,如迅速备好吸引器、气管插管或气管切开等用物,积极配合抢救工作。

(四)心理护理

病程较长，咳嗽、咳痰、咯血反复发作或逐渐加重时，患者易产生焦虑、沮丧情绪。护士应多与其交谈，讲明支气管扩张反复发作的原因及治疗进展，帮助患者树立战胜疾病的信心，缓解焦虑不安情绪。咯血时医护人员应陪伴、安慰患者，帮助情绪稳定，避免因情绪波动加重出血。

(五)健康教育

1.疾病知识指导

帮助患者及家属了解疾病发生、发展与治疗、护理过程。与其共同制订长期防治计划。宣传防治百日咳、麻疹、支气管肺炎、肺结核等呼吸道感染的重要性；及时治疗上呼吸道慢性病灶；避免受凉，预防感冒；戒烟、减少刺激性气体吸入，防止病情恶化。

2.生活指导

讲明加强营养对机体康复的作用，使患者能主动摄取必需的营养素，以增强机体抗病能力。鼓励患者参加体育锻炼，建立良好的生活习惯，劳逸结合，以维护心、肺功能状态。

3.用药指导

向患者介绍常用药物的用法和注意事项，观察疗效及不良反应。指导患者及家属学习和掌握有效咳嗽、胸部叩击、雾化吸入和体位引流的方法，以利于长期坚持，控制病情的发展；了解抗生素的作用、用法和不良反应。

4.自我监测指导

定期复查。嘱患者按医嘱服药，教患者学会观察药物的不良反应。教会患者识别病情变化的征象，观察痰液量、颜色、性质、气味和与体位的关系，并记录 24 小时痰液排出量。如有咯血、窒息先兆，立即前往医院就诊。

(张留梅)

第四章

消化内科疾病护理

第一节　急 性 胃 炎

急性胃炎是由多种病因引起的急性胃黏膜炎症，内镜检查可见胃黏膜充血、水肿、出血、糜烂及浅表溃疡等一过性病变。临床上以急性糜烂出血性胃炎最常见。

一、病因与发病机制

(一)药物

最常引起胃黏膜炎症的药物是非甾体抗炎药，如阿司匹林、吲哚美辛等，可破坏胃黏膜上皮层，引起黏膜糜烂。

(二)急性应激

严重的重要脏器衰竭、严重创伤、大手术、大面积烧伤、休克甚至精神心理因素等引起的急性应激，导致胃黏膜屏障破坏和 H^+ 弥散进入黏膜，引起胃黏膜糜烂和出血。

(三)其他

乙醇具有亲脂性和溶脂能力，高浓度乙醇可直接破坏胃黏膜屏障。某些急性细菌或病毒感染、胆汁和胰液反流、胃内异物及肿瘤放疗后的物理性损伤，可造成胃黏膜损伤引起上皮细胞损害、黏膜出血和糜烂。

二、临床表现

(一)症状

轻者大多无明显症状；有症状者主要表现为非特异性消化不良的表现。上消化道出血是该病突出的临床表现。

(二)体征

上腹部可有不同程度的压痛。

三、辅助检查

(一)实验室检查

大便潜血试验呈阳性。

(二)内镜检查

纤维胃镜检查是诊断的主要依据。

四、治疗

治疗原则是去除致病因素和积极治疗原发病。药物引起者,立即停药。急性应激者,在积极治疗原发病的同时,给予抑制胃酸分泌的药物。发生上消化道大出血时,按上消化道出血处理。

五、护理措施

(一)休息与活动

注意休息,减少活动。急性应激致病者应卧床休息。

(二)饮食护理

定时、规律进食,少食多餐,避免辛辣刺激性食物。

(三)用药指导

指导患者遵医嘱慎用或禁用对胃黏膜有刺激作用的药物,并指导患者正确服用抑酸剂、胃黏膜保护剂等药物。

(张留梅)

第二节 慢性胃炎

慢性胃炎是指由多种原因引起的胃黏膜慢性炎症。其发病率在各种胃病中居首位,男性多于女性,各个年龄段均可发病,且随年龄增长发病率逐渐增高。慢性胃炎的分类方法很多,全国慢性胃炎研讨会共识意见中采纳了国际上新悉尼系统的分类方法,将慢性胃炎分为浅表性(又称非萎缩性)、萎缩性和特殊类型三大类。慢性浅表性胃炎是指不伴有胃黏膜萎缩性改变的慢性炎症,幽门螺杆菌感染是其主要病因;慢性萎缩性胃炎是指胃黏膜已经发生了萎缩性改变,常伴有肠上皮化生,又分为多灶萎缩性胃炎和自身免疫性胃炎两大类;特殊类型胃炎种类很多,临床上较少见。

一、病因及诊断检查

(一)致病因素

1.幽门螺杆菌感染

幽门螺杆菌感染是慢性浅表性胃炎最主要的病因。幽门螺杆菌具有鞭毛,其分泌的黏液素可直接侵袭胃黏膜,释放的尿素酶可分解尿素产生 NH_3 中和胃酸,使幽门螺杆菌在胃黏膜定居和繁殖,同时可损伤上皮细胞膜;幽门螺杆菌产生的细胞毒素还可引起炎症反应和菌体壁诱导自身免疫反应的发生,导致胃黏膜慢性炎症。

2.饮食因素

高盐饮食,长期饮烈酒、浓茶、咖啡,摄取过热、过冷、过于粗糙的食物等,均易引起慢性胃炎。

3.自身免疫

患者血液中存在自身抗体，如抗壁细胞抗体和抗内因子抗体，可使壁细胞数目减少，胃酸分泌减少或缺失，还可使维生素 B_{12} 吸收障碍导致恶性贫血。

4.其他因素

各种原因引起的十二指肠液反流入胃，削弱或破坏胃黏膜的屏障功能而损伤胃黏膜；老年人胃黏膜退行性病变；胃黏膜营养因子缺乏，如胃泌素缺乏；服用非甾体抗炎药等，均可引起慢性胃炎。

（二）身体状况

慢性胃炎起病缓慢，病程迁延，常反复发作，缺乏特异性症状。由幽门螺杆菌感染引起的慢性胃炎患者多数无症状；部分患者有上腹不适、腹部隐痛、腹胀、食欲减退、恶心和呕吐等消化不良的表现；少数患者可有少量上消化道出血；自身免疫性胃炎患者可出现明显厌食、体重减轻和贫血。体格检查可有上腹部轻微压痛。

（三）心理-社会状况

病情反复、病程迁延不愈可使患者出现烦躁、焦虑等不良情绪。

（四）实验室及其他检查

1.胃镜及活组织检查

胃镜及活组织检查是诊断慢性胃炎最可靠的方法。慢性浅表性胃炎可见红斑（点、片状或条状）、黏膜粗糙不平、出血点或出血斑；慢性萎缩性胃炎可见黏膜呈颗粒状、黏膜血管显露、色泽灰暗、皱襞细小。

2.幽门螺杆菌检测

可通过侵入性（如快速尿素酶试验、组织学检查和幽门螺杆菌培养等）和非侵入性（如 ^{13}C 或 ^{14}C 尿素呼气试验、粪便幽门螺杆菌抗原检测和血清学检查等）方法检测幽门螺杆菌。

3.胃液分析

自身免疫性胃炎时，胃酸缺乏；多灶萎缩性胃炎时，胃酸分泌正常或偏低。

4.血清学检查

自身免疫性胃炎时，血清抗壁细胞抗体和抗内因子抗体可呈阳性，血清胃泌素水平明显升高；多灶萎缩性胃炎时，血清胃泌素水平正常或偏低。

二、护理诊断及医护合作性问题

（一）疼痛

腹痛与胃黏膜炎性病变有关。

（二）营养失调

低于机体需要量与厌食、消化吸收不良等有关。

（三）焦虑

焦虑与病情反复、病程迁延有关。

（四）潜在并发症

癌变。

（五）知识缺乏

缺乏对慢性胃炎病因和预防知识的了解。

三、治疗及护理措施

(一)治疗要点

治疗原则是积极祛除病因,根除幽门螺杆菌感染,对症处理,防治癌前病变。

1.病因治疗

(1)根除幽门螺杆菌感染:目前多采用的治疗方案是以胶体铋剂或质子泵抑制药为基础加上两种抗生素的三联治疗方案。如常用奥美拉唑或枸橼酸铋钾,与阿莫西林及甲硝唑或克拉霉素3种药物联用,两周为1个疗程。治疗失败后再治疗比较困难,可换用两种抗生素,或采用胶体铋剂和质子泵抑制药合用的四联疗法。

(2)其他病因治疗:因非甾体抗炎药引起者,应立即停药并给予制酸药或硫糖铝;因十二指肠液反流引起者,应用硫糖铝或氢氧化铝凝胶吸附胆汁;因胃动力学改变引起者,应给予多潘立酮或莫沙必利等。

2.对症处理

有胃酸缺乏和贫血者,可用胃蛋白酶合剂等以助消化;对于上腹胀满者,可选用胃动力药、理气类中药;有恶性贫血时可肌内注射维生素 B_{12}。

3.胃黏膜异型增生的治疗

异型增生是癌前病变,应定期随访,给予高度重视。对不典型增生者可给予维生素C、维生素E、β胡萝卜素、叶酸和微量元素硒预防胃癌的发生;对已经明确的重度异型增生可手术治疗,目前多采用内镜下胃黏膜切除术。

(二)护理措施

1.病情观察

主要观察有无上腹不适、腹胀、食欲减退等消化不良的表现;观察腹痛的部位、性质,呕吐物与大便的颜色、量及性状;评估实验室及胃镜检查结果。

2.饮食护理

(1)营养状况评估:观察并记录患者每天进餐次数、量和品种,以了解机体的营养摄入状况。定期监测体重,监测血红蛋白浓度、血清蛋白等有关营养指标的变化。

(2)制定饮食计划:①与患者及其家属共同制定饮食计划,以营养丰富、易消化、少刺激为原则。②胃酸低者可适当食用刺激胃酸分泌或酸性的食物,如浓肉汤、鸡汤、山楂、食醋等;胃酸高者应指导患者避免食用酸性和多脂肪食物,可进食牛奶、菜泥、面包等。③鼓励患者养成良好的饮食习惯,进食应规律,少食多餐,细嚼慢咽。④避免摄入过冷、过热、过咸、过甜、辛辣和粗糙的食物,戒除烟酒。⑤提供舒适的进餐环境,改进烹饪技巧,保持口腔清洁卫生,以促进患者的食欲。

3.药物治疗的护理

(1)严格遵医嘱用药,注意观察药物的疗效及不良反应。

(2)枸橼酸铋钾:宜在餐前半小时服用,因其在酸性环境中方起作用;服药时要用吸管直接吸入,防止将牙齿、舌染黑;部分患者服药后出现便秘或黑粪,少数患者有恶心、一过性血清转氨酶升高,停药后可自行消失,极少数患者可能出现急性肾衰竭。

(3)抗菌药物:服用阿莫西林前应详细询问患者有无青霉素过敏史,用药过程中要注意观察有无变态反应的发生;服用甲硝唑可引起恶心、呕吐等胃肠道反应及口腔金属味、舌炎、排尿困难等不良反应，宜在餐后半小时服用。

(4)多潘立酮及西沙必利：应在餐前服用，不宜与阿托品等解痉药合用。

4.心理护理

护理人员应主动安慰、关心患者，向患者说明不良情绪会诱发和加重病情，经过正规的治疗和护理慢性胃炎可以康复。

5.健康指导

向患者及家属介绍该病的有关知识、预防措施等；指导患者避免诱发因素，保持愉快的心情，生活规律，养成良好的饮食习惯，戒除烟酒；向患者介绍服用药物后可能出现的不良反应，指导患者按医嘱坚持用药，定期复查，如有异常及时复诊。

(张留梅)

第三节　消化性溃疡

消化性溃疡主要指发生于胃和十二指肠的慢性溃疡，即胃溃疡(GU)和十二指肠溃疡(DU)，因溃疡的形成与胃酸/胃蛋白酶的消化作用有关而得名。临床以慢性病程、周期性发作和节律性上腹部疼痛为主要特点。消化性溃疡是消化系统的常见病，我国总发病率为10%～12%，秋冬和冬春之交好发。临床上十二指肠溃疡较胃溃疡多见，二者之比约为 3∶1。男性患病较女性多见，男女之比为(3～4)∶1。十二指肠溃疡好发于青壮年，胃溃疡的发病年龄高峰比十二指肠溃疡约晚 10 年。

一、病因及诊断检查

(一)致病因素

1.幽门螺杆菌感染

大量研究表明幽门螺杆菌感染是消化性溃疡的主要病因，尤其是十二指肠溃疡。其机制尚未完全阐明，可能是幽门螺杆菌感染通过直接或间接作用于胃、十二指肠黏膜，胃酸分泌增加，使黏膜屏障作用削弱，引起局部炎症和免疫反应，导致胃、十二指肠黏膜损害和溃疡形成。

2.胃酸和胃蛋白酶

消化性溃疡的最终形成是由于胃酸/胃蛋白酶对黏膜的自身消化所致。胃酸分泌增多不仅破坏胃黏膜屏障，还能激活胃蛋白酶，从而降解蛋白质分子，损伤黏膜，故胃酸在溃疡的形成过程中起关键作用，是溃疡形成的直接原因。

3.非甾体抗炎药

非甾体抗炎药如阿司匹林、吲哚美辛、糖皮质激素等可直接作用于胃、十二指肠黏膜，损害黏膜屏障，主要通过抑制前列腺素合成，削弱其对黏膜的保护作用。

4.其他因素

(1)遗传：O 型血人群的十二指肠溃疡发病率高于其他血型。

(2)吸烟：烟草中的尼古丁成分可引起胃酸分泌增加、幽门括约肌张力降低、胆汁及胰液反流增多，从而削弱胃肠黏膜屏障。

(3)胃十二指肠运动异常:胃排空增快,可使十二指肠壶腹部酸负荷增大;胃排空延缓,可引起十二指肠液反流入胃,而损伤胃黏膜。

总之,胃酸/胃蛋白酶的损害作用增强和(或)胃、十二指肠黏膜防御/修复机制减弱是该病发生的根本环节。但胃和十二指肠溃疡发病机制也有所不同,胃溃疡的发病主要是防御/修复机制减弱,十二指肠溃疡的发病主要是损害作用增强。

(二)身体状况

临床表现轻重不一,部分患者可无症状或症状较轻,或以出血、穿孔等并发症为首发表现。典型的消化性溃疡有如下临床特点。①慢性病程:病史可达数年至数十年。②周期性发作:发作与缓解交替出现,发作常有季节性,多在春秋季好发。③节律性上腹部疼痛:腹痛与进食之间有明显的相关性和节律性。

1.症状

(1)上腹部疼痛:为该病的主要症状,疼痛部位多位于中上腹,偏右或偏左。疼痛性质可为钝痛、胀痛、灼痛、剧痛或饥饿不适感。多数患者疼痛有典型的节律性,胃溃疡疼痛常在餐后 1 小时内发生,至下次餐前消失,即进食-疼痛-缓解,故又称饱食痛;十二指肠溃疡疼痛常在两餐之间发生,至下次进餐后缓解,即疼痛-进食-缓解,故又称空腹痛或饥饿痛,部分患者也可出现午夜痛。

(2)其他:可有反酸、嗳气、恶心、呕吐、腹胀、食欲减退等消化不良的症状,或有失眠、多汗等自主神经功能失调的表现,病程长者可出现消瘦、体重下降和贫血。

2.体征

溃疡发作期上腹部可有局限性轻压痛,胃溃疡压痛点常位于剑突下或剑突下稍偏左,十二指肠溃疡压痛点多在中上腹或中上腹稍偏右。缓解期无明显体征。

3.并发症

(1)出血:是最常见的并发症。出血引起的临床表现取决于出血的量和速度,轻者仅表现为呕血与黑粪,重者可出现低血量持久休克征象。

(2)穿孔:急性穿孔是最严重的并发症,常见诱因有饮食过饱、饮酒、劳累、服用非甾体抗炎药等。表现为突发的剧烈腹痛,迅速蔓延至全腹,并出现腹肌紧张、弥漫性腹部压痛、反跳痛,肝浊音界缩小或消失,肠鸣音减弱或消失等体征,部分患者出现休克。慢性穿孔的症状不如急性穿孔剧烈,往往表现为腹痛规律的改变,顽固而持久,常放射至背部。

(3)幽门梗阻:多由十二指肠溃疡或幽门管溃疡引起。溃疡急性发作时炎症水肿可引起暂时性梗阻,慢性溃疡愈合后形成瘢痕可致永久性梗阻。主要表现为上腹胀痛,餐后明显,频繁大量呕吐,呕吐物含酸腐味宿食。严重呕吐可致脱水和低氯低钾性碱中毒,常继发营养不良和体重减轻。上腹部空腹振水音、胃蠕动波及插胃管抽液量超过 200 mL 是幽门梗阻的特征性表现。

(4)癌变:少数胃溃疡可发生癌变。对有长期胃溃疡病史、年龄在 45 岁以上、胃溃疡上腹痛的节律性消失、症状顽固且经严格内科治疗无效、粪便隐血试验持续阳性者,应考虑癌变,需进一步检查和定期随访。

(三)心理-社会状况

由于该病病程长、周期性发作和节律性腹痛,会使患者产生紧张、焦虑或抑郁等情绪,当并发出血、穿孔或癌变时,易产生恐惧心理。

(四)实验室及其他检查

1.胃镜及胃黏膜活组织检查

胃镜及胃黏膜活组织检查是确诊消化性溃疡首选的检查方法。胃镜检查可直接观察溃疡部位、病变大小和性质,还可在直视下取活组织做病理学检查及幽门螺杆菌检测。

2.X线钡剂检查

龛影是溃疡的X线检查直接征象,对溃疡有确诊价值;激惹和变形等间接征象,提示可能有溃疡的发生。

3.幽门螺杆菌检测

幽门螺杆菌检测是消化性溃疡诊断的常规检查项目,因为有无幽门螺杆菌感染决定治疗方案的选择。

4.粪便隐血试验

隐血试验阳性提示溃疡活动期,胃溃疡患者如隐血试验持续阳性,提示有癌变的可能。

二、护理诊断及医护合作性问题

(1)疼痛:腹痛与胃酸刺激溃疡面、引起化学性炎症或并发穿孔等有关。

(2)营养失调(低于机体需要量):与疼痛所致摄食减少或频繁呕吐有关。

(3)焦虑:与溃疡反复发作、迁延不愈或出现并发症使病情加重有关。

(4)潜在并发症:上消化道出血、穿孔、幽门梗阻、癌变。

(5)缺乏溃疡病的防治知识。

三、治疗及护理措施

(一)治疗要点

该病的治疗目的是消除病因、控制症状、促进溃疡愈合、防止复发和防治并发症。

1.一般治疗

注意休息,劳逸结合,饮食规律,戒烟、酒,消除紧张、焦虑情绪,停用或慎用非甾体抗炎药等。

2.药物治疗

(1)抑制胃酸药物:有碱性抗酸药和抑制胃酸分泌药两大类。

碱性抗酸药:如氢氧化铝、铝碳酸镁及其复方制剂等,能中和胃酸,缓解疼痛,因其疗效差,不良反应较多,现很少应用。

抑制胃酸分泌的药物。①H_2受体拮抗药:目前临床使用最为广泛的抑制胃酸分泌、治疗消化性溃疡的药物。常用药物有西咪替丁、雷尼替丁和法莫替丁等,4～6周为1个疗程。②质子泵抑制药:目前最强的抑制胃酸分泌药物,其解除溃疡疼痛,促进溃疡愈合的效果优于H_2受体拮抗药,且能抑制幽门螺杆菌的生长。常用药物有奥美拉唑、兰索拉唑和泮托拉唑等,疗程一般为6～8周。

(2)保护胃黏膜药物:常用硫糖铝、枸橼酸铋钾和米索前列醇。

(3)根除幽门螺杆菌药物:对于有幽门螺杆菌感染的消化性溃疡,无论初发或复发、活动或静止、有无并发症,均应予以根除幽门螺杆菌治疗。

3.手术治疗

对于大量出血经内科治疗无效、急性穿孔、瘢痕性幽门梗阻、胃溃疡有癌变、正规内科治疗无效的顽固性溃疡者可选择手术治疗。

(二)护理措施

1.病情观察

密切观察患者腹痛的规律和特点,与进食、服药的关系,呕吐物及粪便的颜色和性状;监测生命体征及腹部体征的变化。观察患者有无出血、穿孔、幽门梗阻和癌变征象,一旦发现及时通知医师,并配合做好各项护理工作。

2.生活护理

(1)适当休息:溃疡活动期且症状较重或有并发症者,应适当休息。

(2)饮食护理:基本要求同慢性胃炎。指导患者进餐定时定量、少食多餐、细嚼慢咽。选择营养丰富、易消化,低脂、适量蛋白质的食物,如脱脂牛奶、鸡蛋和鱼等;主食以面食为主,因其柔软、含碱且易消化,不习惯于面食则以软米饭或米粥代替;避免辛辣、油炸、过酸、过咸食物及浓茶、咖啡等刺激食物和饮料,以减少胃酸分泌。

3.药物治疗的护理

严格遵医嘱用药,注意观察药物的疗效及不良反应,并告知患者用药的注意事项。

(1)碱性抗酸药:应在饭后 1 小时和睡前服用,避免与奶制品、酸性食物及饮料同服。氢氧化铝凝胶能阻碍磷的吸收,引起磷缺乏症,长期大量服用还可引起严重便秘;服用镁制剂可引起腹泻。

(2)H_2 受体拮抗药:应在餐中或餐后即刻服用,也可将一天的剂量在睡前顿服,若与抗酸药联用时,两药间隔 1 小时以上。静脉给药时要注意控制速度,避免低血压和心律失常的发生。长期大量应用西咪替丁可出现男性乳房肿胀、性欲减退、腹泻、眩晕、头痛、肌肉痉挛或肌痛、皮疹、脱发,偶见粒细胞减少、精神错乱等。

(3)质子泵抑制药:奥美拉唑可引起头晕,告知患者服药期间避免从事注意力高度集中的工作;兰索拉唑的主要不良反应有荨麻疹、皮疹、瘙痒、头痛、口干、肝功能异常等,不良反应严重时应及时停药;泮托拉唑的不良反应较少,偶有头痛和腹泻。

(4)保护胃黏膜药物:硫糖铝片应在餐前 1 小时服用,可有便秘、口干、皮疹、眩晕、嗜睡等不良反应;米索前列醇可引起子宫收缩,孕妇禁用。

(5)根除幽门螺杆菌药物:应在餐后服用抗生素,尽量减少对胃黏膜的刺激,服药要定时定量,以达到根除幽门螺杆菌的目的。

4.并发症的护理

(1)穿孔:急性消化道穿孔时,禁食并胃肠减压,做好术前准备工作;慢性穿孔时,密切观察疼痛的性质,指导患者遵医嘱用药。

(2)幽门梗阻:观察患者呕吐物的性状,准确记录出入液量,重者禁食禁水、胃肠减压,及时纠正水、电解质、酸碱平衡紊乱。

5.心理护理

正确评估患者及家属的心理反应,告知患者及家属,经过正规治疗和积极预防,溃疡是可以痊愈的,并说明不良情绪会诱发和加重病情,使患者树立信心,消除紧张、恐惧心理。指导患者心理放松,转移注意力,保持乐观的情绪。

6.健康指导

(1)疾病知识指导:向患者及家属介绍导致溃疡发生及加重的相关因素;指导患者生活规律,

保持乐观的心态，保证充足的睡眠和休息，适当锻炼，提高机体抵抗力；建立合理的饮食习惯和结构，戒除烟酒，避免摄入刺激性食物。

（2）用药指导：指导患者严格遵医嘱正确服药，学会观察药物疗效和不良反应，不可擅自停药和减量，以避免溃疡复发；忌用或慎用对胃黏膜有损害的药物，如阿司匹林、咖啡因、糖皮质激素等；若用药后腹痛节律改变或出现并发症应及时就医。

（张留梅）

第五章

中医科疾病护理

第一节　心脑系病证

一、心悸

（一）概述

心悸包括惊悸和怔忡，是指患者自觉心中悸动、惊惕不安，甚则不能自主的一种病证。心悸的发生多与体质虚弱、劳欲过度、情志所伤、感受外邪及饮食不节等因素有关。神经官能症、心律失常、甲状腺功能亢进等可参考该病护理。

（二）辨证论治

1.心虚胆怯

心悸不宁，善惊易恐，坐卧不安，不寐多梦而易惊醒，恶闻声响。舌多正常苔薄白，脉数或细弦。治以镇惊定志、养心安神。

2.心血不足

心悸气短，头晕目眩，失眠健忘，面色少华，倦怠乏力，纳呆食少。舌淡红苔薄白，脉细弱。治以补心养心、益气安神。

3.阴虚火旺

心悸易惊，心烦失眠，五心烦热，口干，盗汗，思虑劳心则症状加重，伴耳鸣腰酸，急躁易怒。舌红少津，苔少或无，脉细数。治以滋阴清火、养心安神。

4.心阳不足

病情较重，心悸不安，胸闷气短，面色苍白，形寒肢冷。舌淡苔白，脉虚弱或沉细无力。治以温补心阳、安神定悸。

5.水气凌心

心悸眩晕，胸闷痞满，渴不欲饮，小便短少，或下肢水肿，形寒肢冷，伴恶心，欲吐。舌淡胖苔白滑，脉弦滑或沉细而滑。治以温化水饮、宁心定悸。

6.心血瘀阻

心悸不安，胸闷不舒，心痛时作，痛如针刺，唇甲青紫。舌质紫黯或有瘀斑，脉涩或结代。治以活血化瘀、理气通络。

(三)病情观察要点

1.心悸不安

观察脉率、脉律、心率、心律、舌象、诱发因素、发作持续时间。

(1)观察心率变化,测量各种心律失常的脉搏时,每次测量时间应不少于1分钟。

(2)舌为心之苗,注意观察舌象,心血不足者表现舌质淡红;阴虚火旺,虚火上炎者表现舌质红;心阳不足者表现舌质淡。

(3)诱发因素:心悸与情志刺激,饮食过饱,精神紧张,劳倦失眠,外邪入侵,大便努责等因素密切相关。

(4)发作持续时间:因惊恐而发,时发时止,伴有痰热内扰,胆气虚者较轻;心悸频发,病程已久,脏气虚损,痰瘀阻滞心脉者较重。

2.伴随症状

(1)伴呼吸困难的患者观察呼吸、咳嗽咳痰情况的变化。

(2)伴水肿的患者观察尿量和血压,记录24小时出入量。

3.病情变化

心悸患者发生下列病情变化时及时通知医师并配合抢救。

(1)心悸、胸闷喘促不能卧、唇干肢肿、咳吐粉红色泡沫痰。

(2)心悸伴汗出肢冷、精神倦怠及意识不清。

(3)心悸不安、胸痛时作、唇甲青紫。

4.使用强心、利尿、扩血管等药物,注意观察药物不良反应

(1)服用洋地黄制剂时,应测量心率(脉搏)是否≤60次/分,有无恶心、呕吐、头痛、黄绿视等症状。

(2)服用利尿药,应注意观察尿量,有无电解质紊乱等。

(3)服用扩血管药物注意观察血压、心率等的变化。

(四)症状护理要点

1.心悸不安

(1)心悸不安时可给予耳穴埋籽,主穴:心、小肠、支点。血虚配:脾、胃、内分泌;下肢水肿配:膀胱、肾;淤血阻络配:交感、肾上腺。

(2)心悸发作时无脉结代的患者,可以采用憋气法、引吐法、压迫眼球法缓解心悸。

(3)对心虚胆怯的患者,应避免重物坠地的巨响、高频尖利声响或大声喧哗的刺激。

(4)水气凌心者协助采取舒适体位:如坐位、半坐位、垂足卧位等;泛恶者可口嚼生姜片,按压内关;腹胀纳呆者,艾灸中脘、足三里,或热敷胃脘部。

(5)心血不足、心阳不足、心虚胆怯、水气凌心者,病室宜温暖向阳;心阳不足、畏寒肢冷的患者,注意保暖防寒。

(6)保持大便通畅,大便时可按摩腹部,或按揉关元、大肠俞、气海、足三里等穴位,或每天晨起饮温开水,必要时使用导泻剂。

(7)便秘患者给予耳穴埋籽,主穴:大肠、直肠下端、皮质下、便秘点;配穴:肺、结肠、脾。

2.伴随症状

(1)心悸伴呼吸困难者遵医嘱给予氧气吸入,如患者咳吐粉红色泡沫痰,可用酒精过滤湿化吸氧。

(2)水肿、卧床患者加强皮肤护理,定时用紫草油按摩受压部位;限制饮水量和钠盐的摄入,遵医嘱记录24小时出入量、测体重。

3.药物

向患者解释相关药物的作用及不良反应,观察药物应用的不良反应,发现问题及时采取对症治疗和护理。

(五)饮食护理要点

饮食有节,进食营养丰富易消化的食物,保持大便通畅,忌过饱过饥,戒烟酒浓茶,宜低盐低脂饮食。

1.心虚胆怯

宜食黄花菜、百合、桂圆、大枣、小麦、莲子等。

食疗方:茯苓饼、山药粥。

2.心血不足

宜食牛肉、桑椹、山药、枸杞子、龙眼肉、阿胶枣等补心益气之品,也可食白参汤。

食疗方:桂圆莲子粥、酸枣仁粥。

3.阴虚火旺

宜食莲子、银耳、桑椹、百合等滋阴降火之品,也可饮百合莲子麦冬汤。

食疗方:生地黄粥、天门冬粥。

4.心阳不足

宜食甘温助阳益气之品,如海参、羊肉、鸡肉、胡桃,烹饪时可适当加用葱、姜、蒜等调料,也可食桂枝桂圆汤。

食疗方:党参粥等。

5.水气凌心

宜食甘温利水之品,如葫芦、冬瓜、西瓜、丝瓜等,烹饪时适当添加大蒜、生姜、花椒等;也可选用玉米须煎汤代茶饮。

食疗方:赤小豆粥、薏苡仁粥、赤小豆鲤鱼汤。

6.心血瘀阻

宜食鸭肉、山楂、藕、栗子等活血理气之品,也可食丹参饮(丹参、砂仁、红糖)。

食疗方:毛冬青煲猪蹄。

(六)中药使用护理要点

1.口服中药

口服中药时,应与西药间隔30分钟左右。

(1)中药汤剂:心血不足、心阳不足、淤血阻络、水气凌心证者汤药宜温热服;心虚胆怯证者宜睡前或发作时服药;阴虚火旺证者汤药宜温服。

(2)稳心颗粒:因其成分含三七,孕妇及月经期女性慎用。

(3)黄杨宁片:可吞服或饭后服;初期出现的轻度四肢麻木感,头晕,可在短期内自行消失,无须停药。

(4)天王补心丹、朱砂安神丸:服药期间忌食鱼腥、辛辣油腻刺激性食品;因含朱砂不宜过量久服;不宜与碘溴化物合用;孕妇忌服。

2.中药注射剂

中药注射剂应单独使用，与西药注射剂合用时须前后用生理盐水做间隔液。

(1)丹参酮ⅡA磺酸钠注射液：忌与盐酸氨溴索、西咪替丁、法莫替丁、盐酸甲氯芬酯、硫酸镁、盐酸克霉素、甲磺酸帕珠沙星、甲磺酸培氟沙星等喹诺酮类抗生素和硫酸依替米星、硫酸妥布霉素等氨基糖苷类抗生素配伍；禁与含镁、铁、钙、铜、锌等重金属的药物配伍使用。

(2)苦碟子注射液：与氯化钾、复方氯化钠注射液、20%甘露醇、硫酸依替米星、阿莫西林钠克拉维酸钾、盐酸普罗帕酮存在配伍禁忌。

3.外用中药

观察局部皮肤有无不良反应。

心悸发作时可贴敷膻中穴，每次12～24小时。

(七)情志护理要点

(1)保持心情舒畅，劳逸适度。忌过度思虑，避免愤怒、抑郁等不良情绪。

(2)心虚胆怯证者避免在患者面前议论与其病情有关的问题，防止情绪激动。

(3)对进入监护室或带有监测仪的患者应将相关情况详细地告诉患者，使其尽快适应环境，稳定情绪，配合治疗。

(八)健康宣教

1.用药

严格遵医嘱服药；不可随意停药、换药，应用某些药物(强心、利尿、扩血管、抗心律失常等药物)后产生不良反应时及时就医。

2.饮食

因过饱、刺激性食物、烟酒等均可诱发心悸，故应避免。

3.运动

病情允许的患者可参加体育锻炼，如太极拳、太极剑等，也可配合气功练习，增强体质。

4.生活起居

注意防寒保暖，预防感冒的发生。避免和控制诱发因素，如劳累、情绪激动、便秘等不良刺激。

5.情志

保持情绪稳定，避免不良情绪刺激，避免情绪激动。

6.自救

随身携带急救药及急救卡。

7.定期复诊

遵医嘱定期复诊，如心悸不安，喘促持续不能缓解，水肿加重等时，应立即就诊。

二、真心痛

(一)概述

真心痛是胸痹进一步发展的严重病症，其特点为剧烈而持久的胸骨后疼痛，伴心悸、水肿肢冷、喘促、汗出、面色苍白等症状，甚至危及生命。真心痛多与年老体衰、七情内伤、气滞血瘀、过食肥甘或劳倦伤脾、痰浊化生、寒邪侵袭、血脉凝滞等因素有关。急性冠状动脉综合征可参照该病护理。

(二)辨证论治

1.寒凝心脉

胸痛彻背,胸闷气短,心悸不宁,神疲乏力,形寒肢冷。舌淡黯,苔白腻,脉沉无力,迟缓或结代。治以温补心阳,宣痹通阳。

2.气虚血瘀

心胸刺痛,胸部闷窒,动则加重,伴气短乏力,汗出心悸。舌体胖大,边有齿痕,舌黯淡或有瘀点、瘀斑,苔薄白,脉弦细无力。治以益气活血,通脉止痛。

3.正虚阳脱

心胸绞痛,胸中憋闷或有窒息感,喘促不宁,心慌,面色苍白,大汗淋漓、烦躁不安或表情淡漠,重则神识昏迷,四肢厥冷,口开目合,手撒尿遗,脉疾数无力或脉微欲绝。治以回阳救逆,益气固脱。

(三)病情观察要点

(1)疼痛的部位、性质、程度、持续时间。

(2)伴随症状,有无牙痛、咽喉紧缩感、胃痛、呼吸困难等症状。

(3)心电监护,密切观察心电图、呼吸、血压的变化,必要时行血流动力学监测。

(4)尽早发现病情变化,通知医师进行处理。①心律失常:观察心电图有无频发室性期前收缩,成对出现或短暂室性心动过速。②休克:疼痛缓解而收缩压≤10.7 kPa(80 mmHg),患者表现面色苍白、皮肤湿冷、脉细速、大汗、烦躁不安、尿量减少,甚至晕厥。③心力衰竭:患者表现呼吸困难、咳嗽烦躁、发绀等,重者出现肺水肿。

(四)症状护理要点

(1)疼痛发作时,可行穴位按压,取穴内关、合谷、心俞等穴;也可耳穴埋籽,取心、肾上腺、皮质下等穴。

(2)发病后1～3天绝对卧床休息,以减少心肌耗氧。限制探视,避免干扰,保持患者情绪稳定。保证睡眠。

(3)用药后严密观察病情变化、生命体征,及时通知医师,根据医嘱调整给药速度、剂量。

(4)持续吸氧,以增加心肌氧的供应,控制梗死面积扩大,减轻胸痛、呼吸困难和发绀的程度,减少并发症。

(5)危重患者安置在监护室内,严密观察生命体征、心电图等参数的变化,做好护理记录。

(6)保持大便通畅,多食水果、蔬菜等富含纤维素的食物,也可采取顺时针环形按摩腹部的方法,刺激肠蠕动,利于大便排出。

(7)便秘时给予耳穴埋籽,主穴:大肠、直肠下端、皮质下、便秘点;配穴:肺、结肠、腹、脾。

(8)对于卧床患者可用紫草油按摩骶尾部及骨隆突出部,以免发生压疮。

(五)饮食护理要点

饮食宜少食多餐,进低盐、低脂、低热量、高纤维、清淡易消化的饮食,忌暴饮暴食,肥甘厚味、辛辣等刺激性食物,戒烟酒,浓咖啡或浓茶。控制摄入总量,减轻心脏负担,尤其发病初期,应给予少量清淡流质或半流质饮食;限制钠盐的摄入量,每天不超过6 g。

1.寒凝心脉

宜食生姜、大葱、核桃、山药等温补心阳之品,可饮少量米酒,忌食生冷瓜果。

食疗方:薤白粥。

2.气虚血瘀

宜食山楂、木耳、山药、海参、黄芪等益气活血之品，也可饮桃仁参茶（桃仁、明党参、茶叶）。

食疗方：归参鳝鱼汤、黄芪川芎兔肉汤。

3.正虚阳脱

宜食龙眼肉、田鸡、鸡肉，可用调味品生姜、大葱、大蒜等；食物宜热服，忌寒凉性食品。

食疗方：虫草炖鸡、桂圆莲子粥。

（六）中药使用护理要点

1.口服中药

口服中药时，应与西药间隔30分钟左右。

（1）中药汤剂宜温热服，正虚阳脱证者遵医嘱频频喂服独参汤或鼻饲。

（2）滴丸剂开瓶后易风化、潮解，夏季常温保存1个月有效；药品性状发生改变时不宜使用。

（3）速效救心丸：可扩张眼内血管而引起眼压增高，故青光眼患者慎用。

（4）麝香保心丸：孕妇禁用。不宜与维生素C、烟酸谷氨酸胃酶合剂、降糖药、可待因、吗啡、哌替啶等同服。

（5）冠心苏合滴丸：消化道溃疡活动期，大出血的患者或月经过多者应慎用。

2.中药注射剂

中药注射剂应单独使用，与西药注射剂合用时须前后用生理盐水做间隔液。严格控制输液速度，一般控制在20～40滴/分，控制输液量。

（1）参麦注射液：新生儿、婴幼儿禁用；溶媒宜用50%葡萄糖或5%～10%葡萄糖注射液；不能与抗生素类药物混合应用；忌与维生素C、枸橼酸舒芬太尼配伍。

（2）参附注射液：忌与辅酶A、维生素K_1、氨茶碱、维生素C、碳酸氢钠、氯霉素、硫酸阿托品、甲磺酸酚妥拉明、盐酸普萘洛尔、洋地黄毒苷、枸橼酸舒芬太尼配伍；不宜与中药半夏、瓜蒌、贝母、白蔹、白及和藜芦等同时使用。

3.外用中药

观察局部皮肤有无不良反应。

（1）宽胸气雾剂：将瓶倒置，每次喷2～3下；使用后用清水漱口。

（2）冠心膏：于膻中、心俞各贴1片，12～24小时更换；注意观察局部皮肤反应。

（七）健康宣教

1.用药

严格遵医嘱服药，服用抗凝药及活血的中药，应按时监测凝血时间。

2.饮食

宜清淡易消化，低盐低脂；注意钠、钾的平衡，适当增加镁的摄入。

3.运动

进行轻松的体育锻炼，如散步、气功、太极拳，避免剧烈运动。

4.生活起居

保持室内温湿度适宜；生活起居有规律，注意劳逸结合，保证充足睡眠；避免各种诱发因素，如紧张、劳累、饱食、情绪激动、便秘、感染等；戒烟酒。

5.情志

避免过于激动或喜怒忧思过度，保持心情平静愉快、积极乐观。

6.自救

随身携带保健盒及急救卡。

7.定期复诊

遵医嘱定期复诊，如心前区闷胀不适、钝痛时有向左肩、颈部放射，伴有恶心、呕吐、气促、出冷汗，应立即就诊。

8.预防相关疾病

积极防治高血压、糖尿病、高血脂等病症。

三、癫病

(一)概述

癫病是以精神抑郁，表情淡漠，沉默痴呆，语无伦次，静而多喜为特征。多由禀赋不足、七情内伤、饮食失节等因素导致脏腑功能失调，气滞痰结血瘀，蒙塞心神，神明失用而成。精神分裂症的精神抑郁型、躁狂抑郁症的抑郁型可参照该病护理。

(二)辨证论治

1.肝郁气滞

情绪不宁，沉默不语，善怒易哭，时时太息，胸胁胀闷。舌淡，薄白，脉弦。治以疏肝解郁、行气导滞。

2.痰气郁结

表情淡漠，沉默痴呆，时时太息，言语无序，或喃喃自语，多疑多虑，喜怒无常，秽洁不分，不思饮食。舌红苔腻而白，脉弦滑。治以理气解郁、化痰醒神。

3.心脾两虚

心思恍惚，梦魂颠倒，心悸易惊，善悲欲哭，肢体困乏，饮食锐减。舌淡苔腻，脉沉细无力。治以健脾养心。

4.气阴两虚

久治不愈，神志恍惚，多言善惊，心烦易怒，躁扰不寐，面红形瘦，口干舌燥。舌红少苔或无苔，脉沉细而数。治以益气养阴。

(三)病情观察要点

1.精神症状

观察患者有无精神异常的先兆症状，发作的诱发因素、程度及特点。

2.饮食

观察患者食欲、进食量。

3.体重

观察体重有无下降情况。

4.睡眠

是否入睡困难、早醒、睡眠过度及晨醒时有心境恶劣倾向。

5.思维、活动

观察其思维是否活跃，记忆力有否明显下降，情绪是否低落，有无乏力懒言，是否对各种事情提不起兴趣。

6.生命体征

注意患者神志、呼吸、体温、血压、心率的变化。

7.药物

(1)观察抗癫病药物的疗效及毒性作用。

(2)长期服用此类药物,可引起运动障碍、药物性性功能障碍、药物性闭经、药物性肝损害、药物性白细胞减少、药物性皮炎、药物性震颤等,发生此类情况应及时报告医师。

(四)症状护理要点

1.病室安全保护措施

门窗不要安装玻璃,室内用具简单,对躁狂神志不清、妄想逃走、有自杀念头或打人毁物者限制自由,加强巡视,以免发生意外。

2.生活护理

(1)癫病患者生活自理能力差,护士应协助患者理发、剪指甲、洗脸、刷牙、洗澡、更换衣被等。

(2)夜间加强巡视,防止坠床或不盖衣被着凉。

3.不寐护理

(1)患者晚间不饮浓茶、咖啡,少看内容刺激的电视、报纸、书刊。

(2)睡前温水泡足20分钟,并按摩涌泉(双)、三阴交等穴。

(3)耳穴埋籽。主穴:心、肾、神门、交感;配穴:脑干、皮质下。

4.食欲缺乏护理

(1)宜进食新鲜清淡少油腻饮食,多食凉拌菜,少食甜食。

(2)饮食多样化,做一些患者平素喜欢吃的食物,尽量做到色、香、味俱佳。

(3)可适当食用山楂、山杏等开胃食品。

5.便秘护理

(1)患者宜多食富含纤维素的食物,多饮水。

(2)鼓励患者多运动,示范给患者腹部按摩的方法。

(3)耳穴埋籽,主穴:便秘点、交感、大肠、直肠下段穴。肝气郁结证可配穴肝、胆或交感、内分泌;痰气郁结证可配穴脾、肺或神门;心脾两虚证可配穴心、脾或神门、内分泌;气阴两虚证可配穴肺、脾或交感、内分泌。

(4)必要时遵医嘱予患者通便药物,如番泻叶等。

6.按摩法

(1)急性发作期患者可用拇指、示指大力点按金钟、通海等穴。

(2)恢复期按摩百会、足三里、神门、血海、三阴交等,以得气为度。

7.生命体征观察

加强患者生命体征的观察,每周定期测量体重,详细记录,躁狂日久者,要防止全身衰竭。

(五)饮食护理要点

宜清淡易消化,无骨、刺、硬核,营养丰富的食物,忌食辛辣刺激、肥甘厚味,忌浓茶、咖啡,禁吸烟、饮酒。

1.肝郁气滞

宜食行气解郁之品,如萝卜、玫瑰花、莲藕、山楂等。

食疗方:柴郁莲子粥(柴胡、郁金、莲子、粳米)。

2.痰气郁结

宜食化痰解郁之品，如柑橘、枇杷、海带、柚子、金橘等。大便秘结者可多食新鲜水果、蔬菜。

食疗方：竹笋萝卜汤。

3.心脾两虚

宜食健脾养心之品，如龙眼肉、山药、酸枣、薏苡仁、大枣等。

食疗方：党参琥珀炖猪心、黄芪粥、红枣黑木耳汤。

4.气阴两虚

宜食益气养阴之品，如山药、栗子、蜂蜜、牛奶、莲藕、荸荠、百合、银耳、甲鱼等。

食疗方：黄芪天冬炖乌鸡。

5.其他

(1)对于躁动、抢食或拒食患者应寻找原因，根据其特点进行诱导可喂食或鼻饲，以保持营养。

(2)轻症患者或恢复期患者，提倡集体进餐。

(3)餐具要清洁卫生，容易持握、进食方便，应坚固耐用，不易破损。注意餐前后清点数目，发现短缺要及时查找，以免发生意外。

(六)中药使用护理要点

1.口服中药

口服中药时，应与西药间隔 30 分钟左右。

(1)中药汤剂宜温服，打破常规服用方法，合作时可一次服下，鼓励患者自己服下。

(2)补脑丸：宜在餐前或进食时服用；不宜与感冒类药同时服用；孕妇糖尿病患者或正在接受其他药物治疗的患者应在医师指导下服用。

2.中药注射剂

中药注射剂应单独使用，与西药注射剂合用时须前后用生理盐水做间隔液。

生脉注射液：不宜与氯化钾、复方氯化钠注射液、20%甘露醇、硫酸依替米星、阿莫西林钠克拉维酸钾、盐酸普罗帕酮等配伍。

3.外用中药

观察局部皮肤有无不良反应。

中药贴敷：使用时取适量药粉用水调成糊状，贴敷于脐。

(七)情志护理要点

(1)创安全舒适的病室环境，病室安静整洁，护士举止大方，给患者以安全感和亲切感。严禁在患者面前讲刺激性语言，严禁态度粗暴；不要将过喜或过悲的事情告诉患者。

(2)经常接近患者，与其谈心，了解患者心态，给予其帮助鼓励，尽量满足患者的合理要求。

(3)对认知错觉者如怀疑食物中有人放毒时，可让患者共同进餐，或要求与别人调换食物者，则应设法恰当地满足其要求，以解除其疑虑，取得其信任。

(4)对有自杀自伤轻生念头患者，要做好安全防范工作，多加巡视，必要时日夜专人守护。耐心做好安慰解释工作，使其改变不良心境，树立乐观情绪；也可用转移注意法，引导其思维，从而转变其精神状态。

(5)迫害妄想者常恐惧不安，甚至有出逃的可能。要密切观察患者的行为表现，仔细研究其原因，耐心说服解释，必要时有人陪伴，以减轻其惊恐心绪。

(6)保持乐观、平静的心情,可采用喜胜忧的方法进行心理疏导。

(八)健康宣教

1.用药

长期服药者按时服药及复查,不宜自行停药或减量。家属应看护患者服药,服药后要观察片刻,以免患者用探吐法拒服药物。

2.饮食

宜选择清热、祛痰、疏肝、安神作用的食品,一般给予普食即可。重视食物的花样品种,尽量注意色、香、味。

3.运动

鼓励患者适当地参加体力和脑力活动,坚持治疗服药,配合气功及体育疗法,发作未完全控制前,不宜单独外出、游泳、登高、开车等。

4.生活起居

注意休息,保证充足睡眠。外出时,随身带有注明姓名、诊断、住址及联系方式的联系卡。培养兴趣爱好,如练习书画、听音乐等,转移患者的注意力,消除、淡化不良情绪。

5.情志

了解家庭及社会环境对患者疾病的影响,有针对性地做好相关人员的工作,取得配合,对患者要关心爱护,对患者的各种病态不可讥笑,不要议论。尽量减少诱发因素。

6.定期复诊

遵医嘱定时复诊,如出现病情加重时应及时就医。

四、头痛

(一)概述

头痛因风寒温热等外邪侵袭,或风火虚阳上扰、痰浊淤血阻滞,致经气不利、气血逆乱、清阳不升、脑神失养等所致。以患者自觉头部疼痛为主要临床表现。病位在经络、气血及脑髓。脑血管意外、颅内占位性病变、血管神经性头痛、三叉神经痛等可参照该病护理。

(二)辨证分型

1.风寒头痛

头掣痛牵连项,遇风受寒头痛加重,恶风寒,喜以布裹头。舌苔薄白,脉浮紧。

2.风热头痛

头胀痛如裂,微恶风,面红、目赤,口渴喜饮,排便不畅或便秘,尿赤。舌质红,苔黄,脉浮滑而数。

3.风湿头痛

头痛如裹,肢体困重,纳呆胸闷,小便不利,大便或溏。舌苔白腻,脉濡。

4.肝阳头痛

头痛而胀,心烦易怒,失眠,胸胁胀痛,面赤、口苦。舌苔黄,脉弦有力。

5.痰浊头痛

头痛眩晕,胸脘满闷、呕恶痰。舌苔白腻,脉滑或弦滑。

(三)护理要点

1.一般护理

按中医内科急症一般护理常规进行。伴有发热、脑出血时,绝对卧床休息。疼痛未明确诊断时，慎用镇痛药。

2.病情观察

观察头痛部位、性质、头痛发作时间及有无呕吐等伴随症状。观察患者神志变化及瞳孔、体温、大小便、舌脉。头痛加重，出现口眼㖞斜、瞳孔大小不等、肢体麻木震颤时，立即报告医师，配合处理。

3.情志护理

稳定患者的情绪，解除思想顾虑，配合治疗。

4.饮食护理

以清淡、利湿、易消化为原则，勿过饱，忌食肥腻、黏滑及烟酒刺激之品。

5.用药护理

遵医嘱按时给药，病情不明时不能给止痛药。

6.临床辨证护理

头痛剧烈时，遵医嘱给予针刺镇痛。高热性头痛可用冷毛巾敷前额部。出现壮热、项背强直、喷射性呕吐、抽搐时，立即报告医师，配合抢救。伴有恶心、呕吐者，遵医嘱给予针刺。

7.并发症护理

头痛伴有神志不清。密切观察患者的神志、生命体征、皮肤、尿量、汗出等情况，及时报告医师，给予患者保暖、吸氧、建立静脉通道等抢救准备，并配合治疗原发病。

（四）健康指导

指导患者及家属初步掌握缓解头痛的方法，如穴位按摩等；指导患者适当锻炼，注意饮食调理，如遇剧烈头痛时应及时就诊。

（潘美红）

第二节 肺系病证

一、哮病

（一）概述

哮病是以发作性喉中哮鸣有声，呼吸困难，甚则喘息不得平卧为主要表现的顽固发作性肺系疾病。哮病的病因为脏气虚弱，宿痰伏肺，复因外邪侵袭、饮食不当、情志失调、劳累过度等因素诱发。支气管哮喘和喘息型支气管炎以及其他原因引起的哮喘均可参考该病护理。

（二）辨证论治

1.寒哮

呼吸急促，喉中哮鸣有声，胸膈满闷如塞，咳不甚，痰少、咳吐不爽，口不渴或口渴喜热饮，面色晦滞带青，形寒畏冷。舌淡苔白滑，脉浮紧或弦紧。治以温肺散寒、化痰平喘。

2.热哮

气粗息涌，喉中痰鸣如吼，胸高胁胀，咳呛阵作，咳痰色白或黄，黏稠厚浊，咳吐不利，烦闷不安，面赤汗出，口苦，口渴喜饮。舌红苔黄腻，脉滑数或弦滑。治以清热肃肺、化痰定喘。

3.肺虚

气短声低，咳痰清稀色白，喉中常有轻度哮鸣音，每因气候变化而诱发，面色㿠白。舌淡苔薄白，脉细弱或虚大。治以补肺固卫。

4.脾虚

气短不足以息，少气懒言，每因饮食不当而引发。舌淡苔薄腻或白滑，脉细弱。治以健脾化痰。

5.肾虚

平素气息短促，动则为甚，腰酸腿软，脑转耳鸣，不耐劳累，下肢欠温，小便清长。舌淡，脉沉细。治以补肾纳气。

(三)病情观察要点

1.发作前症状

如打喷嚏、流鼻涕、干咳，鼻咽、咽部发痒等黏膜过敏表现。

2.诱发因素

如受寒、过热、饮食不当、疲劳过度、烟酒和异味刺激等。

3.呼吸道症状

观察患者呼吸频率、节律、深浅及呼气与吸气时间比，观察患者痰的色、质、量，咳痰时的伴随症状，咳痰的难易程度，呼吸道是否通畅。

4.伴随症状

观察病情变化，哮病发作及持续时间，患者的神志、面色、汗出体温、脉搏、血压等情况，口唇及四肢末梢的发绀程度。

5.并发症

有无电解质酸碱平衡失调、呼吸衰竭、自发性气胸等。

6.危重症的观察

(1)发作持续 24 小时以上，出现呼吸困难、发绀、大汗、面色苍白提示病情危重。

(2)患者出现头痛、呕吐、意识障碍时，应观察是否有二氧化碳潴留，配合医师实施治疗、抢救。

(四)症状护理要点

1.病室环境

(1)病室应避免各种变应原，如烟雾、油漆、花草等异味刺激性气体。

(2)寒哮患者病室温度宜偏暖，避风寒。

(3)热哮患者病室应凉爽通风，防止闷热，但应避免对流风。

2.避免诱发因素

哮病患者应避免寒冷、饮食不节、疲劳、烟酒等诱发因素。

3.及时处理发作前症状

当哮病患者出现打喷嚏、流鼻涕、干咳、咽痒等发作前症状时，立即通知医师，及时用药，减轻或预防哮病的发生。

4.体位

(1)哮病发作时给予端坐位或半坐卧位，也可让患者伏于一小桌上，以减轻疲劳。

(2)出现烦躁时应给予床档保护，防止跌伤。

5.痰多,痰黏

哮鸣咳痰多,痰黏难咳者,用叩背、雾化吸入等法,助痰排出。

6.喘息哮鸣,心中悸动

喘息哮鸣,心中悸动者,应限制活动,防止喘脱。

7.吸氧

遵医嘱给予用氧治疗。

8.艾灸法

哮病发作时可艾灸肺俞、膈俞 20 分钟,寒哮发作时艾灸天突、膻中、气海等穴。

9.中药吸入剂

寒哮发作时,用洋金花叶放在纸卷中点火燃烧,作吸入剂用。

10.拔火罐治疗

热哮取肺俞(双)、大椎、双风门、伏兔、丰隆等穴。

11.穴位按揉

足三里、合谷、后溪、昆仑等穴,或指压舒喘穴。

12.哮病持续发作

哮病持续发作者,且伴有意识障碍、呼吸困难、大汗、肢冷等症,应立即通知医师,配合抢救。

(五)饮食护理要点

饮食宜清淡,富营养,少食多餐,不宜过饱。忌生冷、辛辣、鱼腥发物、烟酒等食物。

1.寒哮

宜进食温热宣通之品,以葱、姜、胡椒等辛温调味以助散寒宣肺,忌生冷、海腥、油腻等食物。

食疗方:麻黄干姜粥(麻黄、干姜、甘草、粳米煮粥服用)。

2.热哮

宜食清淡、易消化的半流饮食,多饮果汁,如梨汁。

食疗方:加味贝母梨膏(川贝母、杏仁、前胡、生石膏、甘草、橘红、雪梨熬成糊状服用)。

3.肺虚

宜食动物肺、蜂蜜、银耳、百合、黄芪膏等补肺气之品。

食疗方:黄芪炖乳鸽、黄芪炖燕窝等。

4.脾虚

宜食如莲子、山药、糯米、南瓜、芡实等清淡,易消化、补脾之品,注意少食多餐。

食疗方:参芪粥、山药半夏粥。

5.肾虚

宜食木耳、核桃、胡桃、杏仁等补肾纳气之品。

食疗方:白果核桃粥、五味子蛋(五味子煮汁腌鸡蛋)。

(六)中药使用护理要点

1.口服中药

口服中药时,应与西药间隔 30 分钟左右。

(1)哮病发作时暂勿服药,一般在间歇时服用。如有定时发作者,可在发作前 1～2 小时服药,有利于控制发作或减轻症状。

(2)寒哮汤药宜热服;热哮汤药宜温服。

(3)固肾定喘丸:过敏体质者慎用。

(4)哮病因痰而起,故哮病合并咳嗽者慎用止咳药,以免痰液淤积,加重病情。

2.中药注射剂

中药注射剂应单独使用,与西药注射剂合用时须前后用生理盐水做间隔液。

止喘灵注射液:孕妇及高血压病、心脏病、前列腺肥大、尿潴留患者慎用;出现多尿时应立即通知医师,并观察是否发生血容量降低,电解质紊乱。不宜与氨茶碱配伍。

3.外用中药

观察局部皮肤有无不良反应。

中药敷贴:使用时应告知患者敷贴处皮肤可能出现灼热、发痒的情况,观察用药后反应。有明显热证、合并支气管扩张、咯血的患者不宜贴敷。

(七)情志护理要点

(1)病室环境宜安静,减少探视,避免不良情绪刺激。

(2)哮病发作时来势凶猛,患者多表现为惊恐万分,因此发作期首先应稳定患者的情绪,使其积极配合治疗。

(3)慢性反复发作的哮病迁延不愈,患者易悲观、焦虑,护士应关心安慰患者,让患者了解哮病是可以控制和缓解的,稳定患者情绪,以利康复。

(4)与哮病患者共同分析、寻找变应原和诱发因素并设法避免,树立战胜疾病的信心。

(八)健康宣教

1.用药

掌握常用吸入制剂的用法、用量,急性发作时能正确地使用,以快速缓解支气管痉挛。

2.饮食

宜清淡,忌油腻;宜温和,忌过冷、过热;宜少食多餐,不宜过饱;忌过甜过咸;不吃冷饮及人工配制的含气饮料;避免吃刺激性食物和产气食物。

3.运动

加强体质训练,根据个人情况,选择太极拳、内养功、八段锦、慢跑、呼吸操等方法长期锻炼,避免剧烈运动。

4.生活起居

注意气候变化,做好防寒保暖,防止外邪诱发;避免接触刺激性气体及灰尘;忌吸烟、饮酒。随身携带吸入制剂。

5.情志

保持情绪稳定,勿急躁、焦虑;避免情绪刺激诱发哮喘。

6.定期复查

遵医嘱定期复诊。

7.预防

做好哮喘日记,记录发病的症状、发作规律、先兆症状、用药情况及用药后反应;积极寻找变应原,预防哮病复发。

二、肺痨

(一)概述

肺痨是具有传染性的慢性虚弱疾病,以咳嗽、咯血、潮热、盗汗及身体逐渐消瘦为主要临床特征。该病致病因素分为内因与外因,外因是指痨虫传染,内因是指正气虚弱,两者往往互为因果。肺结核可参照该病护理。

(二)辨证论治

1.肺阴亏虚

干咳少痰或痰中带血,胸痛、潮热、颧红,或有轻微盗汗,口干舌燥。舌红苔薄黄、少津,脉细或兼数。治以滋阴润肺、清热杀虫。

2.阴虚火旺

呛咳气急,痰少质黏或量多,难咳,时时咯血,色鲜红,午后潮热,五心烦热,骨蒸,颧红,口渴,心烦,失眠盗汗,急躁易怒,胸胁掣痛。舌红干、苔薄黄或剥,脉细数。治以补益肺肾、滋阴降火。

3.气阴耗伤

咳嗽无力,气短声低,或咯血(色淡红),午后潮热,畏风怕冷,自汗,纳少便溏,面色㿠白,颧红。舌质嫩红,边有齿痕,苔薄,脉细弱数。治以养阴润肺、益气健脾。

4.阴阳两虚

痰中或见夹血、血色黯淡,咳逆喘息少气,形体羸弱,劳热骨蒸,面浮肢肿,潮热,形寒,自汗。舌光质红少津,脉细数或兼数。治以温补脾肾、滋养精血

(三)病情观察要点

(1)发热的时间和热势,观察患者发热规律。患者发热时是否伴有颧红、盗汗、骨蒸发热、手足心热等。

(2)咳嗽发作的性质及程度。

(3)咳痰的量、色、性状。

(4)是否伴有咯血,咯血的量、颜色、性质、出血的速度及意识状态、生命体征。

(5)胸痛患者应观察疼痛的时间、性质,如出现呼吸困难,要立即报告医师。

(6)患者体重的变化。

(四)症状护理要点

(1)病室环境安静、整洁、阳光充足、空气新鲜,室内禁止吸烟。防止灰尘及烟味刺激导致咳嗽加重。对于有结核病灶的患者,严格执行呼吸道隔离,病床之间不得少于 1.6 m,病室定时消毒。

(2)发热定时测量体温,做好发热护理。

(3)痰多不能自行咳出的患者,可协助翻身拍背,或遵医嘱予清肺化痰中药雾化吸入。

(4)干咳较重时,嘱患者切忌用力,遵医嘱给予止咳药;若呛咳气急、咽痒、口中有血腥味,为咯血先兆,应嘱患者患侧卧位,头偏向一侧,防止窒息。

(5)咯血的护理:①患者可选用半卧位或头侧平卧位,大咯血时应绝对卧床休息。②不要大声讲话;剧烈咳嗽,咯血量多者禁食;咯血停止后或少量咯血时,可行半流食。③准确记录出血量,观察患者咯血时的面色、神志、汗出、肢温及生命体征的变化,出现血脱先兆及时通知医师,准备抢救物品及止血药。

(6)胸痛时指导患者勿用力咳嗽,取舒适体位缓解疼痛。

(7)每周测量体重1次,为肺痨患者提供高热量、高蛋白、富含维生素的饮食。

(8)肺痨盗汗者可用五倍子、飞朱砂敷脐,贴敷过程中注意局部皮肤的观察。

(9)气功疗法:做正卧位内养功,通过平卧、放松、入静、意守、调息等,可调整脏腑、平衡阴阳,改善症状,提高机体免疫力。

(五)饮食护理要点

饮食宜清淡易消化,高热量、高蛋白、富含维生素,忌食生冷及肥甘厚腻的食物,宜少食多餐,进食时细嚼慢咽。

1.肺阴亏虚

宜食百合、鸭梨、银耳、藕汁等滋阴润肺之品。

食疗方:贝母冰糖炖豆腐。

2.阴虚火旺

宜食甲鱼、鸡蛋、冬瓜、萝卜等滋阴降火之品。

食疗方:冰糖银耳羹。

3.气阴两虚

宜食鱼、牛奶、红枣、莲子、黑芝麻等补益气血之品。

食疗方:百合猪肺汤(猪肺、百合、党参煮汤)。

4.阴阳两虚

宜食百合、银耳、人参、甲鱼等滋阴补阳之品。

食疗方:虫草大枣汤(人参、冬虫夏草、大枣、冰糖煮水服用)。

(六)中药使用护理要点

强调早期、联合适量、规律、全程化疗的重要性,使患者树立战胜疾病的信心,积极配合治疗。当出现巩膜黄染、肝区疼痛、胃肠不适、眩晕、耳鸣等不良反应时及时与医师联系,勿自行停药。

1.口服中药

口服中药时,应与西药间隔30分钟左右。

(1)滋阴降火、润肺补肾的中药汤剂,可早晚空腹服用。

(2)滋阴益气类药物不宜喝茶及吃萝卜等降气食物。

(3)人参固本丸:宜饭前服用,不宜同时服用五灵脂、皂角制剂,以免影响药效。高血压病患者慎用。

2.外用中药

观察局部皮肤有无不良反应。

(1)可佩戴安息香保养元气,增强正气。

(2)用雄黄酒擦迎香穴,以达辟秽之功。

(3)用净五灵脂、白芥子、生甘草研末加醋,与蒜捣匀,贴敷于颈椎至腰椎夹脊穴旁开1寸半处,1～2小时,皮肤灼热取之。

(七)情志护理要点

(1)病室环境宜安静,减少探视,避免不良情绪刺激。

(2)肺痨患者病情迁延,长期养病并需隔离修养,生活单调乏味,因此应鼓励患者可以通过散步、打太极拳、画画、练书法、听音乐等方式丰富生活,缓解不良情绪。

(3)劝患者禁恼怒,息妄想,树立战胜疾病的信心。

(八)健康宣教

1.用药

坚持服用抗结核药,严格遵医嘱服药,保证治疗的全程、联合、规律,严禁擅自停药、加药或减药,以防复发。服药期间注意不良反应,定期检查肝、肾功能。

2.饮食

宜清淡,养阴清热之品,加强营养,多饮水,忌食辛辣刺激之品。

3.运动

注意锻炼身体,可进行散步、打太极拳等有氧运动、增强体质。

4.生活起居

痰培养阳性时,有一定传染性,适当戴口罩隔离;痰培养阴性后,传染性较小。每天增加开窗通风时间。注意气候的变化,防止复感外邪,加重病情。注意休息,防止过劳。养成不随地吐痰的习惯,患者使用的痰具等用具均应消毒。戒烟,远房事。

5.情志

保持良好心态,避免恼怒、悲伤、恐惧。

6.定期复诊

遵医嘱定期复查,如出现咳嗽、乏力、消瘦、发热等症状应及时就医。

三、肺癌

(一)概述

原发性肺癌是指原发于支气管黏膜和肺泡的癌(不包括气管癌及转移性肺癌),简称肺癌。肺癌的发生多与正气内虚、邪毒外侵、痰浊内聚、气滞血瘀阻结于肺,肺失宣降等因素有关。该病属于中医学的"肺积"等病的范畴。

(二)辨证论治

1.肺热痰瘀

咳痰不畅,咳痰不爽,胸闷气急或胸闷背痛,痰中带血,大便秘结。舌黯红,苔白腻,脉弦。治以清肺理气、除痰散结。

2.脾虚痰湿

咳嗽痰多,胸闷,纳呆,神疲乏力,短气,腹胀,大便溏。舌淡胖,边有齿痕,苔白腻,脉濡缓。治以健脾化湿、宣肺豁痰。

3.阴虚痰热

咳嗽痰少,或干咳无痰,痰中带血,胸闷,气短,心烦失眠,口干,大便秘结,潮热盗汗。舌红,苔少或薄黄,脉细数。治以滋肾清肺、豁痰散结。

4.气阴两虚

咳嗽少痰,咳声低微,痰中带血,气促,神疲乏力,纳少短气,口干不多饮。舌红,苔薄,脉细弱。治以益气养阴、化痰散结。

(三)病情观察要点

1.咳嗽

(1)肿瘤侵犯支气管壁呈浸润性生长时表现为阵发性刺激性呛咳,无痰或仅有少量白色泡沫样黏痰。

(2)肿瘤位于支气管或隆突附近表现为剧烈呛咳。

(3)肿瘤位于细小支气管黏膜上常无咳嗽或咳嗽不明显。

(4)肿瘤完全阻塞支气管腔表现为咳嗽减少或消失。

2.咯血

表现为间断性反复少量血痰,往往血多于痰,色鲜红,偶见大咯血,持续时间不一。

3.发热

(1)炎性发热:由于支气管阻塞或管腔受压或出现继发性感染引起的发热。

(2)癌性发热:癌性发热即使高热有时也无特别异常的化验检查结果,发热持续时间较长,发热时轻时重,每天至少有一次超过 37.8 ℃,持续时间可达数周以上,伴有感染时可出现连续高热,感染消除后仍会持续发热。

4.胸痛

(1)肿瘤侵犯所在组织,出现不定时的胸闷,压迫感或钝痛。

(2)支气管阻塞引起肺不张,造成壁层胸膜牵引,引起胸痛。

5.气急

(1)胸闷气急:肿瘤在叶支气管或主支气管口时。

(2)严重气急:大量胸腔积液、心包积液时。

6.肺外症状

肺癌被称为非内分泌性的内分泌肿瘤,通过异位激素或类似物质产生异位内分泌作用,从而产生肺外症状,出现骨、关节肥大,杵状指,男性乳房增大,库欣综合征,类癌综合征,低钠血症,低血糖综合征,水中毒,黑色棘皮症及皮肌炎等。

(四)症状护理要点

1.咳嗽、咳痰

(1)气虚衰弱无力咳痰者:应帮助患者翻身拍背,并教会其有效咳痰方法。

(2)穴位按压:肺俞、心俞、尺泽、曲池穴,有清肺化痰的作用。

(3)大咯血:①及时建立静脉通路,遵医嘱予氧气及药物治疗。②保持呼吸道通畅防止窒息。③观察神志、尿量及生命体征情况。

2.高热

应卧床休息,限制活动,遵医嘱用药,必要时给予物理降温。指导其多饮温开水;汗多者,应及时擦干汗液,用温开水清洗皮肤,勤换内衣及床单,勿汗出当风。

3.胸痛

应患侧卧位,遵医嘱予肿瘤外用贴敷治疗,理气活血通络,帮助减轻疼痛。也可采用放松术,如缓慢呼吸、全身肌肉放松、听音乐等。

4.胸闷气急

应稳定其情绪,卧床休息,保持室内空气新鲜,光线柔和,减少不必要的人员走动。大量胸腔积液、心包积液而引起的严重气急可遵医嘱由医师予胸腔穿刺。遵医嘱吸氧。

(五)饮食护理要点

饮食宜清淡、营养丰富,忌食煎炒燥热、肥甘厚味、寒湿生冷及辛辣刺激之品。

1.术后患者

饮食宜补气养血为主，如杏仁露、莲藕、鲜白菜、白萝卜等。

2.放疗时肺阴大伤

饮食宜滋阴养血为主，如鲜蔬菜、鲜水果、琵琶果、核桃仁、枸杞果等。

3.化疗时气血两伤

饮食宜补益气血为主，如鲜鲤鱼、白木耳、香菇、燕窝、银杏等。

4.辨证食疗

(1)肺热痰瘀：宜食清肺理气，除痰散结之品，如花旗参、百合、绿豆等。可选用杏仁川贝老鸭汤（老鸭、北杏仁、党参、熟地黄、川贝母）；雪梨鱼腥草饮（雪梨、鱼腥草）。

(2)脾虚痰湿：宜食健脾化湿，宣肺豁痰之品，如山药、薏苡仁、冬瓜仁、扁豆、红小豆等。可选用百合肚肺汤（猪肺、猪肚、火腿、百合）。

(3)阴虚痰热：宜食滋肾清肺，豁痰散结之品，如薏苡仁、山药等。可选用贝梨猪肺汤（猪肺、川贝母、雪梨）；百合琵琶羹（百合、琵琶、鲜藕）。

(4)气阴两虚：宜食益气养阴之品，如甲鱼、白果、豆浆等。可选用燕窝银耳粥（猪瘦肉、大米、银耳、燕窝）；冬虫夏草鸭。

(六)中药使用护理要点

1.口服中药

口服中药时，应与西药间隔30分钟左右。

(1)止咳糖浆不要用水稀释，喝完糖浆后5分钟内最好不要喝水。

(2)健脾益肾颗粒：服药期间，饮食宜进清淡易消化之品，忌食辛辣、油腻、生冷之品。

(3)肺瘤平膏：宜饭后30分钟，以温水冲服。腹泻、咯血者忌用。

(4)威麦宁胶囊：饭后30分钟口服。

(5)益肺清化颗粒：饭后30分钟口服。

2.中药注射剂

中药注射剂应单独使用，与西药注射剂合用时须前后用生理盐水做间隔液。

(1)艾迪注射液：含斑蝥有毒，注意监测肝、肾功能。不宜与人血白蛋白等配伍。

(2)榄香烯注射液：有进行性出血倾向者应慎用。建议使用中心静脉置管给药。

(3)康莱特注射液：首次使用滴速应缓慢；当药物出现油、水分层（乳析）现象时，严禁静脉使用；应使用带终端滤器的输液器；建议使用中心静脉置管给药。

3.外用中药

观察局部皮肤有无不良反应。

理气活血通络方外敷：治疗肺癌引起的胸部及肩背部疼痛，多采用热湿敷，热水调药，温度以患者感觉舒适为宜，一般为37～45 ℃，贴敷时间为6～8小时，外用纱布覆盖，并用敷料固定好。有活动性出血或是有出血倾向的患者禁用，贴敷部位皮肤完整性受损的患者禁用。

(七)健康宣教

1.用药

遵医嘱用药，不可随意增减药量或停药。

2.饮食

饮食宜清淡富营养，忌食煎炸燥热、肥甘厚味、生冷及辛辣刺激之品。

3.运动

适当运动不宜过劳,以不感乏力、气短为宜;可选择慢步走、打太极拳、练气功、练呼吸操等,多到大自然中呼吸新鲜空气。

4.生活起居

鼓励戒烟;注意个人卫生,做好口腔护理;保持居住环境整洁,空气清新,避免刺激性气味;注意保暖,随天气变化增减衣服,切记当风受凉,防止呼吸道感染。

5.情志

过忧伤肺,切勿大喜大悲,保持心态平和,情绪乐观稳定。

6.定期复诊

遵医嘱定时复诊,如出现咳嗽、胸痛加重、大咯血时应及时就医。

(潘美红)

第三节　脾胃系病证

一、痢疾

(一)概述

痢疾是以腹痛,里急后重,大便次数增多,痢下赤白脓血为主症的病证,是夏秋季常见的肠道传染病。病因有外感时疫邪毒和内伤饮食两方面。细菌性痢疾、阿米巴痢疾,以及溃疡性结肠炎、放射性结肠炎、细菌性食物中毒等出现类似本节所述症状者,可参照该病护理。

(二)辨证论治

1.湿热痢

腹痛,里急后重,下痢赤白脓血,赤多白少或纯下赤冻,肛门灼热,小便短赤,或发热恶寒,头痛身楚,口渴发热。舌红苔黄腻,脉滑数。治以清热解毒、调气行血。

2.疫毒痢

起病急骤,壮热,恶呕便频,痢下鲜紫脓血,腹痛剧烈,口渴,头痛,后重感特著,甚者神昏惊厥。舌红绛苔黄燥,脉滑数或微欲绝。治以清热凉血解毒。

3.寒湿痢

腹痛拘急,痢下赤白黏冻,白多赤少,里急后重,脘闷,口淡,饮食乏味,头身困重。舌淡苔白腻,脉濡缓。治以温中燥湿、调气和血。

4.阴虚痢

下痢赤白,日久不愈,或下鲜血,脐下灼痛,虚坐努责,食少,心烦,口干口渴。舌红绛少津少苔,脉细数。治以养阴清肠化湿。

5.虚寒痢

下痢稀薄,带有白冻,甚则滑脱不禁,腹部隐痛,排便不爽,喜按喜温,久痢不愈,食少神疲,四肢不温。舌淡苔白滑,脉沉细而弱。治以温补脾肾,收涩固脱。

6.休息痢

下痢时发时止，常因饮食不当、受凉、劳累而发，发时便频，夹有赤白黏冻，腹胀食少，倦怠嗜卧。舌淡苔腻，脉濡软虚数。治以温中清肠，调气化滞。

(三)病情观察要点

1.腹痛、里急后重

观察发作的时间、性质、部位、程度、与体位的关系、缓解的方法及伴随症状。

(1)新病年少，形体壮实，腹痛拒按，里急后重便后减轻者多为实证；久病年长，形体虚弱，腹痛绵绵，痛而喜按，里急后重便后不减或虚坐努责者为虚证。

(2)湿热痢腹痛阵作；疫毒痢腹痛剧烈；寒湿痢腹部胀痛；阴虚痢为脐腹灼痛，或虚坐努责；虚寒痢常为腹部隐痛，腹痛绵绵。

2.肛门灼痛

与湿热下注、肛周炎症、分泌物刺激有关。

3.大便次数及性状改变

注意观察大便与腹痛的关系，大便的次数、性质、量、气味、颜色、有无脓血黏冻。

(1)痢下白冻或白多赤少者，多为湿重于热，邪在气分，其病清浅；若纯白冻清稀者，为寒湿伤于气分；白而滑脱者属虚寒。

(2)痢下赤冻，或赤多白少，多为热重于湿，热伤血分，其病较深；若痢下纯鲜血者，为热毒炽盛，迫血妄行。

(3)痢下赤白相杂，多为湿热夹滞。

(4)痢下色黄而深，其气臭秽者为热；色黄而浅，不甚臭秽者为寒。

(5)痢下紫黑色、黯褐色者为血瘀；痢下色紫黯而便质清稀为阳虚。

(6)痢下焦黑，浓厚臭秽者为火。

(7)痢下五色相杂为湿热疫毒。

4.发热

观察发热程度及伴随症状。

(1)湿热痢若兼有表证则恶寒发热，头痛身楚，热盛灼津则口渴。

(2)疫毒痢热因毒发，故壮热。热盛伤津则口渴，热扰心神则烦躁，热扰于上则头痛。热入营分，高热神昏谵语者，为热毒内闭。

(四)症状护理要点

1.腹痛、里急后重

(1)腹痛时，可指压内关或合谷等穴位。

(2)疫毒痢者，腹痛剧烈，痢下次多，应暂禁食，遵医嘱静脉补液或按揉天枢、气海、关元、大肠俞等穴。

(3)寒湿痢者，腹部冷痛，注意保暖，给予热敷，或用白芥子、生姜各 10 g 共捣烂成膏敷脐部。

(4)虚寒痢者，腹痛绵绵，注意四肢保暖，可给予艾灸天枢、神阙等穴，或食用生姜、生蒜，以温中散寒。

(5)患者里急后重时，嘱患者排便不宜过度用力或久蹲，以免脱肛。

2.肛门灼痛

(1)保持肛周皮肤清洁，便后用软纸擦肛门并且用温水清洗，如肛门周围有糜烂溃破，可遵医嘱外涂油膏治疗。

(2)肛门灼热、水肿时,可遵医嘱予中药熏洗。

(3)有脱肛者,清洁后用消毒纱布涂上红油膏或黄连软膏轻轻还纳。

3.发热

(1)正确记录体温、脉搏呼吸、汗出情况。

(2)保持皮肤清洁,汗出后用毛巾擦拭,并及时更换湿衣被,保持床铺清洁干燥。

(3)协助高热患者做好口腔护理,饭前饭后用银花甘草液、洗必泰(氯己定)、生理盐水等漱口,口唇干裂可涂保湿唇膏或油剂。

(4)保证足够液体量,鼓励患者多饮温开水、淡糖盐水,可用麦冬、清竹叶、灯芯草等泡水代茶饮或遵医嘱静脉补液。

(5)高热无汗时,可遵医嘱行物理降温或给予中西药退热,或给予背部刮痧以辅助治疗。观察退热情况,防止抽搐、神昏等险证。

(五)饮食护理要点

饮食以清淡、细软、少渣、易消化的流质或半流质为主,鼓励患者多饮温开水或淡盐水,每天总液量为3 000 mL左右。不宜饮用牛奶,忌食生冷、辛辣、油腻、硬固、煎炸之品,忌豆类、薯类等产气食品。

1.湿热痢

宜食清热解毒之品,如铁苋菜、地锦草、马齿苋、西瓜、苹果等。

食疗方:蒜泥马齿苋、薏米粥、陈茗粥(陈茶叶、大米)。

2.疫毒痢

宜食清热凉血解毒之品,如鲜芦根煎汤代茶饮,痢下次多,应暂禁食。

食疗方:鲫鱼汤。

3.寒湿痢

宜食温中燥湿,调气和血之品,如粳米、鲈鱼、大枣等。

食疗方:薏米莲子粥、大蒜炖肚条、肉桂粥。

4.阴虚痢

宜食养阴清肠化湿之品,如黑木耳、茯苓、枸杞子、桑椹、龙眼肉、薏苡仁、莲子及大枣等。

食疗方:绿茶蜜饮、绿豆汤、石榴皮煮粥(石榴皮、粳米)。

5.虚寒痢

宜食温补脾肾,收涩固脱之品,如山药、莲子、胡桃肉、白扁豆、薏苡仁、生姜、生蒜等。

食疗方:姜汤、桃花粥、豆蔻粥(肉豆蔻、生姜、粳米)。

6.休息痢

宜食温中清肠,调气化滞之品,如粳米、南瓜、香菇、黄花菜等。

食疗方:参枣米饭、山药饼。

(六)中药使用护理要点

1.口服中药

口服中药时,应与西药间隔30分钟左右。

(1)中药汤剂:宜饭前服用。若有恶心,服用前可以在舌上滴少许生姜汁。

(2)香连浓缩丸(片):不宜与阿托品、咖啡因等同用,否则会增加生物碱的毒性;忌油腻、生冷之品，禁烟、酒。

(3)葛根芩连微丸(胶囊)：泄泻腹部凉痛者忌服。

(4)芩连片：泄泻腹部凉痛者忌服。不宜与乳酶生、丽珠肠乐同服。

2.中药注射剂

中药注射剂应单独使用，与西药注射剂合用时须前后用生理盐水做间隔液。

穿心莲注射剂：不宜与氟罗沙星、左氧氟沙星、乳酸环丙沙星、妥布霉素、红霉素、阿米卡星、维生素 B_6 等同用。

3.外用中药

观察局部皮肤有无不良反应。

(1)保留灌肠：给药前排空二便，取右侧卧位，臀部抬高 10 cm，液面距肛门不超过 30 cm，肛管插入 15 cm 左右，药液温度 39～41 ℃，量 50～100 mL，徐徐灌入，灌完后取平卧位，再取左侧卧位，保留 60 mm 以上，保留至次晨疗效更佳。

(2)中药贴敷：神阙穴，1 次/天，每次贴敷 3～4 小时。注意观察局部皮肤有无发红、瘙痒，或水疱等症状，并及时通知医师。告知患者切忌搔抓，以防止感染。

(七)健康宣教

1.用药

慢性患者应坚持治疗，在医师指导下合理用药。

2.饮食

不宜过食生冷，不吃变质食物。在痢疾流行季节可以适量食用生蒜瓣，或用马齿苋、绿豆煎汤饮用以预防感染。

3.运动

宜卧床静养，不可过度活动。指导久病体虚的患者循序渐进地锻炼身体，增强抗病能力和促进康复。

4.生活起居

注意个人卫生，养成饭前、便后洗手习惯，预防疾病发生和传播。加强水饮食卫生管理，避免外出用餐，防止病从口入。久病初愈，正气虚弱，注意生活起居有节，劳逸结合。

5.情志

开展多种形式的文娱活动，以丰富生活内容，怡情悦志。

6.定期复诊

遵医嘱定期复诊，若出现大便次数及性状的改变、腹痛、里急后重等症状时，应及时就医。

二、呕吐

(一)概述

凡由于胃失和降，气逆于上，迫使胃中之物从口中吐出的一种病证，称为呕吐。多由于外感六淫，内伤饮食，情志不调，禀赋不足等影响于胃，使胃失和降，胃气上逆所致。急性胃炎、胃黏膜脱垂症、神经性呕吐、幽门痉挛、不完全性幽门梗阻、胆囊炎、胰腺炎等出现呕吐时可参照该病护理。

(二)辨证论治

1.外邪犯胃

突然呕吐，胸脘满闷，发热恶寒，头身疼痛。舌苔白腻，脉濡缓。治以疏邪解表、化浊和中。

2.饮食停滞

呕吐酸腐,脘腹胀满,嗳气厌食,大便或溏或结。舌苔厚腻,脉滑实。治以消食化滞、和胃降逆。

3.痰饮内停

呕吐清水痰涎,脘闷不食,头眩心悸。舌苔白腻,脉滑。治以温中化饮、和胃降逆。

4.肝气犯胃

呕吐吞酸,嗳气频作,胸胁胀痛。舌红苔薄腻,脉弦。治以疏肝理气、和胃降逆。

5.脾胃虚寒

呕吐反复迁延不愈,劳累或饮食不慎即发,伴神疲倦怠,胃脘隐痛,喜暖喜按。舌淡或胖苔薄白,脉弱。治以温中散寒、和胃降逆。

6.胃阴不足

时时干呕恶心,呕吐少量食物黏液,饥不欲食,咽干口燥,大便干结。舌红少津,脉细数。治以滋阴养胃、降逆止呕。

(三)病情观察要点

1.呕吐

观察呕吐的虚实,呕吐物的性状与气味,呕吐时间等。

(1)呕吐的虚实:发病急骤,病程较短,呕吐量多,呕吐物酸腐臭秽,多为实证;起病缓慢,病程较长,呕而无力,呕吐量不多,呕吐物酸臭不甚,伴精神萎靡,倦怠乏力多为虚证。

(2)呕吐物的性状:酸腐难闻,多为食积内腐;黄水味苦,多为胆热犯胃;酸水绿水,多为肝气犯胃;痰浊涎沫,多为痰饮中阻;泛吐清水,多为胃中虚寒。

(3)呕吐的时间:大怒、紧张或忧郁后呕吐,多为肝气犯胃;暴饮暴食后发病,多为食滞内停;突然发生的呕吐伴有外感表证者,多为外邪犯胃;晨起呕吐在育龄女性,多为早孕;服药后呕吐,则要考虑药物反应。

2.伴随症状

如出现下述症状,及时报告医师,配合抢救。

(1)呕吐剧烈,量多,伴见皮肤干燥,眼眶下陷,舌质光红。

(2)呕吐频繁,不断加重或呕吐物腥臭,伴腹胀痛、拒按、无大便及矢气。

(3)呕吐物中带有咖啡样物质或鲜血。

(4)呕吐频作,头昏头痛,烦躁不安,嗜睡、呼吸深大。

(5)呕吐呈喷射状,伴剧烈头痛、颈项强直,神志不清。

(四)症状护理要点

1.呕吐

(1)虚寒性呕吐:胃脘部要保暖,热敷或可遵医嘱隔姜灸中脘,或按摩胃脘部。

(2)寒邪犯胃呕吐时,可用鲜生姜煎汤加红糖适量热服。

(3)食滞欲吐者,可先饮温盐水,然后用压舌板探吐。

(4)呕吐后用温热水漱口,保持口腔清洁。

(5)呕吐频繁者可耳穴埋籽:取脾、胃、交感等穴;亦可指压内关、合谷、足三里等穴。

(6)穴位贴敷:取穴足三里、中脘、涌泉、内关、神阙等穴位。

(7)昏迷呕吐者,应予侧卧位,防止呕吐物进入呼吸道而引起窒息。

2.胸胁胀痛

稳定患者情绪,可推拿按揉肝俞、脾俞、阳陵泉等穴。

3.不思饮食

可自上而下按揉胃脘部,点按上脘、中脘、天枢、气海等穴。

4.咽干口燥

可用麦冬、玉竹或西洋参代茶饮。

5.恶寒发热

做好发热护理,根据医嘱采取退热之法,注意观察生命体征的变化。

(五)饮食护理要点

饮食应清淡开胃易消化,禁食辛辣、煎炸、肥甘、生冷、油腻的食物。宜少食多餐。

1.肝气犯胃

宜食陈皮、萝卜、山药、柑橘等理气降气之品,禁食柿子南瓜、马铃薯等产气的食物。

食疗方:香橙汤(香橙、姜、炙甘草)。

2.饮食停滞

宜食山楂、米醋等消食化滞,和胃降逆之品。

食疗方:山楂麦芽饮,炒莱菔子粥,山楂粥等。

3.阴虚呕吐

宜食木耳、鸡蛋、鲜藕、乳制品等益胃生津之品。

食疗方:雪梨汁、荸荠汁、藕汁、西洋参泡水、银耳粥等。

4.脾胃虚寒

宜食鸡蛋、牛奶、姜、熟藕、山药、红糖等温中健脾之品。

食疗方:姜丝红糖水,紫菜鸡蛋汤。

5.痰饮内停

宜食温化痰饮,和胃降逆之品,如姜、薏苡仁、山药、红豆等。

食疗方:山药红豆粥。

(六)中药使用护理要点

1.口服中药

口服中药时,应与西药间隔 30 分钟左右。

(1)中药汤剂:①取坐位服药,少量频服,每次 20～40 mL,忌大口多量服药。②外邪犯胃、脾胃虚寒者宜饭后热服;饮食停滞、痰饮内停者宜饭后温服;肝气犯胃者宜饭前稍凉服。

(2)中成药:①舒肝丸(片、颗粒):不应与西药甲氧氯普安合用。②沉香化气丸:不宜与麦迪霉素合用。③藿香正气散,保和丸,山楂丸:应在饭后服用。

2.外用中药

观察局部皮肤有无不良反应。

遵医嘱选穴,穴位贴敷时注意按时更换。

(七)情志护理要点

(1)护士应多与患者交谈,了解患者的心理状态,建立友好平等的护患关系。关怀、同情患者,减轻其紧张、烦躁及怕他人嫌弃的心理压力。

(2)教会患者进行自我舒缓情绪的方法,如音乐疗法、宣泄法、转移法等。

(3)鼓励患者多参与娱乐活动,如下棋、读报、看电视、听广播等。

(4)对精神性呕吐患者应消除一切不良因素刺激,必要时可用暗示方法解除患者不良的心理因素。

(八)健康宣教

1.用药

遵医嘱服药,中药汤剂应少量频服。

2.饮食

饮食应清淡开胃易消化,禁食辛辣、煎炸、肥甘、生冷、油腻的食物。注意饮食卫生,规律进食,少食多餐,逐渐增加食量,不暴饮暴食。

3.运动

加强身体锻炼,提高身体素质。每天饭前、饭后可用手掌顺时针方向按摩胃脘部10分钟。

4.生活起居

养成良好的生活习惯,注意冷暖,特别注意胃部保暖,以减少或避免六淫之邪或秽浊之邪的侵袭。平日可于饭前饭后按摩内关、足三里等穴,每次5～10分钟。

5.情志

调摄精神,保持心情舒畅,避免精神刺激,防止因情志因素引起呕吐。

6.定期复查

遵医嘱定时复诊,若出现呕吐频繁,或伴腹胀腹痛无排便,或呕吐带血时需及时就医。

(潘美红)

第四节　肝胆系病证

一、胁痛

(一)概述

胁痛是以一侧或两侧胁肋部疼痛为主要表现的病证。多由于情志失调、饮食不节、外感湿热、劳欲久病或跌仆损伤等引起,肝胆失于疏泄条达而致该病。急慢性肝炎、肝硬化、肝寄生虫病、肝癌、急性胆囊炎、慢性胆囊炎、胆石症、慢性胰腺炎、胁肋外伤以及肋间神经痛等疾病以胁痛为主要症状时皆可参照该病护理。

(二)辨证论治

1.肝气郁结

胁肋胀痛,走窜不定,常因情志刺激而加重,胸闷太息,嗳气食少,妇女月经不调。苔薄,脉弦。治以疏肝理气。

2.肝胆湿热

胁肋灼热,胀痛拒按,口干咽干,胸闷纳呆,恶心呕吐,可兼有目赤或目黄、身黄;身热恶寒;小便黄赤,大便不爽。舌红苔黄腻,脉弦滑数。治以清热利湿。

3.瘀血阻络

胁肋刺痛，痛有定处，按之痛剧，夜尤甚，胁下或见痞块。舌紫黯，或有瘀斑，脉沉涩。治以祛瘀通络。

4.肝阴不足

胁肋隐痛，绵绵不休，遇劳加重，头晕目眩，口干咽燥，心中烦热。舌红少苔，脉弦细数。治以养阴柔肝。

（三）病情观察要点

1.疼痛

注意观察疼痛的部位、性质、时间及伴随症状、诱发因素等。注意是否有腹肌紧张、板状腹。

（1）胀痛且痛无定处，多属气滞。

（2）刺痛且痛有定处，多属血瘀。

（3）隐痛不已，多属肝阴不足。

（4）阵发性绞痛，多为胆结石症状。

2.呕吐

注意观察呕吐物的颜色、性质、量及呕吐的时间、次数，伴随症状。必要时留送标本。

3.皮肤变化

注意是否有目黄、身黄等黄疸情况。

4.体温

有无发热等情况。

5.二便情况

有无小便黄赤，大便不爽，便秘等。

6.伴随症状

有无头晕，口干咽燥，胸闷，嗳气，妇女月经不调等。

（四）症状护理要点

1.胁肋疼痛

（1）注意卧床休息，选择舒适的体位，以偏向患侧卧位为宜，尽量减少不必要的搬动；变动体位要缓慢，避免体位的突然变动而加重疼痛。

（2）轻者可以适当活动，如散步、打太极拳等，做到动静适宜，以不感到疲劳为度。

（3）胁肋疼痛时可行耳穴埋籽，主穴：胸、肝、胆、神门；配穴：内分泌、肋缘下、交感。

（4）按摩疗法：选用自我按摩法，每天早晚在两侧胁肋部自上而下按摩1次，每次10分钟。

（5）瘀血阻络者痛剧时，可取屈膝卧位，局部热敷。

2.呕吐

（1）应及时清除呕吐物，呕吐后及时漱口，保持口腔清洁；及时留送标本。

（2）口含姜片止呕，或指压内关穴。

（3）可行耳穴埋籽，主穴：胃、神门、交感；配穴：皮质下、肝、胆反应点等。

3.皮肤有黄染

皮肤若有黄染，确诊为黄疸型肝炎，要做好消毒隔离工作。

4.发热

恶寒发热者及时增减衣被，做好发热护理。

5.便秘

便秘时，指导或协助患者顺时针方向按摩腹部，促进肠蠕动；可遵医嘱给予耳穴埋籽，主穴：大肠、小肠、交感；配穴：肺、便秘点等。

6.头晕目眩

头晕目眩时注意卧床休息，尽量减少活动，注意安全。

（五）饮食护理要点

饮食宜清淡、温软、易消化之物；忌寒凉、辛辣、油腻、刺激之品，定时定量。恶心呕吐严重时应暂时禁食，待病情好转后，逐渐进食易消化的流食或软食。

1.肝气郁结

宜食柑橘、萝卜、荔枝、丝瓜、菠菜、茄子等疏肝理气之品，避免食用马铃薯、南瓜、红薯等食品。

食疗方：柴橘粥（柴胡、陈皮、粳米）。

2.肝胆湿热

宜食西瓜、冬瓜、荸荠、黄瓜等清热利湿之品可，饮绿豆汤、冬瓜汤等。

食疗方：鸡骨草瘦肉汤。

3.瘀血阻络

宜食藕汁、梨汁、山楂、红糖、红心萝卜、木耳等活血化瘀之品，忌食寒凉及油腻黏滞之品。

食疗方：三七郁金汤（三七花、郁金、猪瘦肉）、桃仁莲藕汤。

4.肝阴不足

宜食鱼、瘦肉、银耳、藕、梨等滋阴之品。

食疗方：沙参玉竹老鸭汤（北沙参、玉竹，老鸭）、鲜生地粥（主料鲜生地黄、粳米）。

（六）中药使用护理要点

1.口服中药

口服中药时，应与西药间隔 30 分钟左右。

（1）疏肝理气、清利肝胆湿热、养阴柔肝中药汤剂宜饭前稍凉服；祛瘀通络止痛中药宜饭前稍温服。

（2）平肝舒络丸：属虚证者慎用，长期使用易导致蓄积性汞中毒。

（3）木香顺气丸：服药期间忌食生冷、油腻食物；孕妇慎服。

（4）元胡止痛胶囊（片、软胶囊、滴丸）：药性温燥，阴虚火旺者慎服；服药期间忌食生冷食物。

（5）扶正化瘀胶囊：孕妇忌服，湿热盛者慎用。

2.中药注射剂

中药注射剂应单独使用，与西药注射剂合用时须前后用生理盐水做间隔液。

舒肝宁注射液：用 10%葡萄糖注射液 250～500 mL 稀释后静脉滴注，速度不宜过快。

3.外用中药

观察局部皮肤有无不良反应。

（1）芒硝 30 g 布包后敷于胁肋部以助止痛，注意温度适宜。

（2）隐痛者可用生姜、葱白、韭菜、艾叶，加盐同炒后，敷于患处。

（七）情志护理要点

（1）胁痛随情志变化而增减，因此，平素保持情绪稳定，心情舒畅，避免过怒、过悲、过劳及过度紧张。

(2)耐心倾听患者的感受,尽量解答患者提出的问题,护士说话速度要慢,语调要平静;向患者介绍成功的病例,增强患者战胜疾病的信心。

(3)根据患者的兴趣爱好、文化素养,选择适宜的乐曲欣赏,以分散注意力,使患者心境坦然,气机条达。

(八)健康宣教

1.用药

遵医嘱服药,积极治疗,以免延误病情。

2.饮食

宜温软、清淡、易消化;忌烟、酒、肥甘之品,保持大便通畅。

3.情志

排解不良情绪,注意保持心情舒畅,避免抑郁、郁怒等不良刺激。

4.运动

适当进行体育运动,以不感劳累为宜,活动中不要用力过猛,避免碰撞伤及胁肋。

5.生活

起居养成健康的生活方式和行为,起居有常,避免过劳。

6.定期复诊

遵医嘱定时复诊,若胁痛加剧、伴恶心、呕吐症状时应及时就医。

二、黄疸

(一)概述

黄疸是以目黄、身黄、小便黄为主要表现的病证。多由于感受湿热疫毒,肝胆气机受阻,疏泄失常,胆汁外溢而导致该病。肝细胞性黄疸、阻塞性黄疸、溶血性黄疸、病毒性肝炎、肝硬化等以黄疸为主要表现者,均可参照该病护理。

(二)辨证论治

黄疸以目黄、身黄、小便黄为主要特征。

1.阳黄

起病急,病程短。治以清热利湿。

(1)热重于湿:身目黄色鲜明,发热口渴,心中懊侬,恶心呕吐,小便短少黄赤,大便秘结,或腹部胀满。舌苔黄腻,脉弦数或滑数。治以清热为主,兼以利湿。

(2)湿重于热:发热不高,黄疸不如热重之鲜明,兼有头重身困,胸脘痞满,恶心呕吐,便溏。舌苔厚腻微黄,脉弦滑。治以利湿为主,兼以清热。

2.阴黄

黄色晦暗,纳少脘闷,或见腹胀,大便不实,神疲畏寒。舌淡苔白腻,脉沉迟或濡缓。治以健脾和胃、温化寒湿。

3.急黄

发病迅速,身如黄金,高热烦渴,胸腹胀满,神昏谵语,衄血、便血或肌肤出现斑疹。舌绛苔黄而燥,脉弦数或细数。治以清热解毒、凉血滋阴。

(三)病情观察要点

(1)黄疸:观察黄疸出现的部位、皮肤色泽的深浅、消长等变化。

(2)二便:观察尿色的深浅、尿量和大便色、质变化。

(3)是否伴有恶心呕吐及呕吐物的颜色、量、气味等。

(4)有无体温异常。

(5)有无腹水和出血情况,有无言语不清、神昏谵语、四肢震颤等,并及时报告医师。

(四)症状护理要点

(1)黄疸:①患者应注意休息,活动量以不感劳累为宜。②皮肤瘙痒时勿搔抓,可用手轻拍瘙痒部位或外涂止痒润肤药物。③阳黄患者多具传染性,对有传染性的患者,要严格执行隔离制度,按时消毒餐具、衣物和居室。并限制患者活动范围。

(2)呕吐:①及时清除呕吐物,呕吐后保持口腔清洁,可用淡盐水、银花甘草液漱口。②恶心欲呕时可指压内关、足三里等穴。③耳穴埋籽。主穴,胃、贲门、食道、交感;配穴,肝、脾、三焦。

(3)烦躁不安或精神异常者应加床档,适当约束,防止发生意外。

(4)保持病室安静、整洁、空气新鲜,阳黄热重于湿者,室温适宜偏凉;阳黄湿重于热者,室温适宜温热;阴黄者,要注意防寒保暖,病室适宜向阳;急黄者,室温宜凉爽。

(5)24 小时尿量＜500 mL,或黄疸急剧加深时,报告医师,配合处理。

(五)饮食护理要点

饮食宜新鲜清淡、易消化、富含营养,不宜过甜过咸;忌生冷、油腻、辛辣、粗糙硬固食物。

1.阳黄

宜食偏清凉、清淡、易消化之品,如梨、橘、番茄、冬瓜、芹菜等。食欲差者,可食山楂、萝卜等开胃助消化之品。

食疗方:栀子仁粥(栀子、粳米)、黄花菜瘦肉粥。

2.阴黄

宜食用扁豆、红枣、莲子、豆刺品、牛乳等补中益气之品。病情逐渐好转,食欲转佳后,可适当选择鱼、肉、蛋、禽之品,以护养正气,驱邪外出。

食疗方:枸杞猪肉汤。

3.急黄

患者可有恶心呕吐或不思饮食等症状,以静脉补充营养为主,可给予流质饮食,待病情好转后逐渐给予清淡、营养丰富之品。高热烦渴时给予梨汁、藕汁以清热生津。

食疗方:茵陈大枣羹(茵陈、大枣)。

(六)中药使用护理要点

1.口服中药

口服中药时,应与西药间隔 30 分钟左右。

(1)阳黄中药偏温服,阴黄中药以偏热服为宜。

(2)复方益肝丸,勿空腹服用。

2.中药注射剂

中药注射剂应单独使用,与西药注射剂合用时须前后用生理盐水做间隔液。

(1)茵栀黄注射液:注意观察有无结晶或固体析出;不宜与氯化钠注射液、复方氯化钠注射液、葡萄糖氯化钠注射液、辅酶 A、甘露醇、肌苷、精氨酸、维生素 C、维生素 B_6、氯化钙、葡萄糖酸钙、盐酸林可霉素、复方甘草酸单铵、甘草酸二铵等配伍；用10%葡萄糖注射液250～500 mL稀释后静脉滴注，速度不宜过快，注意药物不良反应如皮疹、荨麻疹及其他变态反应。用药期间，忌食生冷、辛辣、油腻、鱼虾海鲜类食物。

(2)清开灵注射液：注射液稀释后必须在2小时以内使用。忌与硫酸庆大霉素、青霉素G钾、肾上腺素、重酒石酸间羟胺、乳糖酸红霉素、多巴胺、洛贝林、肝素、硫酸美芬丁胺、葡萄糖酸钙、维生素B_6、维生素C、硫酸妥布霉素、硫酸庆大霉素、西咪替丁、精氨酸、氨茶碱等药物配伍使用。

(3)苦黄注射液：滴速30滴/分，不宜过快。

3.外用中药

观察局部皮肤有无不良反应。

(1)中药贴敷：大黄、生明矾、栀子各等份，上药研末，取药粉填满脐，外用胶布固定，用于阳黄患者。

(2)阴黄散：丁香、茵陈上药研细末，生姜汁调敷脐部，外用胶布固定，用于阴黄患者。

(3)保健药枕：菊花枕、夏枯草枕以清肝明目。

(七)健康宣教

1.用药

遵医嘱服药，不要滥用保肝药物；黄疸消退，勿骤然停药。

2.饮食

饮食宜营养丰富、易消化的食物，勿暴饮暴食、贪嗜醇酒，勿食辛辣肥甘及不洁的食物。

3.情志

保持心情舒畅，忌恼怒忧思，避免消极刺激言语，消除不良情绪。

4.运动

避免过劳，适当进行体育运动，如练气功、打太极拳、散步等。

5.生活起居

生活要有规律，注意休息，无妄劳作。如系传染性疾病引起的黄疸，在未完全治愈前，仍需与家人隔离，以免传染他人；如系慢性疾病引起的黄疸，要积极治疗原发病。

6.定期复诊

遵医嘱定时复诊，若黄疸加重应及时就医。

三、鼓胀

(一)概述

鼓胀是以腹部胀大如鼓，皮色苍黄，甚则腹壁脉络显露，四肢不肿或微肿为主要表现的病证。多由于饮食不节，七情、劳欲所伤，及感染其他疾病后，肝脾失调，继则累及肾脏而成。肝硬化、结核性腹膜炎、腹腔肿瘤可参照该病护理。

(二)辨证论治

1.气滞湿阻

腹大胀满，按之不坚，叩之有声，胁下痞满或疼痛，纳食减少，食后作胀，嗳气不畅，失气为舒，大便不爽，小便短少。苔白腻，脉弦。治以疏肝理气、运脾利湿。

2.湿热蕴结

腹大坚满,脘腹撑急,或腹痛拒按,烦热口苦,渴不欲饮,或有面目皮肤发黄,小便赤涩,大便秘结或溏垢。舌边尖红,苔黄腻或兼灰黑,脉数。治以清热利湿、攻下逐水。

3.肝脾血瘀

腹大坚满,腹壁青筋怒张,胁腹刺痛,面色黯黑,面颈胸臂有血痣,呈丝纹状,手掌赤痕,唇色紫褐,口渴,饮水不能下,大便色黑。舌紫红或有紫斑,脉细涩或芤。治以活血化瘀、行气利水。

4.肝肾阴虚

腹大胀满隆起,皮肤绷紧,或见脉络显露,形体消瘦,面色黧黑,唇紫,口燥,心烦,失眠,齿鼻衄血,小便短赤。舌红绛少津,脉弦细数。治以滋养肝肾、凉血化瘀。

(三)病情观察要点

1.腹痛、腹胀、腹水、腹泻

观察腹痛、腹胀的性质、部位、诱因和发作时间;腹水的颜色、性状、量;患者的体重、腹围的变化;腹泻的次数,大便性状、量的变化等。

2.贫血及出血

观察有无齿衄、鼻衄、皮肤紫斑及消化道出血。

3.皮肤症状

观察有无面色萎黄、巩膜或皮肤黄疸、手掌殷红、面颈胸部红丝赤缕、血痣及蟹爪纹、腹壁静脉曲张等变化。

4.生命体征

尤其是神志、体温、呼吸、血压的变化;若出现性格改变,举止言语反常或嗜睡等为肝昏迷早期症状。

5.伴随症状

有无乏力、食欲缺乏、尿少,形体消瘦,青筋暴露,腹大如瓮,脉络怒张等情况,并及时报告医师。

6.突发情况

如突然出现血压下降、便血、呕血、神志异常等时,应立即报告医师,并配合处置。

(四)症状护理要点

1.腹痛、腹胀、腹水

重症患者应卧床休养。定时更换体位,防止压疮的发生;因腹胀而致呼吸困难者,可取半坐卧位;轻者可适当活动。治疗方法如下。

(1)大量腹水患者,应避免增加腹内压的一切因素,如用力咳嗽,打喷嚏、便秘等。

(2)腹痛、腹胀时行耳穴埋籽。主穴:取肝、脾、交感、肾、神门。配穴:心、肺、三焦等。

(3)便秘时行推拿调护轻柔腹部,或顺时针方向按摩腹部;遵医嘱给予耳穴埋籽,主穴:大肠、小肠、交感;配穴:肺、便秘点等;予生理盐水灌肠(禁用肥皂水灌肠)。

(4)艾灸疗法:气滞湿阻者可以在腹部以脐为中心呈十字形(即上、下、左、右)艾灸 30 分钟。也可灸关元、中极、神阙等穴,以理气宽胀,或施以腹部热敷法、盐熨法、葱熨法。

2.出血

如有头晕、心悸、血压下降等情况,应立即报告医师处理,建立静脉通道,做好输血准备,必要时给予三腔两囊管压迫止血。治疗方法如下。

(1)齿衄时,可用银花甘草水漱口,亦可用黑山栀粉或马勃粉止血,或用藕节炭、白茅根煎水代茶饮。

(2)鼻衄时应坐位,手压鼻梁两侧,鼻根部、额部冷敷,也可用棉球蘸云南白药、黑山栀粉或吸收性明胶海绵塞鼻,禁止头向后仰。

(3)指导患者平时养成良好的卫生习惯,禁止挖鼻孔、剔牙。平时用软毛牙刷刷牙,也可用地骨皮煎水漱口,3 次/天。

3.皮肤

床单位保持整洁干燥,无皱褶渣屑,内衣、裤、鞋袜选择柔软宽松的纯棉制品。防护措施如下。

(1)皮肤瘙痒时可用触摸或拍打的方式缓解瘙痒,避免使用刺激性的洗浴产品。

(2)皮肤瘙痒及水肿甚者谨慎使用胶布。

(3)教育患者不抓搔皮肤,如有破溃应及时处理。帮助患者修剪指甲。

(4)如臀部、阴囊、踝部水肿,可用棉垫垫起,以改善血液循环,防止和减少压疮发生。

4.黄疸型肝炎

如为黄疸型肝炎,要做好消毒隔离工作。

5.腹泻

腹泻者,应协助患者保持臀部皮肤和肛门处清洁,必要时涂以油剂保护。并及时留取粪便标本,送检化验。

6.躁动不安

对躁动不安的患者,应使用约束带、床档等保护性措施,防止坠床。

7.测量与记录

每天准确记录出入量,定期测量腹围、体重;注意监测血电解质、血常规、血清总蛋白等变化。

8.腹腔穿刺大量放腹水

应督促患者术前排尿,严格无菌操作,放液速度宜慢,一次放液不得超过 2 000 mL,并记录腹水量、颜色和性质,标本及时送检,指导患者 2 小时后再适当下床活动。

(五)饮食护理要点

饮食以低盐低脂、清淡、易消化、高维生素、少渣食物为原则。禁食辛辣、生冷煎炸、粗糙硬固之品,进食时需细嚼慢咽;高血氨时禁用高蛋白食品;出现腹水时给低盐或无盐饮食,并限制水的摄入;吐血者,暂禁饮食。

1.气滞湿阻

宜食疏肝理气,运脾利湿之品,如萝卜、山药、柑橘、薏仁粥、玫瑰花茶等。

食疗方:胡桃山药粥(胡桃肉、山药、小米、大米)。

2.湿热蕴结

宜食清热利湿,攻下逐水之品,如菠菜、芹菜、黄瓜、冬瓜、赤小豆、雪梨等。

食疗方:五豆粥(扁豆、黄豆、赤小豆、黑豆、大豆、莲子肉、大米);泥鳅豆腐汤。

3.肝脾血瘀

宜食活血化瘀,行气利水之品,如木耳、洋葱、桃仁、山楂、茯苓、陈皮、当归等,可用葱、姜、桂皮等作调料。

食疗方:桃仁粥。

4.肝肾阴虚

宜食滋养肝肾,凉血化瘀之品,如番茄、梨、藕、草莓、牛奶等。

食疗方:黑豆首乌复肝散(黑豆、藕粉、干首乌、干地黄等)。

(六)中药使用护理要点

1.口服中药

口服中药时,应与西药间隔30分钟左右。

(1)中药汤剂宜浓煎,肝肾阴虚、湿热蕴结者中药宜温服;气滞湿阻者中药宜热服。

(2)攻下逐水药宜清晨空腹服。

(3)食管胃底静脉曲张者,服片、丸药物时应研碎后服用。

(4)舒肝丸:不宜同时服用甲氧氯普胺,以免降低药效。

(5)人参健脾丸:服药期间,忌食生冷,避免腹部受凉。个别患者服后可致转氨酶升高,注意监测肝功能。

2.中药注射剂

中药注射剂应单独使用,与西药注射剂合用时须前后用生理盐水做间隔液。

(1)茵栀黄注射液:注意观察有无结晶或固体析出;不宜与氯化钠注射液、复方氯化钠注射液、葡萄糖氯化钠注射液、辅酶A、甘露醇、肌苷、精氨酸、维生素C、维生素B_6、氯化钙、葡萄糖酸钙、盐酸林可霉素、复方甘草酸单铵、甘草酸二铵等配伍;用10%葡萄糖注射液250～500 mL稀释后静脉滴注,速度不宜过快;注意药物不良反应如皮疹、荨麻疹及变态反应。用药期间,忌食生冷、辛辣、油腻、鱼虾海鲜类食物。

(2)丹参注射液:不宜与维生素C、维生素B_6、氯化钾、碳酸氢钠、硫酸阿米卡星、喹诺酮类(环丙沙星、左氧氟沙星、氟罗沙星、甲磺酸加替沙星等)、卡那霉素、洛贝林、肌苷、甲氧氯普胺、川芎嗪、胸腺素、利血平、痰热清、双黄连、氨苄西林、头孢拉定、氯霉素、甲硝唑、异丙肾上腺素、普鲁卡因、硫酸镁、呋塞米、氨茶碱、胸腺素、黄芪等配伍。

3.外用中药

观察局部皮肤有无不良反应。

(1)芒硝湿敷腹部用于消肿止痛。

(2)大蒜、车前草,捣烂贴脐可治疗气滞湿阻实胀。

(七)情志护理要点

(1)多与患者交谈,了解患者心理状态,做好心理评估。取得患者的信任,建立友好平等的护患关系,解除其心理障碍。

(2)教会患者进行自我调适的方法,如转移法、音乐疗法、宣泄法,控制自己的情绪,将思维集中在一件轻松、愉快的事情上。

(3)参与娱乐活动如下棋、读书读报、看电视、听广播、做气功等多种形式的活动。

(八)健康宣教

1.用药

遵医嘱按时服药,中药与西药口服时间隔30分钟左右。

2.饮食

注意规律饮食,以低盐低脂、清淡、易消化、高维生素、低纤维素、无刺激性、少渣的食物为原则。禁食辛辣刺激、肥甘厚味、生冷煎炸、粗糙硬固的食物,限制钠盐的摄入。戒烟禁酒。

3.情志

与亲人朋友沟通与交流，参与娱乐活动。

4.运动

注意休息，避免过度劳累。适当参加活动，如散步、下棋、打太极拳等。注意安全，避免磕碰。

5.生活起居

指导患者和家属掌握测量腹围、记录出入量、测体重等方面的知识；注意保持口腔卫生、预防皮肤感染；保持大便通畅，排便勿努责。养成良好的卫生习惯，禁止挖鼻孔、剔牙，平时用软毛牙刷刷牙。

6.定期复诊

遵医嘱定时复诊，若鼓胀、乏力加剧或有出血倾向、尿量明显减少等症状应及时就医。

四、积聚

（一）概述

积聚是指腹内结块，或胀或痛的病证。多由情志抑郁、风寒外袭、饮食不节，或病后体虚、黄疸、疟疾等病经久不愈使脏腑功能失调，气机不畅，痰湿凝滞或瘀血内停，日久而成积聚。腹部肿瘤、肝脾大、内脏下垂、肠梗阻、胆囊疾病等可参照该病护理。

（二）辨证论治

积与聚，证候不同，病机有异。聚证触之无形，聚散无常，痛无定处，多属气分，一般病情较轻。积证触之有形，固定不移，痛有定处，多属血分，病情多较重。

1.聚证

（1）肝气郁结：腹中结块柔软，时聚时散，攻窜胀痛，脘胁胀闷不适。苔薄，脉弦。治以疏肝解郁，行气散结。

（2）食滞痰阻：腹胀或痛，腹部时有条索状物聚起，按之胀痛更甚，便秘，纳呆。舌苔腻，脉弦滑。治以理气化痰，导滞散结。

2.积证

（1）气滞血阻：腹部积块质软不坚，固定不移，胀痛不适。舌苔薄，脉弦。治以理气消积、活血散瘀。

（2）瘀血内结：腹部积块明显，质地较硬，固定不移，隐痛或刺痛，形体消瘦，纳谷减少，面色晦暗黧黑，面颈胸臂或有血痣赤缕，女子可见月事不下。舌紫或有瘀斑瘀点，脉细涩。治以祛瘀软坚，佐以扶正健脾。

（3）正虚瘀结：久病体弱，积块坚硬，隐痛或剧痛，饮食大减，肌肉瘦削，神倦乏力，面色萎黄或黧黑，甚则面肢水肿。舌淡紫，或光剥无苔，脉细数或弦细。治以补益气血，活血化瘀。

（三）病情观察要点

（1）观察包块的部位、大小、性质、活动度及有无压痛：①右胁腹内积块伴胁肋刺痛、黄疸、纳呆、腹胀等症状者，病在肝。②胃脘部积块伴反胃、呕血、呕吐、便血等症状者，病在胃。③右腹积块伴腹泻或便秘、消瘦乏力，以及左腹积块伴大便次数增多、便下脓血者，病在肠。

（2）观察疼痛的部位，性质，持续时间，有无伴随症状：①胆囊疾病时可有上腹部隐痛和肩背部隐痛，同时伴有上腹部饱胀不适、厌食油腻、嗳气等症状。②腹痛伴呕吐时，观察呕吐的色、量、质、气味及伴随症状。③有排气、排便停止的情况，应怀疑肠梗阻。

(3)有无黄疸、鼓胀、发热、血证、神昏、呕吐等情况。

(4)如有吐血或便血、头晕心悸、血压下降、汗出肢冷、脉细弱等现象,立即报告医师给予处理。

(四)症状护理要点

(1)腹痛伴呕吐时,应卧床休息,减少活动,及时留取标本,做好记录,做好口腔护理。必要时遵医嘱禁食。

(2)疼痛。治疗方法如下:①深呼吸或缓慢而有节奏的呼吸、听轻音乐。②指导患者进行自我按摩,取穴足三里、阳陵泉、中脘、内关、天枢等。③局部艾灸或热敷等,取穴足三里、阳陵泉、中脘、内关、天枢等。④必要时遵医嘱使用镇痛药。

(3)腹胀明显者可遵医嘱肛管排气。

(4)腹痛腹胀者可耳穴埋籽,主穴:胆、肝、脾;配穴:交感、神门、三焦等。

(5)便秘时,指导或协助患者顺时针方向按摩腹部,促进排气排便;遵医嘱给予耳穴埋籽,主穴:大肠、小肠、便秘点;配穴:直肠下段、肺、交感等。

(6)腹泻后做好肛周皮肤护理。

(五)饮食护理要点

饮食宜清淡富营养,易消化,忌食肥甘厚味、辛辣刺激、生冷硬固、煎炸、醇酒之品,要多食新鲜蔬菜。少食柿子、南瓜、马铃薯等产气的食物。

1.聚证

(1)肝气郁结。

宜食疏肝解郁之品,如柑橘、萝卜、荔枝、丝瓜、菠菜、茄子等。

食疗方:羊肉萝卜汤(羊肉、萝卜)。

(2)食滞痰阻。

宜食理气化痰,导滞散结之品,如山楂、海带、蘑菇、木耳等。

食疗方:山楂汤(山楂片、水)。

2.积证

(1)气滞血阻。

宜食理气消积,活血散瘀之品。如龙眼肉、花生、胡萝卜、墨鱼、荔枝、大枣、山药、海带等。

食疗方:大蒜炖墨鱼(大蒜、墨鱼)。

(2)瘀血内结。

宜食补血化瘀之品。如花生、胡萝卜、龙眼肉、墨鱼、荔枝、大枣、海带等。

食疗方:桃仁粥(粳米、桃仁)。

(3)正虚瘀结。

宜食补益气血,活血化瘀之品,如鸡蛋、鱼类、胡萝卜、菠菜、芹菜等。

食疗方:大枣粥(粳米、大枣)。

(六)中药使用护理要点

1.口服中药

口服中药时,应与西药间隔 30 分钟左右。

(1)中药汤剂宜浓煎,在饭后温服,观察服药后效果及反应。

(2)大黄䗪虫丸:忌烟酒、生冷、油腻及辛辣食物;体弱年迈者慎用,孕妇禁用;若发生变态反应则应停服；需注意患者出凝血时间。

(3)血府逐瘀丸：宜空腹红糖水送服，忌食生冷食物。

2.中药注射剂

中药注射剂应单独使用，与西药注射剂合用时须前后用生理盐水做间隔液。

茵栀黄注射液：注意观察有无结晶或固体析出；不宜与氯化钠注射液、复方氯化钠注射液、葡萄糖氯化钠注射液、辅酶A、甘露醇、肌苷、精氨酸、维生素C、维生素B_6、氯化钙、葡萄糖酸钙、盐酸林可霉素、复方甘草酸单铵、甘草酸二铵等配伍；用10%葡萄糖注射液250～500 mL稀释后静脉滴注，速度不宜过快；注意药物不良反应如皮疹、荨麻疹及变态反应。用药期间，忌食生冷、辛辣、油腻、鱼虾海鲜类食物。

3.外用中药

观察局部皮肤有无不良反应。

外用消积散结药膏贴敷，有助于消积散瘀，应注意观察贴敷处皮肤，避免发生变态反应。

(七)健康宣教

1.用药

遵医嘱按时服药。

2.饮食

饮食宜清淡富营养，易消化，忌食肥甘厚味，辛辣刺激之品。

3.情志

避免忧虑、紧张等不良情绪，防止情志内伤加重病情。

4.运动

注意锻炼身体，增强体质，但避免过度劳累，如内养功、放松功、八段锦、小周天气功等均适合积聚患者长期练习。

5.生活起居

起居应有规律，根据四季时令变化，按时作息。注意寒温适宜，防止病情反复。戒烟、限酒。养成良好的排便习惯，排便不可努责，便后及时清洗。保持皮肤的清洁舒适，避免使用刺激性洗浴用品，衣服宜宽松、柔软，勤更换。

6.定期复诊

遵医嘱按时复诊，若出现黄疸、结节、腹痛、腹胀、呕吐等症状时，应及时就医。

(潘美红)

第六章

放射科相关护理

第一节 造影检查的护理

一、常见造影检查的护理

(一)食管吞钡(碘水)检查患者护理要点

食管吞钡(碘水)造影检查是诊断食管病变的基本方法,检查是以透视为先导,摄取适当的点片,以显示病变的细节,结合形态及运动功能变化做出诊断。

1.适应证

(1)有吞咽困难或咽部不适需明确诊断者。

(2)疑食管肿瘤、异物、贲门痉挛、食管静脉曲张及食管先天性疾病。

(3)了解纵隔肿瘤、甲状腺肿块、心血管疾病所致的食管外压性或牵拉性改变。

(4)疑食管肿瘤或经食管镜及拉网检查发现而常规检查未发现者和食管癌普查或常规检查疑有食管肿瘤及食管病变,但不能确诊者,应做双对比检查。

(5)疑有食管穿孔、食管气管瘘、吞咽动作失调、腐蚀性食管炎,用食管碘水检查。

2.禁忌证

(1)腐蚀性食管炎的急性炎症期。

(2)食管穿孔、食管静脉曲张大出血时。大出血后,检查时服用稀钡。

(3)食管气管瘘、食管纵隔瘘者,但此时确需检查,可用水溶性碘剂或碘油。

(4)完全肠梗阻者禁用钡剂检查。

(5)先天性婴幼儿食管闭锁者气管食管瘘或球麻痹(延髓性麻痹)者。

(6)对碘过敏者禁用碘水检查。

(7)心肺功能不全,重度衰竭的患者。

(8)抗胆碱药物禁忌者,不宜做双对比检查。

3.护理要点

(1)检查前的护理要点。①患者的评估:护士仔细阅读检查申请单,核对患者信息(姓名、性别、年龄、检查部位等),详细询问病史,评估患者病情,确认患者信息、检查部位、检查方式的正确。②消化道准备:检查前一般不需禁食,但进食后不宜立即进行食管检查,以免因有食物残渣黏附在黏膜上影响检查结果。贲门痉挛、食管裂孔疝、食管下端贲门部肿瘤者需禁食空腹；食管内食物潴留多时，造影前要尽量抽出。③环境准备：调节室内温度为 22～24 ℃，湿度 40%～60%，保持环境清洁、整齐，冬天注意保暖。④心理准备与健康教育：加强与患者的沟通，给患者讲解食管吞钡（碘水）检查的目的、过程和注意事项及配合技巧。钡剂色白、气香、无味，碘剂无色透明、味略苦涩，检查时先让患者含一大口钡，在医师的指令下嘱咐患者一口咽下，同时进行摄片，含在口腔里的钡剂量不宜过多，避免吞下时呛咳；过少不能充分充盈食道黏膜；尽量全部吞下，避免喷出污染屏幕或衣物，造成照射伪影；吞下过程中，头尽量后仰，保持头部不动，以保证检查质量。⑤对比剂准备：稠钡剂，钡水比（3～4）：1，调成糊状，约 40 mL；碘剂 40～50 mL。配制钡剂浓度应适宜，太浓导致患者吞咽困难，头部的摆动不便于食管的透视观察及摄片；太稀的钡剂使食管黏膜显影不充分，有可能导致小病灶的遗漏，造成漏诊；若为观察食管异物，可吞服钡棉，观察其钡棉搁置和挂住在异物上的特征。有梗阻者，用 40%～50%稀钡。⑥急救物品、药品、器材的准备：配备急救车、各种抢救药品、氧气筒、氧气枕、血压计、心电监护仪、吸痰器、平车、急救包等，定期检查，保持 100%完好无损。⑦碘水造影的患者检查前签署碘对比剂使用知情同意书。⑧指导或协助患者去除被检部位的金属物件及高密度伪影的衣物，以防止伪影的产生。

（2）检查中的护理要点。①再次核对患者信息。②协助患者进机房，让其取站立位，后背紧贴检查床，必要时用约束带固定患者于检查床上，避免检查床转动时患者跌倒。有引流管的应妥善固定，防止牵拉、脱落。③将准备好的钡剂放置在固定架上，便于患者取放。④再次交代检查中的注意事项及配合事宜。⑤先胸腹常规透视，再根据病情采用不同的体位，在医师的指令下吞服钡剂（碘剂）检查。⑥检查中注意观察患者的反应。

（3）检查后的护理要点：检查完毕后协助患者清洁口腔，根据病情嘱其多饮水，多食含粗纤维的食物，加速钡剂的排泄；同时告知患者次日解大便为白色，不用紧张；如排便困难者可使用缓泻剂和灌肠促进排便。碘水造影的患者需观察有无不良反应的发生。

（二）上消化道钡剂（碘剂）检查患者护理要点

上消化道造影是指从口咽至十二指肠水平部，包括食管、胃、十二指肠造影检查。

1.适应证

（1）食管：见食管吞钡（碘水）检查。

（2）胃：慢性胃炎、胃下垂、胃黏膜脱垂、胃排空延迟、胃癌、胃溃疡、贲门失弛缓症、胃食管反流、胃和十二指肠反流、胃空肠吻合狭窄。

（3）十二指肠：十二指肠壶腹炎、十二指肠球部溃疡、十二指肠憩室、肠系膜上动脉综合征、十二指肠手术后复查。

（4）先天性胃肠道异常者。

（5）腹上区肿块需明确与胃肠道的关系。

2.禁忌证

（1）见食管吞钡（碘水）检查禁忌证。

（2）急性胃肠道穿孔、急性胃肠炎者。

（3）急性胃肠道出血，一般在出血停止后 2 周，大便隐血试验阴性后方可检查。如临床急需检查，可在准备应急手术的条件下进行。

（4）肠梗阻，尤其是结肠梗阻者。但对单纯不全性或高位小肠梗阻，为明确原因可酌情用稀钡或碘剂检查。

3.护理要点

(1)检查前的护理要点。①患者的评估:护士仔细阅读检查申请单,核对患者信息(姓名、性别、年龄、检查部位等),详细询问病史,评估患者病情,确认患者信息、检查部位、检查方式的正确。②消化道准备:造影前1天不要服用含铁、碘、钠、铋、银等药物;造影前1天不宜多吃纤维类和不易消化的食物。造影前1天晚餐吃少渣、不易产气饮食,如稀饭等。禁食、水6～8小时。③环境准备:调节室内温度为20～24 ℃,湿度40%～60%,保持环境清洁、整齐,关闭门窗。冬季注意保暖。④心理护理与健康教育:向患者讲解上消化道钡剂检查的目的、过程和注意事项,训练配合技巧。说明钡剂色白、气香、无味,碘剂无色透明、味略苦涩,检查时在医师的口令下吞服钡剂,可能会出现恶心、呕吐症状,深呼吸可以缓解;检查中体位会出现改变,如有不适及时告诉医务人员;检查后嘱患者多饮水,加速钡剂的排泄,同时告之患者次日所排大便为白色,不用紧张。⑤对比剂准备:钡水比例为1.0∶1.5,总量60～100 mL或碘水60～100 mL。⑥急救物品、药品、器材的准备:配备急救车、各种抢救药品、氧气筒、氧气枕、血压计、心电监护仪、吸痰器、平车、急救包等,定期检查,保持100%完好无损。⑦碘水造影的患者检查前签署碘对比剂使用知情同意书。⑧指导或协助患者去除被检部位的金属物件及高密度伪影的衣物,以防止伪影的产生。

(2)检查中的护理要点。①再次核对患者信息。②协助患者进机房,让患者背靠于检查床上,双手交叉上举拉住头顶固定环,用约束带固定患者。有引流管的应妥善固定,防止牵拉、脱落。③将准备好的钡剂放置在固定架上,便于患者取放。④再次交代检查中的注意事项及配合事宜。⑤按照医师指令吞服造影剂,依次进行各部位的摄片检查。⑥检查过程中密切观察患者的病情变化,发现异常及时处理等。⑦加强安全管理,防止体位改变引起不适或坠床。

(3)检查后的护理要点:同食管吞钡(碘水)检查。

(三)全消化道钡剂(碘剂)检查患者护理要点

全消化道造影检查是从口咽至结肠,当对比剂到达回盲部时进行最后的摄片,检查结束,观察有无肠道梗阻,回盲部结核、肿瘤等。

1.适应证

(1)同食管吞钡(碘水)检查适应证。

(2)同上消化道钡剂(碘水)检查适应证。

(3)怀疑小肠炎症和肿瘤者。

(4)不明原因的腹痛、腹胀、腹泻者。

(5)胃肠道出血经胃、十二指肠及结肠检查阴性而怀疑出血来自小肠者。

2.禁忌证

(1)同食管吞钡(碘水)检查禁忌证。

(2)同上消化道钡剂(碘水)检查禁忌证。

3.护理要点

(1)检查前的护理要点。①对比剂准备:钡水比1.0∶1.2,量约100 mL,加入甲氧氯普胺粉剂20～130 mg,或碘剂100～120 mL。②其他同上消化道钡剂检查。

(2)检查中的护理要点。①检查后告知患者下次摄片的时间,嘱患者多走动或取右侧卧位,以促进对比剂尽快到达回盲部。②其他同上消化道钡剂检查。

(3)检查后的护理要点:同食管吞钡(碘水)检查。

(四)钡灌肠检查护理要点

钡灌肠即从肛门插入一根肛管,利用灌肠机灌入钡剂,再通过X线检查,可用于诊断结肠占位、肠息肉、炎症、溃疡、梗阻、先天性巨结肠等病变,也可作为下消化道内镜检查的补充检查。

1.适应证

(1)结肠肿瘤、息肉、溃疡、憩室、结核等器质性病变及腹腔肿瘤。

(2)肠梗阻:鉴别低位小肠梗阻与结肠梗阻。

(3)肠套叠(有一定的治疗作用,但要注意套叠的时间,避免肠道因长时间缺血而坏死,灌肠时压力过大而穿孔)。

(4)结肠先天性异常如巨结肠等。

2.禁忌证

(1)结肠活动性大出血、穿孔、坏死。

(2)急性阑尾炎、急性肠炎或憩室炎者。

(3)妊娠期女性。

(4)结肠病理活检后(24小时内)。

(5)心力衰竭、呼吸衰等全身情况差者。

(6)高龄患者(相对禁忌)。

3.护理要点

(1)检查前的护理要点。①患者的评估:护士仔细阅读检查申请单,核对患者信息(姓名、性别、年龄等),详细询问病史、过敏史,评估患者病情,确认患者信息的正确。同时了解患者有无其他检查,如同时进行CT腹部检查,应安排患者先做CT,再做钡灌肠。②消化道准备:造影前2天不要服用含铁、碘、钠、铋、银等药物;造影前1天不宜多吃纤维类和不易消化的食物;造影前1天晚上,吃少渣饮食,如豆浆、面条、稀饭等。禁食、水6~8小时。检查前排空大便,清洁灌肠后2~3小时行钡灌肠(若查巨结肠则无须洗肠)。③环境准备:调节室内温度22~24 ℃,湿度40%~60%,保持环境清洁、整齐,备好屏风和窗帘,保护患者的隐私,关闭门窗,注意保暖。④心理护理与健康教育:为患者及其家属讲解钡灌肠的目的、过程和注意事项。告知患者在灌钡肠的过程中,感到腹胀有便意时,尽量憋住,深呼吸可缓解,如不能耐受,请及时告知。检查中床会转动,不要紧张。⑤灌肠溶液准备:常用1∶4的钡水悬浊液(800~1 000 mL水中加入150~200 g的硫酸钡)。成人每次用量800~1 000 mL,小儿200~500 mL。溶液温度39~41 ℃。⑥灌肠物品准备:灌肠机、肛管、血管钳、液状石蜡、棉签、卫生纸、纱布、手套、一次性中单、治疗巾、便盆、温度计。⑦急救物品、药品、器材的准备:配备急救车、各种抢救药品、氧气筒、氧气枕、血压计、心电监护仪、吸痰器、平车、急救包等,定期检查,保持100%完好无损。⑧指导或协助患者去除被检部位的金属物件及高密度伪影的衣物,以防止伪影的产生。

(2)检查中的护理要点。①再次核对患者信息,询问是否行清洁灌肠,评估患者的情况,有无高危因素。②携用物至检查床旁,解释操作目的、灌肠时的反应、配合要点及注意事项。③洗手、戴口罩;关闭门窗,打开屏风。④扶患者上检查床取左侧卧位,臀下垫一次性尿布,脱裤至膝部,将臀部移至床沿,双膝屈曲。用棉被遮盖患者胸、背、腹部及下肢,给患者保暖,注意保护患者隐私。⑤戴手套,将准备好的灌肠液充分搅拌后倒入灌肠机水封瓶内,连接好管道和肛管。用棉签蘸液状石蜡润滑肛管前端8~10 cm。⑥左手暴露肛门,用液状石蜡润滑肛门,右手持肛管轻轻插入肛门 7～10 cm，嘱患者张口呼吸。⑦协助患者取平卧位，改变体位时注意防止肛管脱落（将肛管用钳子固定在床沿），嘱患者双手交叉抓住检查床上的铁环，用约束带固定好患者，防止坠床。⑧先行腹部透视，再行钡剂灌入及适当充气。正确使用灌肠机遥控器，设置灌肠压力为 7～8 kPa；按压顺序，气泵→充气→压力→充钡→关充钡→关充气。⑨当钡剂充盈至回盲部时根据医师指示停止灌钡。⑩停止摄片后，解开约束带，用止血钳夹闭橡胶管，弯盘置于肛门前，左手暴露肛门，右手用纱布包住肛管并将其拔出，放入弯盘内，用纸巾擦净肛门，协助患者穿好衣裤，搀扶患者下检查床，嘱患者自行排便。⑪操作中的注意事项：插管时应轻柔，避免损伤直肠黏膜而引起出血与疼痛；妥善固定患者，避免床转动时患者从检查床上坠落或肢体撞伤；灌肠过程中严密观察患者神态、面色、呼吸，询问有无腹痛、腹胀等异常情况，及时发现、及时处理；观察钡剂灌入是否通畅，肛管有无打折、脱落等；严格掌握灌肠液的温度、量与灌肠的压力，温度过低易引起肠痉挛，过高易烫伤，量太少达不到回盲部，量太多会使腹内压过度增高。

（3）检查后的护理要点。①整理用物。②告知患者因钡剂不吸收，排出的大便为白色属正常现象，检查后 2～7 天大便仍是白色。③检查后嘱患者立即上厕所，尽量排出注入直肠内的钡剂。为老年、体质虚弱、行动不便的患者提供移动的坐便器。④嘱患者多饮水，食粗纤维食物，促进钡剂的排出。若为长期便秘者，可使用缓泻剂或灌肠帮助排便，避免钡剂长时间遗留于肠道内形成钡石。

（五）排粪造影检查护理要点

排粪造影是一种检查肛门直肠部功能性疾病的新兴检查方法，是将一定量的钡糊注入被检者直肠内，在符合生理状态下对肛门直肠及盆底行静态和动态观察。如直肠黏膜脱垂、直肠套叠、直肠前突、会阴下降综合征、盆底痉挛综合征、子宫后倾、直肠癌术后和肛门成形术后功能观察等，也是决定治疗方式的可靠依据。

1.适应证

（1）临床上有排便困难、便秘、黏液血便、肛门坠胀、排便时会阴及腰骶部疼痛，而经临床指肛、钡灌肠和内镜检查未见异常者。

（2）大便失禁、直肠癌术后及肛门成形术后了解肛门直肠功能者。

2.禁忌证

（1）病重、体质弱、心肺功能衰竭者。

（2）肛门手术或外伤未痊愈者。

3.护理要点

（1）检查前的护理要点。①患者的评估：护士仔细阅读检查申请单，核对患者信息（姓名、性别、年龄等），详细询问病史、过敏史，评估患者病情，确认患者信息的正确。同时了解患者有无其他检查，如同时进行 CT 腹部检查，应安排患者先做 CT，再做排粪造影。②环境准备：调节室内温度 22～24 ℃，湿度40%～60%，保持环境清洁、整齐，备好屏风和窗帘，保护患者的隐私，关闭门窗，注意保暖。③心理护理：讲解检查程序，帮助患者了解检查相关内容，消除紧张心理；了解患者在自制便桶上，X 线透视下进行排便有胆怯、羞愧、紧张的心理，不能正确用劲排便，钡糊排出不符合排粪要求，影响检查结果和诊断，多用激励性语言鼓励、肯定，避免用生硬、埋怨、责怪的语气。④健康宣教：检查前嘱患者排空小便，避免膀胱过度充盈压迫直肠，影响钡糊保留。检查前不需要做肠道准备，因为直肠通常处于空虚状态，对检查无影响。清洁灌肠后，直肠内残留液体将冲淡对比剂，使对比剂和直肠黏膜的黏附性降低，影响检查结果，因此不主张清洁灌肠；注入钡糊时，嘱患者收紧肛门，有便意时深呼吸，在医师的指导下排出钡糊，否则影响检查结果，在排钡糊时教会患者正确使用腹压；女性患者在检查结束后，要及时取出阴道内的标记物；对于排便困难的患者，可使用缓泻剂或灌肠促进钡剂排出，以免钡剂遗留于肠道，加重排便困难。⑤对比剂配制标准：250 mL水＋35 g 医用淀粉＋1 袋(250 g)钡剂，先将医用淀粉加入冷水搅拌均匀，水沸腾后将搅拌均匀的医用淀粉缓慢倒入，加入过程中不断搅拌以免成块，直至形成均匀稠厚的糊状物再加入钡剂，加热至沸腾后冷却备用。⑥肛门和阴道标记物的制作：为使肛管显示清楚，用市售鸡肠线，缝制成约 3.5 cm 长有一定硬度的小条浸泡钡剂，放入肛管内以显示其轮廓，便于准确画出排便前的肛管轴线。女性患者，用一浸钡纱条放入已婚女性患者阴道内，以显示直肠阴道隔。⑦其他物品准备：注钡器、镊子、止血钳、肛管、液状石蜡、自制阴道标记物送入钢条、一次性手套、自制便桶、橡胶单、治疗巾、卫生纸、纱布等。⑧指导或协助患者去除被检部位的金属物件及高密度伪影的衣物，以防止伪影的产生。

(2)检查中的护理要点。①再次核对患者信息，评估患者的情况，有无高危因素。②携用物至检查床旁，解释操作目的、配合要点及注意事项。③洗手、戴口罩；关闭门窗，打开屏风。④扶患者上检查床取左侧卧位，臀下垫橡胶单和治疗巾，脱裤至膝部，将臀部移至床沿，双膝屈曲。用棉被遮盖患者胸、背、腹部及下肢，给患者保暖，注意保护患者隐私。⑤戴手套，润滑肛管前端。⑥左手暴露肛门，用液状石蜡润滑肛门，右手将肛管轻轻插入直肠 2～3 cm，嘱患者张口呼吸。⑦右手用止血钳固定肛管位置，避免脱出，医师抽吸钡糊后经肛管注入直肠。⑧注射完毕右手持止血钳夹闭肛管，用纱布包裹住肛管轻轻拔出。⑨肛门内放入标记物，女性患者放入阴道标记物(未婚、未育女性除外)。⑩协助患者标准侧位端坐于排便桶上，两足踏平，双腿并拢、双手放于膝盖处、两股骨平行，与身体纵轴呈直角，以显示耻骨联合下缘，照片要包括尾骨尖，否则测量不准，甚至无法测量。⑪在透视下分别摄片。⑫操作中的注意事项：钡糊配制时要有一定的浓稠度和可塑性，与正常粪便相似。太稀排泄太快不能很好显示直肠黏膜的情况，影响检查结果和准确性，太浓影响操作。对于排便极其困难的患者，钡糊可相对稀薄些；详细询问女性患者有无婚史，未婚女性阴道内不能放置浸钡标记物；由于检查床过窄，患者转换体位时保护好患者，避免坠床；注射钡糊时，严密观察患者神志、面色、呼吸等，有便意时嘱患者深呼吸，收紧肛门，避免钡糊溢出，影响检查结果；插入肛管时，动作轻柔，避免损伤直肠黏膜。若患者肛周有痔(疮)或直肠脱出于肛门口，左手分开组织露出肛门口，再插入肛管。

(3)检查后的护理要点。①整理用物。②检查后嘱患者立即上厕所，尽量排出注入直肠内的钡剂。为老年、体质虚弱、行动不便的患者提供移动的坐便器。③嘱患者多饮水，食粗纤维食物，促进钡剂的排泄。

(六)盆腔造影检查护理要点

盆腔造影是在 X 线透视下，经右下腹穿刺点穿刺注射碘对比剂入盆腔内，以观察盆腔的解剖形态、轮廓，或结合排粪造影以诊断盆底功能性疾病。

1.适应证

(1)有排粪造影检查的适应证者。

(2)做过肛门直肠功能性疾病手术后症状仍不改善或没有改善者。

(3)有盆底沉重感、直立时背痛、卧位症状缓解者。

(4)直肠腹膜疝、间隔腹膜疝、阴道腹膜疝、网膜腹膜疝等。

2.禁忌证

(1)碘对比剂过敏者。

(2)腹膜炎、腹壁感染、腹膜粘连。

(3)尿潴留、肠道胀气、胃腹腔引流。

(4)出血体质。

(5)病重、体质弱、心肺功能衰竭者。

(6)肛门手术或外伤未痊愈者。

3.护理要点

(1)检查前的护理要点。①患者的评估:护士仔细阅读检查申请单,核对患者信息(姓名、性别、年龄等),详细询问病史、过敏史,评估患者病情,确认患者信息的正确。②环境准备:调节室内温度22～24 ℃,湿度40%～60%,保持环境清洁、整齐,备好屏风和窗帘。③心理护理与健康教育:护士主动与患者交流、沟通,关心、爱护患者。为患者及其家属讲解盆腔造影检查的目的、过程和注意事项。告知患者碘对比剂应用的安全性及相关不良反应,碘对比剂具有一定的浓度和黏度,注入腹腔易刺激腹膜,可能会引起腹痛。④对比剂的准备:碘对比剂20～30 mL,检查前详细询问相关用药史及过敏史,签署碘对比剂使用知情同意书。⑤检查前嘱患者排尽大小便。⑥急救物品、药品、器材的准备。

(2)检查中的护理要点。①再次核对患者信息,评估患者的情况,有无高危因素。②携用物至检查床旁,解释操作目的、配合要点及注意事项。③洗手、戴口罩,打开屏风,保护患者的隐私。④穿刺的护理:检查床倾斜45°,患者斜靠上面,穿刺部位选择在右下腹或肚脐下两横指处,严格无菌操作,以防腹腔感染。穿刺针头选择9[#]针头,穿刺不能过深或过浅,过深对比剂会进入肠腔;过浅则注入腹腔,使对比剂刺激腹膜引起疼痛。盆腔造影穿刺时应用无痛注射技术,解除患者的思想顾虑,分散其注意力,取合适体位,便于进针。注射时做到"二快一慢",即进针快、拔针快、推药速度缓慢并均匀,在X线的透视下注射对比剂20～30 mL。⑤病情的观察:由于注射体位及穿刺部位的特殊性,患者有恐惧害怕的心理,在穿刺注射时,应严密观察患者的神志、面色、呼吸等,患者有无面色苍白、大汗淋漓等表现;与患者交流,鼓励患者表达,从患者的语言中进行病情的观察;在摄片过程中,患者若感觉不适可及时告诉医师。

(3)检查后的护理要点。①让患者在候诊室休息30分钟,观察有无腹痛、恶心、呕吐等症状。发现病情变化及时处理,并做好记录。②嘱患者多饮水,以促进对比剂的排泄。

(七)膀胱造影检查护理要点

膀胱造影是运用导尿术注100～150 mL对比剂入膀胱内,以观察排尿形态动力学变化,主要用于排尿困难或尿失禁的患者查找病因。

1.适应证

(1)膀胱肿瘤、憩室、结石、结核、慢性炎症及其所伴随的挛缩。

(2)瘘管。

(3)膀胱功能性病变。

(4)脐尿管未闭、囊肿、输尿管反流,输尿管囊肿等先天性畸形。

(5)膀胱外压性病变。

2.禁忌证

(1)严重血尿。

(2)泌尿系统感染。

(3)尿路狭窄。

(4)碘对比剂过敏。

(5)严重的心、肝、肾功能不全及其他严重的全身性疾病。

3.护理要点

(1)检查前的护理要点。①患者的评估:护士仔细阅读检查申请单,核对患者信息(姓名、性别、年龄等),详细询问病史、过敏史,评估患者病情,确认患者信息的正确。②环境准备:调节室内温度 22~24 ℃,湿度 40%~60%,保持环境清洁、整齐,备好屏风和窗帘,以保护患者隐私。③签署碘对比剂使用知情同意书。④配制对比剂:碘剂∶0.9%氯化钠注射液=1∶1,配制量100~150 mL。⑤用物的准备:一次性导尿包、消毒剂、急救药品及物品。⑥心理护理与健康教育:护士主动与患者交流、沟通,关心、爱护患者。为患者及其家属讲解膀胱造影检查的目的、过程和注意事项。

(2)检查中的护理要点。①再次核对患者信息,评估患者的情况,有无高危因素。②携用物至检查床旁,解释操作目的、配合要点及注意事项。③医师洗手、戴口罩,打开屏风,保护患者的隐私。④体位的摆放:患者平卧于检查床上,臀下垫橡胶单及中单,脱下右裤腿,两腿分开放于检查床两侧,充分暴露会阴部;患者双手上举,握住头顶固定环。⑤插管的护理:插管时按照导尿术进行消毒,严格遵守无菌技术操作原则,动作轻柔;插管成功后,排空膀胱内的尿液,避免对比剂浓度的稀释造成膀胱及尿路显影的清晰度不够。⑥注入配制好的对比剂后先摄一张保留尿管的影像片,再摄患者排尿形态的动力学变化。患者因紧张或自身疾病的原因排不出尿而无法观察时,应多鼓励患者。⑦病情的观察:注射碘对比剂时严密观察患者病情的变化,有无不良反应的发生。

(3)检查后的护理要点:检查结束后再次询问患者有无不适的异常感受,要求患者在候诊处休息 15~30 分钟,严密观察患者血压、心率、呼吸,防止迟发反应的发生。

(八)四重造影检查护理要点

四重造影即排粪造影、盆腔造影、膀胱造影和女性阴道内放置浸钡标记物四者结合同时造影。先盆腔造影,再行膀胱造影(不摄排尿动力学变化),最后结合排粪造影观察排便及排尿形态动力学变化。

1.适应证

除有排粪造影和盆腔造影适应证者外,同时伴有泌尿系统症状,如压力性尿失禁者。

2.禁忌证

同盆腔造影禁忌证,同时有膀胱、尿道炎者。

3.护理要点

(1)检查前的护理要点。①患者的评估:护士仔细阅读检查申请单,核对患者信息(姓名、性别、年龄、检查部位等),详细询问病史、过敏史,评估患者病情,确认患者信息、检查部位、检查方式的正确。②环境准备:调节室内温度 22~24 ℃,湿度 50%~60%,保持环境清洁、整齐,备好屏风和窗帘。③心理护理与健康教育:护士主动与患者交流、沟通,关心、爱护患者。为患者及其家属讲解四重造影检查的目的、过程和注意事项。告知患者碘对比剂应用的安全性及相关不良反应;碘对比剂具有一定的浓度和黏度,注入腹腔易刺激腹膜,可能会引起腹痛。④对比剂的准备:碘对比剂 20~30 mL;碘剂∶生理盐水=1∶1 比例配制 200 mL 备用。检查前详细询问相关用药史及过敏史，签署碘对比剂使用知情同意书。⑤检查前嘱患者排尽大小便。⑥急救物品、药品、器材的准备。⑦备一次性导尿包1个。

(2)检查中的护理要点。①再次核对患者信息，评估患者的情况，有无高危因素。②携用物至检查床旁，解释操作目的、配合要点及注意事项。③洗手、戴口罩，打开屏风，保护患者的隐私。④穿刺的护理：检查床倾斜45°，患者斜靠上面，穿刺部位选择在右下腹或肚脐下两横指处，严格无菌操作，以防腹腔感染。穿刺针头选择9号针头，穿刺不能过深或过浅，过深对比剂会进入肠腔；过浅则注入腹腔，使对比剂刺激腹膜引起疼痛。盆腔造影穿刺时应用无痛注射技术，解除患者的思想顾虑，分散其注意力，取合适体位，便于进针。注射时做到“二快一慢”，即进针快、拔针快、推药速度缓慢并均匀，在X线的透视下注射对比剂20～30 mL后行盆腔造影。⑤按导尿术放置尿管，排净尿液，从尿管注入配制好的对比剂200 mL，拔出尿管。⑥按排粪造影的操作步骤注入钡糊，在肛门和阴道放置标记物。⑦协助患者标准侧位端坐于排粪桶上，左侧靠近荧光屏，双腿并拢，双手放于膝盖处。⑧在X线的透视下，同时进行尿路造影、排粪造影和阴道造影检查。⑨检查完毕，协助患者穿好裤子，再次查对患者。

(3)检查后的护理要点。①让患者在候诊室休息30分钟，观察有无腹痛、恶心、呕吐等不良反应。发现病情变化及时处理，并做好记录。②嘱患者多饮水，以促进对比剂的排泄。③嘱患者多食粗纤维食物，以便钡剂的排出，若为长期便秘的患者，可口服缓泻剂或灌肠帮助排便，避免钡剂长时间遗留于肠道内形成钡石。

二、特殊造影检查护理要点

(一)T管造影护理要点

胆总管探查或切开取石术后，在胆总管切开处放置T管引流，一端通向肝管，一端通向十二指肠，由腹壁戳口穿出体外，接引流带。在电视监视下经T管注入对比剂20～30 mL，碘剂：生理盐水=1：1，动态观察胆管有无狭窄、结石、异物，胆道是否通畅。

(1)询问患者有无碘过敏史，签署碘对比剂使用知情同意书。

(2)配制对比剂20～30 mL，碘剂：生理盐水=1：1。

(3)协助患者平卧于检查床上，身下垫一次性中单。

(4)妥善固定引流管、引流带，避免在检查床转动时导致T管脱出。

(5)妥善固定患者，但应避开T管及伤口处。

(6)先夹闭引流管，消毒引流管接口，再将配制好的对比剂注入胆管。

(7)告诉患者在注射对比剂时会感觉右上腹胀痛，对比剂放出后症状将减轻。

(8)检查结束后开放引流管2～3天，使对比剂充分排出。

(二)窦道造影检查护理要点

从已知瘘道口注射入对比剂，在电视监测下了解各种窦道的深度、宽度、走向及有无其他开口等。

(1)询问患者有无碘过敏史，签署碘对比剂使用知情同意书。

(2)根据窦道的部位，正确摆放体位，充分暴露窦道口以便于操作，身下垫一次性中单。

(3)根据窦道的深浅配制碘对比剂，碘剂：生理盐水=1：1。

(4)严格按照无菌技术原则进行药物配制、消毒、注射。

(5)观察注射对比剂后有无不良反应发生。

(三)静脉肾盂造影检查护理要点

静脉肾盂造影是通过静脉注射碘对比剂后,对比剂经肾小球滤过排入尿路,使肾盂、肾盏、输尿管、膀胱显影的一种方法。此造影不但可以显示尿路的形态,还能了解肾的排泄功能。

1.造影前准备

(1)检查日前天晚上口服轻泻剂,清除肠内积粪和积气。

(2)检查日早晨禁食。

(3)造影前患者排尿,使膀胱空虚。

(4)询问患者有无碘过敏史,签署碘对比剂使用知情同意书。

(5)选择合适的血管建立静脉通道,可用留置针或头皮针。

(6)准备好急救物品及药品。

2.检查方法

(1)造影前先摄尿路平片用以对照。

(2)在腹部两侧,输尿管前方各置一棉垫,用压迫带压紧。

(3)注射对比剂后 5 分钟、15 分钟、30 分钟、40 分钟各摄取前后卧位片 1 张,如肾功能延迟,需在 1~2 小时或以后再行摄片。前 2 张主要摄取肾盂肾盏影像,摄取第 3 张图像时,将压迫带取下,摄取全尿路影像,最后摄取膀胱充盈像。

(4)检查中观察患者有无异常反应。

3.检查后观察

患者 30 分钟且无不适方可离开。

(四)乳腺导管造影检查护理要点

乳腺导管造影术是将对比剂注入乳腺导管后进行钼靶摄片,根据对比剂分布形态,来显示病变性质和部位的一种检查方法。主要用于乳头溢血、溢液的检查。

(1)询问患者有无碘过敏史,签署碘对比剂使用知情同意书。

(2)患者取坐位或仰卧位,患乳常规消毒,清除乳头分泌物至清晰暴露乳孔。戴无菌手套挤捏乳晕后方使溢液挤出,以确定造影乳孔。

(3)一手固定乳头并轻微上提,用 4 号半注射器针头(尖端磨平)慢慢插入乳管内 1.0~1.5 cm;缓慢推入对比剂 0.5~1.0 mL 后拔出针头,擦净溢出对比剂即行轴、侧位摄片各 1 张,摄片时轻度加压,以免对比剂溢出。完毕后嘱患者挤压乳房使对比剂尽量挤出。

(4)检查时注意事项:①注射对比剂时应谨慎,切勿将小气泡注入导管。②注射对比剂要适量,一般0.5~1 mL 即可。量多易渗透腺泡,致导管显示不清;量少小分支导管和末叶腺泡未能充盈,显示不够,造成误诊。注入对比剂的具体剂量应以术者感觉压力增大同时患者感觉胀痛时终止为宜,应避免压力过大使对比剂进入腺泡而造成患者痛苦。③乳腺导管针进入导管,患者不会有剧烈疼痛感,缓慢注入对比剂后,患者可有轻度胀感。若有明显胀感或胀痛,胀感消失,则可能为导管破裂,对比剂进入间质,故术者应避免过大、过快增加压力。若注射对比剂时术者发现有阻力,患者发生剧烈疼痛,则表示插管不当,人为造成一假道,此时应立即停止注射,拔出针头。

(5)检查后询问患者有无不适,观察 30 分钟后方可离开。

(庄 倩)

第二节 计算机体层成像检查的护理

一、CT常规检查护理

(一)CT普通检查护理

1.检查前护理

(1)信息确认:患者凭检查信息通过PACS系统进行预约、登记确认。留取联系电话,遇特殊情况便于通知患者。

(2)检查分检:护士或登记员根据检查信息进行分检,指导患者到相应地点等待检查。

(3)评估核对:护士仔细阅读检查申请单,核对患者信息(姓名、性别、年龄、检查部位、检查设备等)。详细询问病史,评估患者病情,核实患者信息、检查部位、检查方式,对检查目的要求不清的申请单,应与临床申请医师核准确认。

(4)健康教育:护士进行分时段健康教育,特殊患者采取个性化健康教育,讲解检查整个过程、检查所需时间、交代检查注意事项,以及需要患者配合的相关事宜。健康教育形式有口头宣教、健康教育手册、视频宣教等。

(5)去除金属异物:指导或协助患者去除被检部位的金属物件及高密度伪影的衣物,防止产生伪影。

(6)呼吸训练:护士耐心指导胸、腹部检查患者进行呼吸训练。胸部检查应指导患者先吸一口气,再闭住气,保持胸、腹部不动,防止产生运动伪影;腹部检查可以直接屏气。

(7)镇静:对小儿、昏迷、躁动、精神异常的患者,采取安全措施防止坠床,必要时遵医嘱使用镇静药。

(8)指导腹部检查患者正确饮水。

(9)PACS系统呼叫:及时应用PACS系统呼叫患者到检。

2.检查中护理

(1)再次核对患者信息,协助患者进检查室、上检查床,避免坠床或跌倒。有引流管者妥善放置,防止脱落。

(2)按检查部位要求设计体位,指导患者勿移动身体变换体位。

(3)检查时注意保暖,避免患者着凉。

(4)做好患者非照射部位的X线防护。

(5)检查结束后询问患者情况,协助下检查床。

3.检查后护理

告知患者及家属取片与报告的时间、地点。

(二)CT增强检查护理

1.检查前的护理

(1)信息确认:患者凭检查信息通过PACS系统进行预约、登记确认;在申请单上准确记录患者身高、体重、联系电话。

(2)评估核对:护士仔细阅读检查申请单,核对患者信息(姓名、性别、年龄、检查部位、检查设备等),详细询问病史(既往史、检查史、用药史、现病史、过敏史等),评估患者病情,筛选高危人群。核实患者信息、检查部位、检查方式。

(3)心理护理和健康宣教:在常规宣教的基础上重点告知增强检查的目的及注意事项、合理水化的重要性,注射对比剂后可能出现的正常现象(口干、口苦、口腔金属味、全身发热、有尿意等)和不良反应(如恶心、呕吐、皮疹等),进行针对性护理,消除患者紧张、焦虑的不良情绪。

(4)指导患者或家属签署碘对比剂使用知情同意书。

(5)认真评估血管,安置 18～20 G 静脉留置针;注意保护,防止留置针脱出。

(6)对比剂常规加温准备。

(7)其他参照 CT 普通检查前的护理。

2.检查中的护理

(1)高压通道的建立与确认:连接高压注射器管道,试注水,做到"一看二摸三感觉四询问",确保高压注射器、血管通畅。

(2)患者沟通:再次告知检查注意事项,以及推药时的身体感受,缓解患者紧张情绪。

(3)心理安慰:对高度紧张患者在检查过程中护士通过话筒给予安慰,鼓励患者配合完成检查。

(4)严密观察:注射对比剂时密切观察有无局部和全身症状,防止不良反应的发生,做到及时发现、及时处理。

(5)防止渗漏:动态观察增强图像对比剂进入情况,及时发现渗漏。

(6)检查结束后询问患者情况,评估有无不适,协助下检查床。

(7)指导患者在观察区休息 15～30 分钟,如有不适及时告知护士。

(8)其他参照 CT 普通检查中的护理。

3.检查后的护理

(1)定时巡视:准备护士定时巡视观察区,询问患者有无不适,及时发现不良反应。

(2)合理水化:指导患者进行水化(每小时不少于 100 mL)以利于对比剂的排出,预防对比剂肾病。

(3)拔留置针:观察 15～30 分钟,患者无不适后方可拔取留置针,指导正确按压穿刺点,无出血方可离开观察区。

(4)告知患者及家属取片与报告的时间、地点,以及回家后继续观察和水化,如有不适及时电话联系。

(5)发生不良反应的处理方法请参照碘对比剂的相应内容。

二、CT 常见部位检查护理要点

(一)头颈部与五官 CT 检查护理要点

头颈部与五官 CT 包括颅脑、鞍区、眼眶、鼻和鼻窦、颞骨及内听道、鼻咽口咽、喉部、口腔颌面部等部位肿瘤、炎症、外伤等病变的检查和头部及颈部血管成像等。

1.检查前的准备要点

(1)评估核对:核对患者信息,阅读检查单,确定检查方式(平扫、增强)。

(2)心理护理与健康教育:护士主动与患者沟通,组织患者观看健康教育视频和健康教育手册。

(3)患者适当进食、饮水。

(4)去除头颈部所有金属异物(包括活动性义齿)。

(5)女性患者检查前将发结打开,指导扫描时头部保持不动。

(6)鼻咽部及颈部检查时训练患者屏气,不能做吞咽动作。

(7)增强者指导患者或家属签署碘对比剂使用知情同意书,筛查高危因素、建立静脉留置针等。

2.检查中的护理要点

(1)体位设计:患者仰卧于检查床,头先进,头部置于头架上,保持正中位,人体长轴与床面长轴一致,双手置于身体两旁或胸前。

(2)眼部扫描时要求闭眼,并保持眼球固定不动,因故不能闭眼者,可指导患者盯住一目标保持不动。小儿做眼部 CT 需要自然睡眠或遵医嘱口服水合氯醛,安睡后方可检查。

(3)鼻咽部及颈部检查时按技师口令进行屏气,不做吞咽动作。

(4)增强检查患者需观察注射对比剂后有无局部和全身的异常反应。

3.检查后的护理要点

参照 CT 普通检查和增强检查后的护理。

(二)胸部及食管纵隔 CT 检查护理要点

1.检查前的准备要点

(1)评估核对:核对患者信息,阅读检查单,确定检查方式(平扫、增强)。

(2)心理护理与健康教育:主动与患者沟通,组织患者观看健康教育视频和健康教育手册。

(3)患者适当进食、饮水。

(4)去除胸部所有的金属异物(包括文胸、带有拉链的衣服)。

(5)指导训练患者屏气。

(6)婴幼儿或不配合者检查前采取药物镇静。

(7)增强者指导患者或家属签署碘对比剂使用知情同意书,筛查高危因素、建立静脉留置针等。

(8)食管纵隔 CT 检查前准备碘水,碘水配制:100 mL 温开水+2 mL 碘对比剂,浓度 0.02%。

(9)其他参照普通或增强检查前的护理。

2.检查中的护理要点

(1)体位设计:患者仰卧于检查床上,可以取头部先进或足先进,保持正中位,人体长轴与床面长轴一致,双手置于头上方。

(2)食管纵隔检查体位设计前需指导患者喝两口碘水,再含一口碘水在口腔内。检查时技师通过话筒指示患者将口腔里的碘水慢慢咽下即刻扫描。通过碘对比剂缓慢下咽的过程扫描查看检查部位的充盈缺损像,提高周围组织的分辨率和对比度。

(3)扫描时配合技师的口令进行屏气,叮嘱患者尽量避免咳嗽,并保持肢体不动。

(4)增强检查患者需观察注射对比剂后有无局部和全身的异常反应。

(5)其他参照普通或增强检查中的护理。

3.检查后的护理要点

参照 CT 普通检查和增强检查后的护理。

(三)冠状动脉 CTA 检查护理要点

多层螺旋 CT 冠状动脉造影(MSCTCA)作为一种无创、安全性高的新技术已广泛应用于临床。冠状动脉造影检查是评价冠状动脉变异和病变,以及各种介入治疗后复查随访的重要诊断方法,具有微创、简便、安全等优点。但是冠状动脉 CTA 检查受多种因素的影响,如心率、呼吸配合、心理、环境等因素的影响,检查前护理准备质量是决定检查是否成功的关键。

1.检查前的准备要点

(1)环境及物品的准备:为患者提供安静、清洁、舒适的环境,安排患者到专用心脏检查准备室或候诊区域;挂心脏检查识别牌。①物品准备:脉搏血氧饱和度仪(Prince-100B)、心电监护仪、氧气、计时器或手表等。②药品准备:美托洛尔(倍他乐克)药片。

(2)评估核对:阅读申请单,核对患者信息,明确检查目的和要求,评估患者病情、配合能力、沟通能力(听力)、心理状态,详细询问病史(既往史、检查史、用药史、现病史、过敏史等)、筛查高危人群,必要时查阅心电图和超声心动图检查结果,重点掌握患者基础血压、心率和心电图情况,并记录在申请单上。

(3)健康教育和心理护理:护士集中对患者进行健康宣教,讲解检查目的、心率准备和呼吸配合的重要性,以及检查中快速注射对比剂时全身发热的现象,让患者对检查过程和可能出现的问题有较全面的了解,尽量减少由于紧张、恐惧心理而导致的心率加快。告诉患者检查当日可适当进食、不禁水,避免空腹或饱餐状态下检查;空腹时间过久易导致低血糖,引起心率加快或心率不稳(特别是糖尿病患者);过饱出现不良反应时易发生呕吐。

(4)心率准备:①患者到达检查室先静息 10～15 分钟后测心率。②测心率:按心率情况分组,60～80 次/分为 1 组;80～90 次/分为 2 组;90 次/分以上或心律波动＞3 次、心律失常、老年人、配合能力差、屏气后心率上升明显的为 3 组。64 排 CT 心率控制在 75 次/分以内,双源 CT 或其他高端 CT 可适当放宽。③对静息心率＞90 次/分、心律波动＞3 次或心律失常,对 β 受体阻滞药无禁忌证者,在医师指导下服用 β 受体阻滞药,以降低心率和(或)稳定心律;必要时服药后再面罩吸氧 5～10 分钟,采用指脉仪或心电监护仪持续心电监护,观察服药及吸氧前后心率或心律变化情况,训练吸气、屏气,心率稳定后可检查。对于心律失常的患者,了解心电图检查结果,通过心电监护观察心率或心律变化规律,与技师沟通、确认此患者是否进行检查;对于心率＞100 次/分或无规律的心律者可以放弃检查。

(5)呼吸训练:重点强调如何吸气、屏气,什么时候出气的要领,训练方式分 4 种。①用鼻子慢慢吸气后屏气;②深吸气后屏气;③直接屏气;④直接捏鼻子辅助。根据患者不同情况采取不同训练方式,重点强调呼气幅度保持一致,防止呼吸过深或过浅,屏气时胸、腹部保持静止状态,避免产生呼吸运动伪影,屏气期间全身保持松弛状态,观察屏气期间心率和心律变化;1 组患者心律相对平稳(波动在 1～3 次/分),训练吸气、屏气后,心率呈下降趋势且稳定可直接检查;2 组反复进行呼吸训练,必要时吸氧(浓度为40%～50%)后继续训练,心率稳定可安排检查,检查时针对性选择吸氧。

(6)选择 18 G 静脉留置针进行肘前静脉穿刺。对旁路移植(搭桥)术后患者在对侧上肢建立静脉留置针。

(7)其他的参照普通或增强检查前的护理。

2.检查中的护理要点

(1)设计体位:仰卧位、足先进、身体置于检查床面中间,两臂上举,体位舒适。

(2)心电监测:安放电极片,将电极片、导线及双臂置于心脏扫描野外。连接心电门控,观察心电图情况,确认R波信号清晰,心率控制理想,心律正常,心电图波形不受呼吸运动和床板移动影响。

(3)呼吸训练:再次训练患者呼吸和屏气,观察患者可稳定大约5秒屏气的时间及屏气后心率和心律变化规律。

(4)必要时指导患者舌下含服硝酸甘油片。

(5)连接高压注射器管道,试注水,做到"一看二摸三感觉四询问";确保高压注射器、血管通畅。

(6)再次告知检查注意事项,以及推药时的身体感受,缓解患者紧张情绪,对高度紧张的患者在检查过程中护士通过话筒给予安慰,鼓励患者配合完成检查。

(7)动态观察增强图像对比剂进入情况,及时发现渗漏。

(8)其他参照普通或增强检查中的护理。

3.检查后的护理要点

参照CT增强检查后的护理。

(四)主动脉夹层患者CT检查护理要点

主动脉夹层是指动脉腔内的血液从主动脉内膜撕裂口进入主动脉壁内,使主动脉壁中层形成夹层血肿,并沿主动脉纵轴扩张的一种较少见的心血管系统的急性致命性疾病,早期正确诊断是取得良好治疗效果的关键。

1.检查前的准备要点

(1)开设绿色通道:对怀疑有主动脉夹层的患者应提前电话预约,按"绿色通道"安排检查。告知家属检查相关事宜和注意事项,要求临床医师陪同检查,通知CT室医师和技师做好检查准备。

(2)护士准备好急救器材、药品、物品,随时启动急救程序。

(3)病情评估:包括意识、面色、血压、心率、呼吸、肢体活动、肾功能以及发病时间与发病过程,快速查看检查申请单、核对信息、详细询问病史,筛查高危因素。

(4)呼吸训练:检查前指导患者正确呼吸及屏气,屏气一定要自我掌握强度,以能耐受为准,切忌过度屏气,以防引起强烈疼痛不适及夹层破裂。

(5)指导家属签署碘对比剂使用知情同意书,快速建立静脉通道。

(6)其他参照普通或增强检查前的护理。

2.检查中的护理要点

(1)正确转运:搬运患者时动作要轻稳,避免大动作引发夹层破裂。

(2)体位设计:仰卧位、足先进、身体置于检查床面中间,两臂上举(无法上举的患者也可以放于身体的两侧)。

(3)注意保暖:避免受凉引起咳嗽而导致夹层破裂。

(4)技师扫描时注意控制注射对比剂的量和速度。

(5)患者监测:严密观察病情和监测生命体征,出现脉搏细速、呼吸困难、面色苍白、皮肤发冷、意识模糊等症状,提示可能因动脉瘤破裂出现失血性休克,应立即停止扫描,通知医师抢救,必要时行急诊手术,做好记录。

(6)疼痛性质的观察:如突发前胸、后背、腹部剧烈疼痛,多为撕裂样或刀割样,呈持续性,患者烦躁不安、大汗淋漓,有濒死感,疼痛放射范围广泛,可向腰部或下腹部传导,甚至可达大腿部,提示动脉瘤破裂,应启动急救应急预案。

(7)其他参照普通或增强检查中的护理。

3.检查后的护理要点

(1)扫描中发现有主动脉夹层应按放射科危急值处理,禁止患者自行离开检查室,并立即电话告之临床医师检查结果,由专人或在医师陪同,用平车将患者立即护送回病房或急诊科,勿在CT室停留过久。

(2)告知家属30分钟内取片及报告。

(3)其他参照普通或增强检查后的护理。

(五)肺栓塞CT检查护理要点

肺栓塞是指以各种栓子阻塞肺动脉系统为其发病原因的一组临床病理生理综合征,其发病率高、误诊率高和死亡率高。多层螺旋CT肺动脉造影是对急性肺动脉栓塞的一种无创、安全、有效的诊断方法。

1.检查前的准备要点

(1)开设绿色通道:对怀疑有肺栓塞的患者应提前电话预约,对病情急、重、危者应立即按“绿色通道”安排检查。告知家属相关检查事宜和注意事项,要求临床医师陪同检查,通知CT室内医师和技师做好检查准备。

(2)护士准备好急救器材、药品、物品,随时启动急救程序。

(3)病情评估:查看检查申请单,核对信息,严密观察其有无口唇发绀、呼吸急促、胸闷、气短、胸痛、咯血等表现;心电监护,测量生命体征及血氧饱和度的变化;评估心、肺、肾功能情况。重点了解胸痛程度,必要时提前使用镇痛药。

(4)吸氧:给予高浓度氧气吸入,以改善缺氧症状,缓解患者恐惧心理。

(5)呼吸训练:检查前指导患者正确呼吸及屏气,屏气一定要自我掌握强度,以能耐受为准,切忌过度屏气,以防引起强烈疼痛、不适及栓子脱落。

(6)去掉胸部所有金属物品及高密度衣物,防止产生伪影,影响图像质量。

(7)其他参照普通或增强检查前的护理。

2.检查中的护理要点

(1)正确转运:重点指导正确转运患者,摆好体位,避免大动作导致静脉血栓脱落,发生意外。

(2)体位设计:仰卧位、足先进、身体置于检查床面中间,两臂上举(无法上举的患者也可以放于身体的两侧)。

(3)注意保暖,避免受凉,防止咳嗽引起栓子的脱落。

(4)技师扫描时注意控制注射对比剂的量和速度。

(5)患者监测:严密观察病情和监测生命体征,重点观察呼吸频率和血氧饱和度的变化,并做好记录。

(6)其他参照普通或增强检查中的护理。

3.检查后的护理要点

(1)扫描中发现有肺栓塞应按放射科危急值处理,禁止患者自行离开检查室,告诉患者及家属制动,并立即电话告之临床医师检查结果,由专人或在医师陪同下用平车将患者立即护送回病房或急诊科,勿在CT室停留过久。

(2)告知家属30分钟内取片及报告。

(3)其他参照普通或增强检查后的护理。

(六)腹部CT检查护理要点

CT腹部检查分上腹、中腹、盆腔、全腹,包括肝、胆、脾、胰、胃、肾、肾上腺、肠、膀胱、子宫和附件等。腹部脏器复杂、相互重叠,空腔脏器(胃、肠、膀胱)因含气体和(或)液体及食物残渣,位置、形态、大小变化较大,可影响图像质量和检查效果,因此做好腹部CT检查前各环节的准备至关重要。

1.检查前的准备要点

(1)患者评估:仔细询问病史、检查史、过敏史,注重患者其他检查的阳性体征和结果,如B超、肝功能、胃镜、肠镜、消化道钡剂及甲胎蛋白等,确定患者能否饮水、饮水量和时间,确认是否进行增强检查。

(2)胃肠道准备:①检查前1天晚餐进清淡饮食,晚饭后禁食4~8小时,不禁饮(急诊除外);②检查前1周禁止胃肠钡剂造影,必要时对胃肠钡剂造影者可先行腹部透视,以了解钡剂的排泄情况;③年老体弱者胃肠道蠕动减慢,必要时给予清洁灌肠或口服缓泻药帮助排空。

(3)心理护理:护理人员可针对不同文化层次患者的心理状态,分别进行解释和疏导,用通俗易懂的语言讲解与患者病情有关的医学知识,使患者对疾病的发展和转归有较明确的认识,缓解患者紧张情绪,使其积极配合检查。

(4)患者准备:防止金属伪影,患者需取下身上所有带金属的衣裤、物品、饰品,解除腹带及外敷药物,提供检查服。

(5)呼吸训练:呼吸运动是影响CT检查质量的重要因素,扫描时呼吸运动不仅会引起病灶遗漏和误诊,而且对于判断胃肠道走行和分析病变的结构都有很大影响。因此检查前需对患者进行屏气训练,保持呼吸平稳,均匀一致,直至患者能够准确接受口令。

(6)对比剂准备。

1)常用对比剂种类:①高密度对比剂。常用的有1%~2%有机碘溶液,800~1 000 mL温开水加10~20 mL碘对比剂,这种对比剂在CT上显影良好,能满意地标记被检器官,便于观察胃肠道的走行。但浓度过高、剂量较大时常能遮蔽部分胃壁组织,对胃黏膜改变不能较好显示,限制了对癌肿的检出和浸润深度的判断。②等密度对比剂。纯水作为对比剂方便、价廉、无不良反应;不会产生高密度的伪影。CT平扫时即可与胃壁构成良好的对比,有利于病变的诊断和分期,是胃部CT检查最理想的对比剂。③低密度对比剂。气体是CT仿真结肠内镜检查中理想的肠道内对比剂,气体能较好地充盈扩张肠管,气体的弥散性好,比液体对比剂更容易到达盲升结肠;气体扩张肠管均匀,使用气体作为对比剂,可以通过定位片来判断肠道内气量是否充足,可随时补充气量。

2)对比剂的应用:①水可用于上、中腹的胃肠充盈。②1.2%的口服对比剂适宜于胃部平扫患者的充盈准备。③1.5%的口服对比剂较适宜于胃部直接增强的对比剂充盈准备。④0.8%的口服对比剂适宜于中消化道的肠道充盈准备。⑤0.6%的口服对比剂适宜于下消化道的肠道充盈准备。

3)饮用对比剂的量和时间:①上腹检查前0.5小时服水200~300 mL,检查前10分钟服水200~300 mL。②上中腹部:患者于检查前1小时、30分钟各服用300 mL,检查时加服200~300 mL。③下腹部检查前4小时、3小时、2小时分别服用300 mL。检查前1小时排空膀胱

1 次,加服 300 mL,患者自觉膀胱充盈即行 CT 检查。膀胱造瘘者应夹闭引流管,待膀胱充盈后再做检查。④全腹部检查前 4 小时、3 小时、2 小时分别服用 300 毫升,检查前 1 小时排空膀胱 1 次,再服 300 毫升,患者自觉膀胱充盈后加服300 mL口服对比剂即行 CT 检查。⑤胰腺 CT 扫描时,往往出现胰头、胰体、胰尾与胃、十二指肠及空肠部位分辨不清的情况,从而导致诊断困难,为了使胰腺与胃肠道影像区分开来,衬托出胰腺的轮廓与形态,提高诊断正确性,因此选择最优良对比剂浓度及吞服时间帮助医师判断及区分病变与生理解剖部位,提高诊断率。扫描前30 分钟口服 2%的对比剂 300 mL。空肠部分得到充盈满意,达到衬托目的,扫描前加服 2%的对比剂 200 mL。以达到胃体部及十二指肠空肠完全显示。

4)饮用对比剂的目的:①使胃及十二指肠充盈与邻近组织形成对比度,便于观察胃壁、黏膜及胃腔情况。胃充盈使肠道下移,充分暴露肝、胆、脾、胰。②充盈膀胱与邻近组织形成对比度,便于观察膀胱壁、黏膜及腔内情况,尤其是膀胱腔内充盈缺损性病变的显示。③子宫、附件与邻近组织形成对比度。④胃肠道充分扩张,获得了腹盆腔各段肠道的良好充盈相,有助于胃肠道病变的早期发现、病变的定位和定性,同时因伪影的减少或消除,图像质量明显提高,更有利于实质脏器的显示与观察。

饮用对比剂的注意事项:筛查患者无碘过敏、结石、胰腺炎、出血、严重腹水、排尿困难、重大急诊外伤及禁食、禁水等情况后再指导患者喝碘水。重症胰腺炎、急性消化道出血、穿孔、肠梗阻等患者禁食禁水,对体质较弱、心肺功能不全的患者禁止大量饮水。

(7)检查前用药:必要时扫描前 10 分钟肌内注射山莨菪碱注射液 20 mg,山莨菪碱针为胆碱能神经阻滞药,能对抗乙酰胆碱所致的平滑肌痉挛,使消化道的平滑肌松弛,使胃和肠管充分扩张,以减少胃肠蠕动。青光眼、前列腺肥大、尿潴留等患者禁用。

(8)其他参照普通或增强检查前的护理。

2.检查中的护理要点

(1)体位设计:患者仰卧,足先进,双臂上举伸直,身体尽量置于床面正中间,侧面定位线对准人体正中冠状面。特殊情况可根据观察部位的需要采用侧卧位或俯卧位。

(2)女性盆腔检查必要时用 2%～3%的碘水 300～600 mL 保留灌肠,使盆腔内的小肠、乙状结肠、直肠显影。

(3)对已婚女性患者,推荐检查时置入阴道气囊或填塞含碘水的纱条,以显示阴道和宫颈的位置。

(4)特殊患者的护理:①严重腹水的患者因横膈受压迫平卧困难,可垫高胸部高度以不影响扫描床进出为准。②神志不清者,需家属陪同(陪护人员进行合理的 X 线安全防护)。③幼儿检查时护士将室内灯管调暗,家属陪同,防止患儿坠床,同时注意保暖。④CT 尿路成像患者进行延迟扫描时,技师可根据肾盂积水情况决定延迟扫描时间,一般 15～30 分钟进行第一次延迟扫描,中、重度积水者 3 小时左右再进行第二次扫描,护士要告知患者延迟扫描时间。⑤为诊断或鉴别肝血管瘤可于注射对比剂后 5～7 分钟再做病灶层面扫描,护十注意提示患者扫描时间。

(5)其他参照普通或增强检查中的护理。

3.检查后的护理

(1)腹部检查前禁食,检查完毕需协助患者下检查床,防止发生低血糖、直立性低血压。

(2)膀胱过度充盈者小便时排泄不易过快、过多,防止发生虚脱和低血压。

(3)检查后可进食。

(4)其他参照普通或增强检查后的护理。

(七)CT 仿真肠镜检查护理要点

CT 仿真肠镜指将螺旋 CT 扫描所获得的原始数据进行后处理，对空腔器官内表面进行三维重建，再利用计算机的模拟导航技术进行腔内观察，并赋予人工伪色彩和不同的光照强度，最后连续回放，即可获得类似纤维肠镜行进和转向直视观察效果的动态重建图像。目前，CT 仿真肠镜检查技术临床应用的可靠性和实用性日趋成熟，在结肠癌定位、定量和定性诊断中发挥着重要的作用，但是，检查前肠道的准备和检查中配合的好坏是决定检查成功与否的关键因素。

1.检查前的护理要点

(1)患者评估：排除检查禁忌证(月经期、妊娠期、肠道出血等)。检查前 1 周是否做钡剂检查，评估患者肠道准备及排便情况，判断是否可以进行检查。

(2)饮食准备：患者检查前 1 天吃清淡、无渣饮食(稀饭、面条等)，晚餐后禁食，晚八点至零点可饮糖盐水，以减轻患者饥饿感。零点后禁水。

(3)肠道准备。①蓖麻油：取蓖麻油 30 mL，在检查前晚餐后服用，然后饮温开水 800 mL。蓖麻油服后 3～4 小时排便，2～3 次排便后肠道清洁。②番泻叶：番泻叶作用慢，因此要求患者在检查前 1 天午餐后以番泻叶 30 g 用沸开水 500 mL 浸泡 0.5 小时后饮服，番泻叶服后 7～8 小时排便，3～5 次排便后肠道清洁。晚餐后再用 20 g 番泻叶泡水 100 mL 服用，效果更佳。由于导泻作用非肠内所致，故患者常有腹痛、腹胀，甚至血便。因腹泻持续时间较长，因此年龄大、体弱者应慎用。③和爽：规格为 1 包 68.56 g，检查前晚餐后禁食，晚餐后 1 小时给药，1～2 包溶水 2～4 L。以 1 L/h 的速度口服，排出物为透明液体时结束给药，或遵医嘱。④清洁灌肠：对于便秘患者，服用蓖麻油、番泻叶效果不好者，可提前 1 天清洁灌肠再服泻药。

(4)心理准备健康宣教：检查前要耐心、细致地向患者讲解 CT 仿真肠镜检查的必要性和过程，告诉患者此检查无痛苦、无创伤，消除患者紧张心理，取得患者信任与配合，完成检查。

(5)呼吸训练：指导患者扫描时正确屏气，避免产生呼吸伪影，影响图像质量。

(6)检查前用药：扫描前 30 分钟肌内注射山莨菪碱注射液 10～20 mg，以抑制肠道痉挛，降低管壁张力，充分扩张肠管，减少因肠蠕动而造成的伪影，注射前询问患者有无禁忌证。

(7)其他参照普通或增强检查前的护理。

2.检查中的护理要点

(1)物品准备：双腔止血导尿管(18～20 号)1 根、20 mL 空针 1 副、血压计球囊 1 个、止血钳子 1 把、液体石蜡(石蜡油)、棉签 1 包、纱布 2 张、手纸、治疗巾 1 张。

(2)左侧卧位：双下肢弯曲，臀部垫治疗巾；选择双腔止血导尿管(18～20 号)，充分润滑导管前端及肛门口，呈螺旋式插入肛门 6～10 cm，气囊内注入 10 mL 气体。

(3)充气体位：取左侧、右侧、俯卧位经肛门注入空气(1 000～1 200 mL)充盈肠道，总注气量因人而异，以结肠充分扩张，患者感觉轻微腹胀为宜，嘱患者尽量控制排气。保留肛管，在定位片上观察结肠管充气情况，以基本显示各段结肠(八段法：直肠、乙状结肠、降结肠、脾曲、横结肠、肝曲、升结肠、盲肠)作为充盈良好的参照；如果结肠充气不理想，可继续追加一次，当患者诉腹胀明显时停止打气，夹闭导管，嘱患者平卧，立即行 CT 扫描，扫描时嘱患者平静吸气后屏气。

(4)观察病情：肠道充气时根据患者具体情况，注意打气的速度、压力和插管深度，打气时主动与患者交流，询问患者的感觉，有无头晕、恶心、腹痛，观察患者面色等。

(5)扫描时发现肠腔内有液平面时立即俯卧位扫描。

(6)扫描完毕图像质量符合要求后通过尿管抽出肠腔内气体,抽出气囊内气体。观察有无腹胀、腹痛、呃逆等症状。拔出尿管,清洁肛门。

(7)其他参照普通或增强检查中的护理。

3.检查后的护理要点

(1)扫描结束后留观 30 分钟。密切观察腹部体征。

(2)肌内注射山莨菪碱注射液的患者检查结束待肠蠕动恢复、肛门排气后方可进食。

(3)腹部胀气时可按顺时针方向按摩,加速气体排出,减轻腹胀。对检查结束后出现腹痛、腹胀明显者,应严密观察病情变化,并指导适当走动。并交代患者如腹部异常、不适立即就诊。

(4)为避免发生低血糖反应,必要时可静脉补液。

(5)其他参照普通或增强检查后的护理。

(八)CT 仿真胃镜检查护理要点

胃溃疡和胃癌是消化科常见的疾病,以往主要依赖于胃镜或 X 线钡剂检查。胃镜检查仅能观察病灶的腔内改变,在有食管狭窄的患者,胃镜无法顺利通过,无法明确病灶下端的情况;胃镜和 X 线钡剂对于病灶的浸润程度和病灶与周围脏器的关系以及远处转移的情况都无法明确。CT 仿真胃镜检查可以弥补上述缺陷。

1.检查前的准备要点

(1)饮食准备:检查前 1 天晚上吃少渣易消化的食物,晚八点后禁食,零点后禁饮。

(2)消化道准备:如遇幽门梗阻患者,在检查前 1 天晚上洗胃,彻底洗净胃内容物,直到冲洗液清晰为止。幽门梗阻患者不能在当天洗胃,因洗胃后可导致胃黏膜颜色改变,影响诊断。

(3)患者评估:排除检查禁忌证(胃出血、穿孔等)。评估患者消化道准备情况,判断是否可以进行检查。

(4)心理护理、健康宣教:向患者讲解整个检查过程及身体感受,缓解患者紧张情绪,使其主动配合检查。

(5)呼吸训练:指导患者扫描时正确屏气,避免产生呼吸伪影而影响图像质量。

(6)检查前用药:扫描前 30 分钟肌内注射山莨菪碱注射液 10～20 mg。注射前询问患者有无前列腺疾病、青光眼等禁忌证。

(7)其他参照普通或增强检查前的护理。

2.检查中的护理要点

(1)体位设计:常规为患者仰卧,足先进,双臂上举伸直,身体尽量置于床面正中间,侧位定位线对准人体正中冠状面。特殊情况可根据观察部位的需要采用侧卧位或俯卧位。

(2)口服产气剂:检查时先设计好体位,嘱患者口服产气剂 1～2 包后快速仰卧位扫描。发现液平面时再俯卧位扫描。

(3)呼吸配合:扫描时在技师的口令下配合吸气与屏气,扫描时勿打嗝。

(4)其他参照普通或增强检查中的护理。

3.检查后的护理要点

(1)检查后指导患者休息 15～30 分钟无不适后方可离开。

(2)肌内注射山莨菪碱注射液的患者检查后待肠蠕动恢复、肛门排气后方可进食。

(3)为了避免引起低血糖反应,必要时可静脉补充液体。

(4)其他参照普通或增强检查后的护理。

三、特殊患者CT检查护理要点

(一)气管切开患者CT检查护理要点

气管切开患者由于意识障碍,气道内分泌物多,检查时平卧位导致分泌物不易排出,而引起呛咳、呼吸不畅、缺氧等症状,使患者无法顺利完成检查,因此做好气管切开患者CT检查前的气道管理非常重要。

1.检查前的准备要点

(1)患者预约:开设绿色通道,临床医师确定患者是否能完成CT检查,提前将检查信息传至CT室,提前电话通知并送入检查单。迅速阅读检查单,提前录入患者信息。

(2)医师沟通:电话通知检查时间,由家属、护士或医师陪同,检查气管导管是否为金属材质,必要时请医师进行更换后再检查,以免影响扫描产生金属伪影。

(3)患者评估:到达CT室后护士阅读检查申请单、核对信息、评估病情,重点评估患者呼吸道是否通畅,患者有无痰鸣音,是否需要吸痰。

(4)患者沟通:可采用笔、纸、写字板等工具,让患者将自己的感受、想法写出来进行交流。对于文化层次比较低的患者,仔细观察患者的表情、手势,并鼓励其重复表达,与家属配合能起到很好的交流与配合作用。

(5)清理呼吸道:护士准备好吸痰装置和吸痰盘,进入CT检查室前充分吸氧、吸痰,保持呼吸道通畅,防止检查时患者呛咳导致检查失败。

(6)吸氧:备好氧气袋给氧,维持有效的血氧饱和度。

(7)其他参照普通或增强检查前的护理。

2.检查中的护理要点

(1)体位设计:调整检查床高度与平车平行,由医师、技师与护士共同将患者转移到检查床,动作要轻,将头放于舒适的位置,避免咳嗽。妥善固定患者身体所有通路管道,防止脱落、移位。

(2)患者监测:检查中监测生命体征的变化,发现异常立即处理。必要时氧气枕低流量吸氧。保持呼吸道通畅。

(3)注意保暖:由于扫描房间温度较低,注意保暖,防止受凉诱发咳嗽。

(4)对于躁动不配合患者遵医嘱提前使用镇静药,检查时由家属陪同,注意安全,防止坠床。

(5)其他参照普通或增强检查中的护理。

3.检查后的护理要点

(1)检查结束后将患者安全转移至平车上,再次评估患者情况,必要时清理呼吸道,在医师或护士的陪同下将患者安全送回病房。

(2)其他参照普通或增强检查后的护理。

(二)多发伤患者CT检查护理要点

多发伤是指多系统、多脏器损伤,其具有病情急、重、伤情复杂、变化快、失血量大、易发生休克、生理功能紊乱、处理难、易漏诊、病死率高等特点。MSCT在多发伤检查中的应用是一种革命性进步,能在极短时间内,以单一检查方法、单一检查体位完成多部位多系统检查,已逐渐广泛用于创伤患者的伤情评估,被公认为是目前评估多发伤的首选检查方法。

1.检查前的准备要点

(1)开设绿色通道:急诊科医师评估患者是否能配合完成CT检查,提前将检查信息传至CT

室,电话通知并送入检查单,告知检查相关事宜和注意事项。迅速阅读检查单,录入患者信息。并向医师确认检查方式(平扫或增强),预先建立静脉留置针,告知检查相关事宜和注意事项。

(2)医师沟通:电话通知检查时间,要求临床医师陪同检查,放射科医师和技师做好检查准备。

(3)急救准备:护士准备好急救器材、药品、物品,随时启动急救程序。

(4)环境准备:调节好室内温度(22～24 ℃),检查床上铺上一次性床单、尿垫保护设备,防止血液、呕吐物、分泌物渗漏,影响设备的性能。

(5)患者评估:到达 CT 室后护士阅读检查申请单、核对信息、评估病情、询问病史。严密观察瞳孔、意识、SpO_2、皮肤颜色、生命体征的变化,保持呼吸道通畅,及时清除口腔、鼻腔、气管内的血凝块、呕吐物、分泌物,充分吸氧。检查静脉通道及各类引流管是否通畅。

(6)心理护理:针对多发伤清醒的患者处于极度恐惧状态,护士应给予安慰和鼓励。

(7)自身防护:医务人员戴好口罩、帽子、手套、防止被患者的血液、体液污染,接触患者后及时洗手。

(8)患者镇静:对于躁动不配合的患者必要时在医师指导下使用镇静药,防止运动伪影产生。

(9)多发伤患者一般无家属陪同,需要增强检查的患者由经管医师代为签署碘对比剂使用知情同意书。

(10)其他参照普通或增强检查前的护理。

2.检查中的护理要点

(1)体位设计:多发伤患者一般为多部位扫描。常规取仰卧位,头先进,双臂放于身体的两侧,身体尽量置于床面正中间,侧位定位线对准人体正中冠状面。

(2)患者转运:指挥和协助搬运患者,调整检查床高度与平车平行,利用平车上的床单轻、稳、平移动患者于检查床上。对怀疑有骨折的部位应重点保护,避免拖拉而造成骨折断端移位,刺伤周围的神经、血管、组织造成患者不必要的痛苦。妥善保护好各种管道,防止牵拉、脱落、引流液倒流。妥善放置监护设备,便于检查中观察患者生命体征的变化。

(3)防止坠床:对于躁动、神志不清的患者检查时注意安全,妥善固定,留人陪伴,防止坠床。

(4)注意保暖:多发伤患者由于失血性休克,救治中输入大量冷的液体或血液,而导致低体温综合征,检查时要注意保暖。

(5)保持静脉补液的通畅,维持有效的血容量。

(6)持续吸氧:便携式氧气瓶或氧气袋持续吸氧。

(7)严密观察:检查中严密观察患者生命体征的变化。对于病情严重、意识障碍、休克等患者,病情容易掩盖对比剂不良反应的症状,重点观察对比剂注射前后生命体征的细微变化及皮肤症状。

(8)其他参照普通或增强检查中的护理。

3.检查后的护理要点

(1)检查结束严密观察患者情况,在医师或护士的陪同下将患者快速转移到病房或急诊科,多发伤患者多处于脱水状态,检查后告知陪同医师合理水化、进行肾功能监测、记录尿量,预防对比剂肾病的发生。

(2)检查后及时将危及生命的阳性体征通知临床医师,便于医师制订治疗方案。

(3)告知医师或家属 30 分钟取片及报告。

(4)其他参照普通或增强检查后的护理。

(三)机械通气患者CT检查护理要点

机械通气患者一般病情危重,外出检查存在风险。近年来临床医师为了尽快查明疾病的原因,为了给患者提供最佳的治疗方案,而选择CT检查来满足临床及患者的需求。如何保证机械通气患者CT检查的安全性,是CT室护士需解决的难题。

1.检查前的准备要点

(1)风险评估:由医师与家属详谈CT检查的必要性与危险性。家属签字同意后方可安排检查。主管医师认真评估及权衡检查的必要性与转送风险,制订检查计划。

(2)开设绿色通道:临床医师评估患者是否能配合完成CT检查,提前将检查信息传至CT室,提前电话通知并送入检查单。迅速阅读检查单,确认患者到达时间。并向医师确认检查方式(平扫或增强),预先建立静脉留置针。告知检查相关事宜和注意事项。

(3)急救准备:护士准备好急救器材、药品、物品,如小型呼吸机、简易人工呼吸器、足够的氧源、微量泵、便携式监护仪等,随时启动急救程序。

(4)检查前遵医嘱查血气分析。待血氧饱和度及生命体征较稳定情况下由护士和医师陪同检查,更换专用便携式小型呼吸机或简易呼吸器。

(5)患者评估:按照预约时间到达CT室,护士快速查看检查申请单、核对信息、询问病史、评估患者意识、生命体征、呼吸道及静脉输液是否通畅、配合程度,确保患者检查安全。并填写危重患者检查记录单。

(6)清洁呼吸道:检查前评估气道有无痰液,吸痰前给予高流量吸氧,再清理呼吸道,提高患者血氧饱和度。

(7)其他参照普通或增强检查的护理。

2.检查中的护理要点

(1)体位设计:由医师、技师与护士共同将患者安全转移到检查床,动作要轻,将头部放于舒适位置;妥善放置呼吸机、监护设备,固定所有管道通路,防止脱落、移位、引流瓶倒流等情况发生。

(2)专人陪同:必要时由家属陪同患者完成检查。

(3)患者监测:检查时持续心电监护、血氧饱和度监测,严密观察呼吸机运行情况,并做好记录。

(4)注意保暖:由于扫描房间温度较低,注意保暖,防止受凉诱发咳嗽。

(5)对于清醒的患者告知检查时一定要保持不动,防止移动体位和咳嗽等动作。

(6)保持静脉补液的通畅,维持有效的血容量。

(7)其他参照普通或增强检查中的护理。

3.检查后的护理要点

(1)检查结束将患者安全移下检查床,观察呼吸机运行情况,再次评估患者气道是否通畅,生命体征是否平稳,在护士和医师陪同下立即返回病房。

(2)检查后整理呼吸机,消毒呼吸机管理,及时充氧备用,做好使用记录。

(3)其他参照普通或增强检查后的护理。

(四)躁动患者CT检查护理要点

躁动是颅脑功能区损伤或病变后出现的精神与运动兴奋的一种暂时状态。CT检查是颅脑损伤术前诊断和术后评估的首选检查方法。如何保证躁动患者顺利完成检查是CT室护士一项非常重要的工作。

1.检查前的准备要点

(1)开设绿色通道:临床医师评估患者是否能配合完成CT检查,提前将检查信息传至CT室,电话通知并送入检查单,确认患者到达时间。向医师确认检查方式(平扫或增强),预先建立好静脉留置针,告知检查相关事宜和注意事项。

(2)医师沟通:对于躁动的患者,CT室护士应与临床医师沟通,提前使用镇静药、镇痛药,提供护理干预,待患者安静后立即安排检查,最好由医师陪同检查。

(3)患者评估:阅读检查申请单、核对信息、询问病史,评估病情及配合程度。了解患者躁动的原因,如颅脑外伤(额叶或颞叶脑挫伤、蛛网膜下腔出血)、术后疼痛等。

(4)环境准备:声、光、冷的刺激可诱发患者躁动的发生,检查前将检查室光线凋暗、调节室温、尽量减少刺激。

(5)镇静的监护:重点观察使用镇静药后患者呼吸是否平稳,血氧饱和度的变化。必要时给予持续吸氧。

(6)其他参照普通或增强检查前的护理。

2.检查中的护理要点

(1)体位设计:技师与护士转运患者时动作要轻、快、稳,肢体制动。妥善固定所有管道通路,防止脱落、移位、引流液倒流等情况发生。

(2)专人陪同:必要时由家属陪同,适当固定患者肢体,指导家属正确按压的方法。

(3)患者监测:技师与护士通过防护窗严密观察患者的情况,防止坠床。监测血氧饱和度变化,注射对比剂时观察患者有无局部和全身不良反应发生,并做好记录。

(4)快速扫描:由经验丰富的技师实施扫描,动态观察CT图像,及时发现异常征象,并上报值班医师。

(5)其他参照普通或增强检查中的护理。

3.检查后的护理要点

(1)检查结束后将患者安全转移至平车,评估患者病情,住院患者由医师陪同立即返回病房。

(2)门诊患者在观察室留观,待生命体征平稳后方可离开。

(3)其他参照普通或增强检查后的护理。

(五)CT引导下^{125}I粒子置入术护理要点

CT引导下^{125}I粒子置入近距离放射治疗肿瘤是根据三维内放射治疗系统计划,通过CT引导下将微型放射源^{125}I按肿瘤形状精确置入肿瘤组织中,通过其发出的低能量射线持续照射、杀伤或抑制肿瘤细胞的增殖,从而控制肿瘤的发展及消除肿瘤。

1.术前的准备要点

(1)环境准备:调节检查室温度(22～24 ℃),防止患者受凉。CT检查间采用紫外线消毒30分钟,光线充足。

(2)资料准备:查看相关检查是否完善,如术前三大常规、肝功能、肾功能、凝血酶原时间,以及B超、CT、X线、心电图等检查。

(3)心理护理及健康教育:针对患者存在疑虑、焦虑、恐惧不安的心理变化,应主动与患者进行沟通,耐心、细致地向患者及家属解释,说明置入完全封闭的放射源^{125}I能有效持续杀伤肿瘤细胞，^{125}I 辐射直径只有 1.7 cm，经系统规划治疗，可使正常组织不受到辐射，是目前治疗肿瘤较好的方法，并讲解检查中配合的方法及重要性。

(4)严格查对制度：评估患者基本情况，签署 CT 引导下^{125}I 粒子置入术知情同意书。

(5)其他参照普通或增强检查前的护理。

2.术中的护理要点

(1)体位摆放：通常采用仰卧位俯卧位、侧卧位，将患者固定于最舒适的体位，以便能更好地配合手术。需要俯卧位的患者，胸腹部垫一小枕，足背垫一软枕，头侧向一边，侧卧位的患者身体两侧用软枕固定，患者制动以免置入针移位。

(2)固定穿刺针：根据穿刺部位深浅的不同选择不同长度的穿刺针，固定好穿刺针尾端不受污染。

(3)指导患者在操作过程中若出现疼痛、皮肤发麻、寒冷、体位不舒服时应及时告知，做好术中沟通工作。

(4)对于表浅部位如咽部肿瘤患者，在置入过程中严密注意是否有粒子随着唾液的下咽而进入胃肠道，如有发生，嘱患者术后第 1 次大便注意观察。

(5)粒子置入前、中、后均应清点粒子的颗数，并做好登记工作，怀疑有粒子丢失立即用粒子监测仪监测，直至找到为止。术毕立即监测扫描床、地面及丢弃的废物，甚至操作者鞋底，防止粒子遗漏。

(6)术中严密观察患者的病情变化，认真听取患者主诉，必要时行心电监护，及时发现并发症。

(7)检查中做好患者与医护人员安全防护。

(8)其他参照普通或增强检查中的护理。

3.术后护理要点

(1)交代注意事项：放射性粒子置入治疗后可能出现粒子移位、肺栓塞、腹腔内出血，局部组织液化、感染、胆管狭窄、胆漏、放射性肠胃炎、腹部切口延迟愈合等并发症。出院后应定期回医院复查血常规、X 线检查放射源在体内的数量及位置。

(2)注意防护：儿童、孕妇不宜接触患者，6 个月后通常无须特别防护。

(3)其他参照普通或增强检查后的护理。

(六)CT 引导下经皮肺穿刺活检术护理要点

在 CT 引导下经皮肺穿刺活检获得病变组织进行病理学检查，检查的准确率可达 86%～95%，极大地提高了病变的诊断和鉴别诊断的准确性，对疾病治疗方案的制订，病情预后评估具有重要的参考价值。

1.术前准备要点

(1)环境准备：调节检查室温度(22～24 ℃)，防止患者受凉。CT 检查间采用紫外线消毒 30 分钟，光线充足。

(2)物品、药品及器械准备：准备无菌穿刺包、小容器、穿刺活检针和枪；10%的甲醛、95%乙醇、2%利多卡因。

(3)资料准备：检查相关检查是否完善，如术前三大常规、肝功能、肾功能、凝血酶原时间、B 超、CT、X 线、心电图等检查资料。

(4)心理护理与健康教育：护士应耐心讲解该项检查的过程和穿刺的必要性，以及对治疗的指导意义。增强患者信心和勇气，取得患者和家属的理解及配合，使患者保持良好的心理状态，从而保证穿刺的顺利进行。

(5)严格查对制度，评估患者基本情况，履行告知义务并签署穿刺同意书。

(6)其他参照普通或增强检查前的护理。

2.术中的护理要点

(1)体位摆放：根据穿刺的位置设计体位，以患者感觉舒适为准。

(2)呼吸训练：训练患者穿刺或扫描中吸气、屏气和配合方法。

(3)操作者准备：洗手、戴口罩、严格无菌技术操作，防止交叉感染。

(4)配合医师进行消毒和铺无菌单，协助取活检，10%的甲醛进行标本固定。

(5)观察病情：术中认真听取患者的主诉，严密观察患者面色及生命体征的变化，必要时心电监护。

(6)做好患者与医护人员的安全防护。

(7)穿刺结束后评估病情，有无出血、气胸及其他并发症发生。穿刺点局部加压包扎，防止出血。

(8)其他参照普通或增强检查中的护理。

3.术后护理要点

(1)交代注意事项：嘱患者卧床休息6～12小时，避免剧烈运动。可能会出现疼痛、出血、气胸等并发症，如有不适请及时告诉医师或护士。

(2)将病理标本及时交给穿刺医师，标贴患者信息。

(3)观察30分钟无异常情况由护士或医师陪同返回病房。

(4)其他参照普通或增强检查后的护理。

(七)颈外静脉高压注射碘对比剂护理要点

1.检查前的准备

(1)检查前的评估：①掌握适应证。为穿刺特别困难者提供一条安全的增强检查途径。主要用于上肢血管条件特别差，长期放疗、化疗，肥胖，糖尿病，穿刺失败2次以上的患者。②掌握禁忌证。颈部粗短、呼吸困难、颈部有淋巴结肿大、颈部有肿块、颈部损伤、气管切开或其他颈部手术、穿刺侧静脉回流障碍、心功能差、不配合者。③心肺功能评价。严重心肺功能不全的患者禁止行颈外静脉高压注射对比剂。

(2)物品准备：常规消毒物品1套、静脉留置针1副、一次性无菌透明敷贴1张、无菌注射用水1支。

(3)穿刺方法：①选择美国BD公司生产的20 G浅静脉留置针，针尾接0.9%氯化钠注射液空针，排尽空气。②患者取平卧位，头后仰偏向一侧，暴露颈部，选择颈外静脉直且充盈一侧。③操作者站在患者头侧，助手在穿刺侧。④穿刺部位常规消毒，消毒范围为8～10 cm，待干。⑤助手按压锁骨上方颈外及胸锁乳突肌上下缘，使穿刺区域相对平坦易于穿刺，同时便于颈外静脉充盈。必要时嘱患者屏气，颈外静脉充盈会更加明显。⑥操作者左手按压颈外静脉上段并绷紧皮肤，右手持静脉留置针，选择颈外静脉上1/3～2/3进针，进针角度以15°～30°为宜，见回血或落空感，回抽空针，见回血后抽出针芯少许，降低穿刺角度送软管，使针与血管平行再潜行2～3 mm，拔出针芯，推注生理盐水5～10 mL，用3M敷贴固定。

(4)健康教育：嘱患者头部制动，避免剧烈咳嗽。

(5)立即安排检查,避免等待过久。

2.高压注射操作方法

(1)体位设计:双人扶患者上检查床,妥善放置患者头部,保持静脉留置针通畅。

(2)更换高压注射连接管、排气。

(3)用带生理盐水的空针回抽颈外静脉留置针,见回血后推注生理盐水,询问患者有无疼痛、胀感。

(4)连接高压注射管路,试注射水,观察穿刺部位有无疼痛、肿胀、皮肤发红。

(5)推注对比剂时严密观察患者反应和生命体征变化,发现异常立刻停止注射。

(6)检查完毕,分离高压注射管道。

3.检查后的观察

检查后嘱患者休息 15～30 分钟无任何不适方可拔除留置针,按压 5～10 分钟。

(庄　倩)

第七章

消毒供应中心相关护理

第一节　消毒供应中心的性质与任务

一、消毒供应中心的性质

消毒供应中心是医院消毒灭菌系统中具备清洗、消毒、灭菌功能的核心部门，是无菌物品供应周转的物流中心，是临床医疗服务的重要保障科室。消毒供应中心已成为一个独立的专业领域，依据消毒学的理论、方法和技术，去除和杀灭病原微生物，其工作质量与医院感染的发生密切相关，直接影响医疗护理质量和患者安全。

二、消毒供应中心的任务

(1)根据临床科室需要，制作各种治疗包、器械包、布类包及敷料，经灭菌后供全院使用。

(2)按照医院感染管理有关规定，建立并健全各项制度、操作规程、质控措施，确保临床医疗用品使用安全。

(3)参与部分一次性使用的无菌医疗用品的院内管理。

(4)建立医院计算机网络中心系统，使物品供应流程更加便捷，物资管理更加经济科学。

(5)不断研究、改进工作内容和方法，保证及时有效的物品供应；实施在职人员培训，提高服务质量。

(左振福)

第二节　消毒供应中心的分类

根据手术室与消毒供应中心的相关性可将消毒供应中心分为以下几类。

一、分散式消毒供应中心

分散式消毒供应中心又可分为以下两种形式。

(一)第一种形式

医院内消毒灭菌工作由功能相对独立的消毒供应中心和手术室供应室完成:消毒供应中心负责除手术室以外的临床各科室可重复使用物品的处理和供应;手术室供应室负责手术室内部器械及物品处理和供应。

(二)第二种形式

除处理及供应临床各科室可重复使用物品以外,还负责完成手术室物品处理的部分步骤(如灭菌)。

二、集中式消毒供应中心

全院所有要消毒灭菌的物品全部集中到供应中心统一处理。整个过程由专业人员规范化操作,减少污染扩散。减少人员及设备的投入,提高工作效率,便于全院的质量控制和管理,有利操作的安全性及经济上的合理性,是国际及国内新建医院消毒供应中心管理模式的发展趋势。

(左振福)

第三节　消毒供应中心的设计与布局要求

一、消毒供应中心的地理位置

消毒供应中心的地理位置应靠近临床科室,方便临床物品供应和运输;有较好的通风采光条件;周围环境清洁,无异味,无粉尘,无污染源(如垃圾集中场所、公厕、煤堆等)。

二、消毒供应中心的面积指标

200～800 张床位医院的集中式消毒供应中心,执行 1996 年施行的《综合医院建设标准》,即 200 张床位医院消毒供应中心建筑面积 229 m^2,300 张床位 327 m^2,400 张床位 398 m^2,500 张床位 474 m^2,600 张床位 578 m^2,700 张床位 655 m^2,800 张床位 709 m^2;分散式消毒供应中心的建筑面积总和,应比集中式高 5%以上。1 000 张床位医院的集中式消毒供应中心建筑面积不宜小于 800 m^2。20 张床位医院的消毒供应室使用面积不宜小于 40 m^2。

新建消毒供应中心,宜按规划发展的床位数确定消毒供应中心的面积;达标验收时,按即时编制床位数计算面积指标。

三、消毒供应中心的区域划分及流程

消毒供应中心应形成相对独立的区域,以避免无关人流、物流的干扰。要合理安排可重复使用物品的回收、无菌物品发放、清洁物品递送和工作人员进出的通道。

(一)消毒供应中心的工作流程

工作流程见图 7-1。

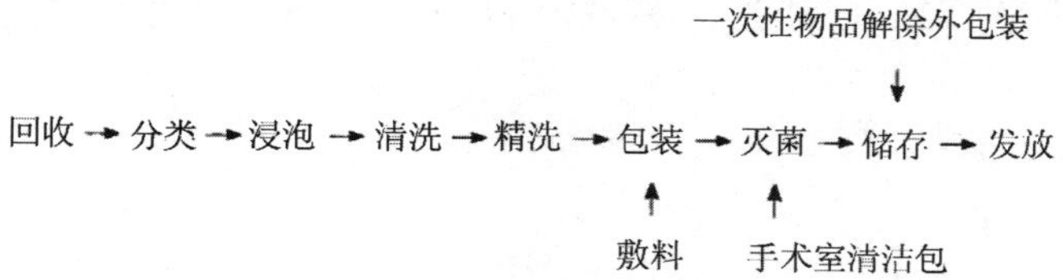

图 7-1 消毒供应中心的工作流程图

该工作流程为强制性通行路线，不得逆行。在安排房间的功能时，不得出现违反强制性通行路线的物流交叉点。

(二)消毒供应中心的分区

按工作流程分为三区，即污染区、清洁区、无菌区。这三区必须做到分区明确，区与区之间可用设备或墙等实际屏障隔断，有明显标志，无交叉。

1.污染区

污染区包括重复使用物品分类、浸泡、去热原、清洗、回收车冲洗等区域。

2.清洁区

清洁区包括器械打包、敷料制作、物资存放、接收临床各科室(手术室)清洁自备包、质量监测等区域。

3.无菌区

无菌区包括无菌物品储存和发放等区域、一次性无菌物品解除外包装后储存在无菌区;储存间外部的发放空间和下送车存放空间应按清洁区要求管理。

为了使人流的合理行走和便于管理，消毒供应中心内还需合理安排工作人员办公生活区。主要有更衣室、卫浴间、护士长办公室、工作人员学习室及休息室等。该区域属于清洁区范畴，但必须与操作区域分开，成为相对独立的区域。

消毒供应中心工作人员进出无菌区，宜先通过缓冲间，该区域应具有卫生处置条件。

四、消毒供应中心的其他建筑要求

(1)选材适宜，天花板应光滑无缝隙。墙壁要便于清洗和消毒，墙角宜采用弧形设计以减少死角。地面要求防滑、易清洗、防腐蚀，清洁区耐冲洗、污染区耐酸碱。

(2)有较好的室内采光和通风设计，编制床位大于 800 张的医院，无菌间应采用中央空调系统和正压空气净化装置，使室内温度保持在 18～22 ℃，湿度 35%～60%。400 张床位上的医院，应逐步采用中央空调系统和正压空气净化装置。

(3)无菌物品发放，应通过传递箱(窗)或缓冲间(区)完成交接。灭菌自备包由科室自取的消毒供应中心可采用连杆锁式密闭传递箱，灭菌物品下送为主的消毒供应中心，则宜通过缓冲间(区)发放，缓冲间(区)可采用不能同时开启的自控双门形成。

(4)无菌物品储存间应采用中空玻璃窗或双层外窗，400 张床位以上的医院，宜配备除湿机。

(5)灭菌间要解决好热蒸汽的快速排放问题。

(6)地漏和下水道出口应采取防鼠措施，宜采用防返溢式地漏和下水道。

(7)一般情况下，医院的消毒供应中心应集中设置。消毒供应中心要有与手术室等感染控制重点科室专用的污染和无菌物品电梯或通道。当条件受到限制需分解设置时，必须征得医院审批机构的同意。其中“清洗－精洗－包装”“灭菌－储存－发放”这两段工作流程不能分解。

（左振福）

第四节　消毒供应中心的设备配置

一、消毒供应中心基本设备配置

为保障消毒供应中心正常运作及工作质量，应具备以下必备条件。

(1)自来水、热水、蒸馏水或软水。有充足的水、电及饱和蒸汽供应。

(2)清洗装置、冲洗池，如需要可配棉球、纱布等敷料制作设备。

(3)压力蒸汽灭菌，干热灭菌器。

(4)空气消毒设备、无菌物品存放柜及筐、包装台、下收下送设备、空调降温设备。

(5)防护用品，如防护手套、防水衣及鞋、护目镜。

(6)各区域(无菌区除外)配备工作人员洗手设备。

(7)具有与医院污水处理室相通的污水排放管道。

二、消毒供应中心标准设备配置

有条件的医院除基本设备配置外，还应有以下设备配置。

(1)全自动清洗消毒机、超声波清洗机、导管清洗器、车辆清洗装置。

(2)气体灭菌设备。

(3)空气净化设备、烘干设备、压缩空气供应装置。

(4)各区域(无菌区除外)配备工作人员感应或脚控开关洗手设备。

(5)灭菌物品质量监测设备。

(6)计算机管理设备。

（左振福）

第五节　消毒供应中心的组织管理与业务要求

一、消毒供应中心组织管理

(一)组织管理

体制消毒供应中心应实行护理部垂直管理体系内的护士长负责制，护理部负责人员及组织与质量管理。医院感染管理部门实施业务指导和院内感染的项目监控。

(二)人员配置与结构

(1)按照消毒供应中心功能和任务的不同,工作人员与床位之比为(1.5～3.0)∶100,其中具有护理专业技术职称人员占30%～50%。

(2)护士长具备相应的临床工作经历,应经过护理管理、消毒供应中心业务管理知识的培训。

(3)护理人员应经过相应的理论与技术培训。

(4)从事操作消毒灭菌设备的工作人员应持有相应的上岗证(如压力容器、低温灭菌设备);消毒员应除具有上述相应上岗证外,还必须具有省(市)级以上消毒灭菌知识专项培训(包括理论和操作)证书。

二、消毒供应中心人员业务管理要求

随着科学技术的不断发展,各种高尖端的精密仪器和设备在临床科室的使用越来越广泛;手术的复杂性、手术器械的精致性,对消毒供应中心人员提出更加严格的业务要求。医院消毒供应中心应具有护理业务技术管理规程,以保证工作人员的业务水平。具体管理方案有如下几种。

(1)严格执行《消毒技术规范》《医院感染管理规范》《技术操作常规》。

(2)有学习计划和制度,定期开展科室业务学习,对科室人员按岗分层考核业务要求。

(3)科室每周有工作质量检查,医院护理部及感染管理部门负责对其质量管理实施监督和指导。

(4)参与护理部举办的各种理论、业务学习及考核。

(5)开展继续教育,实行学分制。

(左振福)

第六节　消毒供应中心的规章制度与人员职责

一、消毒供应中心规章制度

制度是维护医院正常工作秩序的保证,是质量的保障,是管理者检查工作质量的依据之一。只有加强科学的管理,建立一整套完善、系统、有效、科学的管理制度,做到有章可循,才能有效地保证工作质量。

(一)消毒供应中心工作制度

(1)按各科室需求配置各种物品,根据使用情况及时调整基数,保证临床需要和减少无效储备。

(2)每天定时下收下送,保证无菌物品的供应。

(3)供应的无菌物品应标明品名、灭菌期、失效期及打包人签名。凡灭菌物品外观检查不合格或超过有效期必须重新检查、包装后再做灭菌处理。

(4)各种器材、敷料准备均应达到标准要求。

(5)一次性用品按计划报采购中心(设备科)。

(6)建立各科室物品账目及请领、发放、报损制度,定期清点并上报有关部门。

(7)定期征求临床科室对供应工作的意见,及时完善工作规程。

(8)建立停电、停水、停气及灭菌器出现质量问题时紧急风险预案,完善突发事件处理流程。

(9)严格执行各区的工作流程要求及操作规程。

(二)消毒供应中心感染管理制度

1.污染区的感染管理制度

(1)污染区应分为回收区、洗涤区和精洗区。

(2)污染区工作人员应有专用防护用品,做好自我防护。

(3)物品的去污应经过分类、浸泡、清洗(酶洗)、自来水漂洗、去离子水漂洗及干燥6个步骤。非一次性使用的注射器、输液器灭菌前须进行去污、去热原、去洗涤剂、精洗4个步骤。

(4)下收下送车辆必须洁污分开,分区存放,每口清洁。下收下送过程中应做到定人收、发,采用专车、专线运送。

(5)正确选择、合理使用清洁设备。

2.清洁区的感染管理制度

(1)清洁区是对清洁物品进行检查、装配、包装,保管、灭菌的工作区域,可分为包装区和灭菌区。

(2)根据待灭菌物品的性质,选择正确的灭菌方法及包装材料。

(3)正确包装待灭菌物品,灭菌包的体积和质量均不得超过消毒规范要求,灭菌包外必须有化学指示胶带贴封,并有明显标记。

(4)灭菌时应注意物品的摆放及装载量,尽量将同类物品一批灭菌。灭菌操作程序正确。

(5)灭菌岗位人员(消毒员)持证上岗,对所有灭菌器应定期进行常规保养和检查。

3.无菌区的感染管理制度

(1)无菌区是无菌物品存放的区域。分为无菌物品存放间及一次性使用无菌医疗用品存放间。该区应尽可能靠近灭菌区。要求有较高空气洁净度,必须每天空气消毒和卫生保洁。

(2)无菌区须专室专用,专人负责。限制人员出入。进入无菌区的人员须二次更衣更鞋。进行洗手处理,外出的工作服不得穿着入内,非无菌物品严禁进入。

(3)载物架应由不易吸潮、表面光洁,易清洁的材料制成。

(4)对无菌物品的包装、灭菌标志及内在质量有检测措施,及时检查包装的完整性,有无湿包及化学指示胶带变色的异常情况,不合格者重新灭菌,并将相关数据记录备查。已灭菌物品不得与未灭菌物品混放。

(5)灭菌物品储存的有效期应严格执行国家有关规定,并按有效期的顺序放置并发放,超过有效期后须重新灭菌。

(6)一次性使用的无菌医疗用品,须拆除外包装后,方可进入无菌区。

(三)消毒供应中心感染管理监测制度

1.灭菌效果的监测制度

(1)各种灭菌器每次灭菌过程均应进行工艺监测,并有关键参数记录。

(2)每个灭菌包进行化学监测。

(3)预真空压力蒸汽灭菌器每天第一锅次进行B-D试验,合格后方可进行灭菌。

(4)每月对灭菌器进行生物监测。新灭菌器使用前及包装容器、摆放方式、排气方式等改变时,均必须先进行生物监测,合格后才能采用。经环氧乙烷灭菌的物品,条件许可应每次进行生物监测，并待结果合格后方可发放。

(5)凡监测不合格，应立即停用灭菌器，查找原因，监测合格后重新启用灭菌器。

(6)定期对所使用的消毒剂、灭菌剂的性能进行化学监测。

(7)对所使用的消毒剂每季度进行一次生物监测。

(8)对所使用的灭菌剂每月进行一次生物监测。

(9)对医疗器械进行灭菌效果的监测。

2.环境卫生学监测制度

每月对无菌区的空气、物体表面及工作人员的手进行监测，监测结果符合中华人民共和国国家标准《医院消毒卫生标准》。见表 7-1。

表 7-1　与消毒供应中心相关的卫生监测标准

环境类别	范围	空气(cfu/m³)	物体表面积(cfu/m²)	医务人员(cfu/m²)
Ⅱ类	无菌区	≤200	≤5	≤5
Ⅲ类	清洁区	≤500	≤10	≤10

(四)工作人员自身防护制度

(1)加强工作人员自身防护教育，防止各类意外事故发生。

(2)在回收、清洗区处理物品时，应穿隔离衣，戴橡胶手套、口罩、帽子，如有污染应及时更换，必要时戴防护镜。脱掉手套后应立即洗手。

(3)皮肤表面一旦染有血液、其他体液、各种消毒液及酶，应当立即彻底清洗。

(4)不慎被利器刺伤，应按锐器伤处理原则处理。

(5)使用压力蒸汽、干热灭菌器时，应具有防止爆炸、燃烧的措施，操作时应戴防护手套，预防烫伤事故发生。

(6)使用低温灭菌器时，应保持空气流通，防止环氧乙烷中毒、燃烧、爆炸等意外事故发生。

(7)必要时检测环氧乙烷灭菌区环境中气体的浓度，防止产生职业伤害。

(五)环氧乙烷灭菌器安全管理制度

(1)消毒员必须严格执行操作规程。

(2)专人负责环氧乙烷灭菌器的操作、保养，定期检查各管道是否漏气。

(3)灭菌周期结束取物时应戴口罩、防护手套，并采用人在前、物在后方式移动物品。

(4)打开环氧乙烷钢瓶阀门时应缓慢，钢瓶出口不可朝向面部；皮肤、黏膜、眼睛不慎溅上环氧乙烷时，应立即用水冲洗，防止灼伤。

(5)在使用及维修灭菌器过程中，应防止工作人员中毒，如出现头晕、恶心、呕吐等症状时，应立即离开现场，在通风良好处休息，症状严重者应及时就医。

(6)氧乙烷灭菌器在解析过程中排出的环氧乙烷气体，应经专用排气管道系统排出，并按照有关部门对排放系统的相关管理规定执行。

(7)环氧乙烷储气罐应存放在通风，防晒、温度不大于 40 ℃的环境内，但不能将其放在冰箱内。

(8)环氧乙烷储气钢瓶的瓶口必须旋紧，钢瓶禁止横放，搬运时轻拿轻放。

(9)灭菌室内严禁明火作业，并有通风设施和消防器材。

(六)一次性使用无菌医疗用品管理制度

(1)医院所用一次性无菌医疗用品必须由设备部门统一集中采购,使用科室不得自行采购。

(2)医院必须从具有“三证”的企业采购合格的产品。

(3)库房专人负责并建立登记账册,记录名称、规格、数量、生产批号、灭菌日期、失效日期、生产许可证、生产企业等信息。

(4)发放、回收一次性输液(血)器、注射器时,应记录核对用量。

(5)如发现不合格产品或质量可疑时,应立即停止使用,并及时报告当地药检部门,不得自行作退、换货处理。

(6)一次性使用无菌医疗用品用后必须按当地卫生行政部门的规定进行集中处理。

(七)库房管理制度

(1)库房专人负责。

(2)库存物品必须分类存放于地架上,便于发放和清点,做到账物相符、定期核对。

(3)按批号依次发放,做到先入库先发,后入库后发,保证质量。

(4)定期开窗通风,保持干燥,防止物品潮湿霉变。

(5)定时卫生保洁和空气消毒,配备灭火设备,以防意外。

(6)尽量避免人员流动,减少进出人员。

(八)查对制度

(1)回收器械时,应与病房护士清点查对数量、质量及预处理情况。

(2)准备器械包装时,应经两人核对各器械数量、质量及清洁度,方可包装。

(3)无菌物品发放时,应查对科室、品名、灭菌失效日期及灭菌指示胶带变色情况。

(4)定期查对各物品的基数,及时补充,保证供应。

(九)清洁卫生制度

(1)做好消毒供应中心室内外清洁卫生,保持环境清洁整齐。

(2)执行消毒隔离制度,各区用物固定专用、分开放置,消毒措施有效,避免交叉感染。

(3)执行垃圾分类和废物管理制度,医疗废物应密闭保存和运输,有明显标志,做到日产日清。

(4)各区域卫生定人负责,每天定时湿式打扫,及时清除污物;每周清扫一次,室内无杂物,地面、水池清洁无垢,物品放置整齐有序。

(十)工作人员考评制度

(1)完成年度工作人员职业道德考评工作。

(2)实施年度工作人员岗位职责履行情况考核,如工作质量、完成工作情况等。

(3)实施年度工作人员业务技术考核,包括专业技术能力和理论学习、解决疑难问题等。如运用工作程序、基本操作技术、专业操作技术、掌握新技术、护理“三基”考核等。

(4)实施年度工作人员教学、科研以及继续教育学分完成情况考核。包括临床带教、护理科研、撰写论文等。

二、消毒供应中心人员职责

(一)消毒供应中心护士长职责

(1)在护理部主任(总护士长)领导下,负责本科业务技术、教学、科研和行政管理工作。

(2)负责制定科室年度工作计划和质量监测控制方案,并组织实施、检查、总结、记录。制定并完善停电、停水、停气及灭菌器出现质量问题时紧急风险预案和突发事件处理流程，并确保措施有效落实。

(3)督促科室人员贯彻执行各项规章制度和操作技术规程。

(4)与临床沟通，征求意见，协调、改进工作。

(5)指导科室人员工作，并检查其完成情况；参与解决各种设备运转过程中的故障处理和技术疑难问题，并及时向有关部门汇报。

(6)负责所管物品、器械的请领和报损，确保供应物品的质量。

(7)组织开展业务学习、技术革新和科研工作，不断学习新理论，引进新技术，掌握新技能。

(二)消毒供应中心护士职责

(1)在护士长的领导下进行工作。负责医疗物品的回收、清洁、包装、灭菌、发放及管理工作。

(2)严格执行操作规程、查对制度，严防差错事故发生。

(3)参与消毒灭菌质量检测，确保消毒灭菌质量合格。

(4)协助护士长请领各种医疗器材、敷料。

(5)掌握本科专业技术，并能结合实际工作开展科研，不断学习新业务、新技术。

(6)指导消毒员做好消毒灭菌供应工作。

(三)消毒供应中心消毒员职责

(1)护士长领导、护士指导下完成消毒灭菌工作。

(2)消毒灭菌时不得擅自离开工作岗位，严格执行岗位责任制，执行安全操作规程和消毒工作制度，并持证上岗。

(3)熟练掌握各类消毒灭菌设备的使用原理及操作程序，定期维护保养。

(4)熟练掌握各类物品消毒灭菌方法，严格按消毒规范操作。

(5)熟练掌握停电、停水、停气及灭菌器出现质量问题时的紧急应对措施。

(6)参加各项业务学习和岗位培训。

(四)消毒供应中心卫生员职责

(1)在护士长领导、护士指导下完成科室清洁卫生工作。

(2)保持所管区域的清洁卫生符合要求。

(3)遵守各项规章制度，参加有关岗位培训学习。

(4)服从科室安排，及时完成所分配的各项工作。

(5)爱护科内各种物品，严禁违规使用和损坏物品。

(左振福)

第七节　消毒供应中心的岗位操作与质量标准

一、消毒供应中心岗位操作规程

(一)下收下送岗位操作规程

(1)按照科室所需各种物品用量，有计划装车。

(2)下收下送过程中严禁无菌、污染物品混拿混放。

(3)与病房护士共同清点回收物品,填写物品交换清单。

(4)根据临床需求及时将物品送至科室。

(5)与清洗间工作人员清点交接各种回收器械。

(6)下收、下送的各类物品必须全部密闭存放。

(7)下送车每次使用后,及时清洁消毒。

(二)物品清洗岗位操作规程

(1)与下收人员交接回收物品数量,填写物品交换清单。

(2)根据器械类别、性能进行分类,选择相适应的清洗方法。保证清洗质量。

(3)检查各种清洗设备,保证性能完好,所用消毒液及酶浓度合格。

(4)按照岗位要求做好自身防护,清洗人员相对固定。

(5)清洗机工作完毕及时关闭电源,每天做好清洗机保养工作。

(6)做好室内卫生保洁工作,每天空气消毒。

(三)物品包装岗位操作规程

(1)各类器械须经过清洗后方能进入包装区。

(2)及时烘干清洗消毒后的各类器械并分类放置。

(3)检查各器械的性能,刀刃、关节处均应去锈上油,包装时各关节必须充分撑开。

(4)物品包装后应及时灭菌,不得长时间放置,以防止再污染和热源产生。

(5)检查各种包装材料,完整无损方可使用。

(6)各包大小应符合灭菌设备要求。

(7)各种物品应严格执行一用一包装原则,做到分类包装。

(8)按照各种治疗包的基数配制,实行一人配制,一人核对的制度,核查无误方可包装并签名。

(9)按照规范放置包内指示卡,包外贴化学指示胶带;治疗包标记清楚,注明品名、灭菌及失效日期。

(四)物品灭菌岗位操作规程

(1)使用前检查灭菌器的性能是否完好,预真空压力蒸汽灭菌器每天第一锅做 B-D 试验。

(2)将待灭菌物品按消毒规范要求摆放在灭菌器内。

(3)尽量将同类物品同锅次灭菌。

(4)根据灭菌物品的类别选择不同的灭菌程序。

(5)灭菌过程中随时观察各项参数(时间、温度、压力、浓度)发现问题及时解决,记录每个灭菌周期的关键数据。

(6)检查指示胶带的变色情况,遇有不合格者必须查找原因后重新灭菌。

(7)出锅时应无关闭容器筛孔,再分类放入无菌物品储存柜内。

(8)每天清洁灭菌器,每月维护、保养一次。

(五)物品发放岗位操作规程

(1)上班时间坚守岗位,严格按照无菌区规定着装和行走。

(2)每天检查灭菌物品的数量、有效期及容器筛孔关闭情况。根据供需情况,及时调整物品种类和基数。

（3）无菌物品分类放置，按有效期先后顺序整齐摆放于储物架上；超过有效期的物品严禁发放，需重新包装灭菌。

（4）发放无菌物品时，应核对品名、数量、失效日期，并检查外包装有无破损。

（5）严格执行借物制度，填写借物清单并督促按时归还。

（6）每天对发放物品申请单进行核算、登记。

二、消毒供应中心质量标准

（一）物品清洗质量标准

（1）每天确保使用中的消毒液及酶浓度在有效范围内。

（2）清洗物品分类放置，清洗设备维修保养及时。

（3）针头锐利无钩，针梗通畅无弯曲、无污垢、无锈迹，穿刺针配套准确。

（4）金属器械清洁、无锈、无污垢、无血迹，刀、剪刀面锋利，各器械关节灵活，卡口紧密。

（5）玻璃类物品光亮、透明、无污垢、无裂痕及破损。

（6）橡胶类物品无污迹、无裂痕、无破裂及粘连，保证管腔通畅。

（二）物品包装质量标准

（1）盘、盆、碗等器皿类物品尽量单个包装，若需多个包装则器皿间应有吸湿毛巾或纱布隔开。

（2）待灭菌物品如能拆卸，则拆卸包装。有筛孔的容器应将筛孔打开，容器内存装物品不宜过多、过紧。

（3）各种包内物品齐全、性能好，包名与包内容物相符。

（4）打包程序规范化，标签清楚，包内有指示卡，包外有指示胶带。

（5）物品捆扎不宜过紧。采用下排气式压力蒸汽灭菌的物品包，体积不得超过 30 cm×30 cm×25 cm；采用预真空和脉动真空压力蒸汽灭菌器的物品包，体积不得超过 30 cm×30 cm×50 cm。金属包的重量不超过 7 kg，敷料包重量不超过 5 kg。

（6）采用环氧乙烷灭菌时，灭菌包体积不得超过 25 cm×25 cm×30 cm。

（7）采用干热灭菌时，灭菌包体积不得超过 10 cm×10 cm×20 cm；油剂、粉剂的厚度不超过 0.635 cm；凡士林纱布条厚度不超过 1.3 cm。

（三）包装材料质量标准

（1）一次性无纺布、一次性复合材料必须经国家卫生行政部门批准后方可使用。

（2）新包装材料应先用生物指示剂验证灭菌效果后方可使用。

（3）包装材料应允许物品内部空气的排出和蒸汽的透入。

（4）新棉布应洗涤去浆后再使用，重复使用的包装材料和容器，应做到一用一洗。

（5）包布清洁无破损，包装层数不少于 2 层。

（6）自动启闭式或带筛孔的容器（储槽等），必须完好无损，筛孔开启灵活。

（四）灭菌物品装载质量标准

（1）下排气灭菌器的装载量不得超过柜室容量的 80%；预真空灭菌器的装载量不得超过柜室容积的 90%，同时预真空和脉动真空压力蒸汽灭菌器的装载量又分别不得小于柜室容积的 10%和 5%。

（2）不同性能物品同时灭菌，则以最难达到灭菌要求的物品所需温度和时间为标准。

(3)物品装放时,上下左右需有一定空间,以利于蒸汽流通。

(4)混合装载时,难于灭菌的大包放在上层,较易灭菌的小包放在下层,敷料包放在上层,金属物品放在下层。

(5)金属包应平放,布包类物品应垂直放置,玻璃瓶应使开口向下或侧放以利蒸汽进入和空气排出。

(6)小包应采用标准篮筐装载存放。

(7)纸塑包装物品灭菌时应将纸塑相间交错并垂直放置。

(8)有筛孔的容器,应将筛孔打开。

(五)无菌物品储存质量标准

(1)物品摆放有序,分类放置。

(2)无菌物品应放在洁净的储物架上,储物架应不易吸潮、表面光洁。一次性无菌物品须去外包装后进入无菌间保存。

(3)无菌物品应放于离地高 20～25 cm,离天花板 50 cm,离墙远于 5 cm 处的储物架上。

(4)下送的无菌物品应封闭存放或加防尘罩。

(5)储存有效期为:在温度 25 ℃下,棉布类包装 7～14 天,潮湿多雨季节应缩短天数;纸塑包装相应延长。

(左振福)

第八节　消毒供应中心的管理业务知识与相关指标

一、消毒供应中心有关术语

(一)消毒

杀灭或清除传播媒介上的微生物,使其达到无害化的处理。

(二)灭菌

杀灭或清除传播媒介上的一切微生物的处理。

(三)消毒卫生标准

不同对象经消毒与灭菌处理后,允许残留微生物的最高数量。

(四)载体

试验微生物的支持物。

(五)无菌保证水平

指灭菌处理后单位产品上存在活微生物的概率。即在 100 万件灭菌物品中,污染微生物的可能性要低于一件,用来评价医疗产品的灭菌质量。

(六)生物负载

被测试的一个单位物品上承载活微生物的总数。

(七)灭菌时间

指当灭菌器达到规定温度后为达到灭菌要求所需持续的时间。

(八)热穿透时间

指物品中心达到规定温度所需的时间。

(九)热死亡时间

指微生物经某种温度作用被杀灭所需的时间，一般以细菌芽孢的热死亡时间为准。

(十)安全时间

为使蒸汽灭菌器灭菌效果得到确切保证所需增加的时间，一般为热死亡时间的50%。

(十一)无菌检验

证明灭菌后的物品中是否存在活的微生物所进行的试验。

(十二)人员卫生处理

对污染或可能被污染人员进行人体、着装、随身物品等的消毒与清洗等除污染处理。

(十三)高度危险性医用物品

这类物品是穿过皮肤或黏膜而进入无菌组织或器官内部的器材，或与破损的组织、皮肤、黏膜密切接触的器材和用品。

(十四)中度危险性医用物品

这类物品仅和破损的皮肤、黏膜相接触而不进入无菌组织内。

(十五)低度危险性医用物品

这类物品和器材仅直接或间接地和健康无损的皮肤相接触。

(十六)消毒剂

能杀灭细菌繁殖体、部分真菌和病毒，不能杀灭细菌芽孢的药物。

(十七)化学消毒法

利用化学液体或气体浸泡或渗透以破坏细胞蛋白质，可达到不同水平的消毒，也有部分化学方法可达到灭菌水平。

(十八)高水平消毒法

可以杀灭各种微生物，对细菌芽孢杀灭达到消毒效果的方法。

(十九)中水平消毒法

可以杀灭和去除细菌芽孢以外的各种病原微生物的消毒方法。

(二十)低水平消毒法

只能杀灭细菌繁殖体(分枝杆菌除外)和亲脂病毒的化学消毒剂和通风换气、冲洗等机械除菌法。

(二十一)煮沸消毒法

一般情况下微生物在100 ℃水中煮沸后5～15分钟均可杀死。

(二十二)巴氏消毒法

以75 ℃左右的热水消毒30分钟，可使蛋白质凝固，达到高水平消毒。

(二十三)干热灭菌器灭菌法

利用电控制温度在160～180 ℃持续1～3小时，利用传导辐射使热度均匀散布，渗透到物品内部把细菌烤干，以达到灭菌目的，粉剂、油类可用此方法。

(二十四)放射线灭菌法

利用γ或β射线的能量，转变成热及化学能，以射线强度的穿透力来杀死微生物，需要有特殊的仪器和设备以及特殊的防护措施。

(二十五)蒸汽灭菌法

温度在120 ℃以上时,各类型的细菌在此温度中2分钟即可死亡,由于蒸汽的穿透性较空气高,比重较空气轻,将灭菌器内的空气完全排除时,蒸汽便能达到饱和状态。当蒸汽在一定的压力时高压可促成高温度,使微生物体内的蛋白质发生变性和凝结,致使不能复原,而达到灭菌目的,故蒸汽灭菌的要素是压力、温度、时间、饱和水蒸气。

(二十六)超热蒸汽

在一定压力下,蒸汽温度比纯蒸汽条件应该达到的温度还高2 ℃以上。

(二十七)重力(下排汽)灭菌器

利用蒸汽比空气轻的原理,蒸汽由灭菌器上方进汽口进入,渐渐充满整个锅内,将锅内的空气排出锅外。

(二十八)预真空(脉动)灭菌器

利用抽气装置先将灭菌器中空气快速排出锅外,再将蒸汽充入锅内,可缩短蒸汽穿透灭菌包的时间,提高灭菌器内温度,以达到省时的效果。

(二十九)灭菌过程监测

包括物理(工艺)、化学、生物监测,只有将三种方法结合起来,才能最大限度地表示灭菌过程的成功,从而保证灭菌的质量。

(三十)物理(工艺)监测

物理(工艺)监测又称机械性能监测,灭菌器装置所有的温度表、压力表,真空表,可以指示温度、时间、压力是否达到标准,此项监测仅能指出设备本身的机械状况,不能说明物品是否完全灭菌。

(三十一)生物监测

通过标准化的菌株和合乎要求的抗力来考核整个负荷是否达到无菌保证水平,是唯一能确定灭菌完全的方法。

(三十二)生物指示物

将适当载体染以一定量的特定微生物,用于指示消毒或灭菌效果的制品。

(三十三)化学指示物

利用某些化学物质对某一杀菌因子的敏感性,使其发生颜色或形态改变,以指示杀菌因子的强度(或浓度)和(或)作用时间是否符合消毒(或)灭菌处理要求的制品。

(三十四)过程监测化学指示剂

如包外指示胶带,用来指示包裹是否经过灭菌过程,以颜色的变化来区分灭菌过和未灭菌过的物品,但无法对是否灭菌完全提供可靠的指示。

(三十五)多参数化学指示剂

如包内指示卡,主要反映灭菌的关键参数。①干热:温度、时间。②压力蒸汽:温度、时间、压力。③环氧乙烷:浓度、温度、时间、湿度。用来考核每个包裹的灭菌情况。

(三十六)B-D测试

B-D测试即真空灭菌器残余空气测试。蒸汽灭菌的功能决定于所有灭菌物品的表面是否完全与饱和蒸汽接触,为了检查预真空灭菌器内是否还有空气的残存,每天第一锅次必须在空锅的情况下,做B-D测试,以评估预真空灭菌器内排除空气及蒸汽接触的情况。

（三十七）供应室清洁区

灭菌前，供应室人员对清洁物品进行检查、包装及存放等处理的区域。

（三十八）供应室无菌区

供应室内无菌物品存放的区域。

（三十九）环氧乙烷气体灭菌

环氧乙烷又名氧化乙烯，在低温下为无色液体，具有芳香醚味，沸点为 10.8 ℃，嗅阈值为 760～1 064 mg/m³，密度为 1.52 g/cm³，易燃易爆，其最低燃烧浓度为 3%。环氧乙烷气体穿透力强、杀菌力强、杀菌谱广，可杀灭各种微生物包括细菌芽孢，属灭菌剂。一般要求灭菌条件为：浓度800～1 000 mg/L。温度 55～60 ℃，相对湿度 60%～80%，作用时间 6 小时。

（四十）超声清洗机

以一种空化作用的力学过程，通过清洗液传播超声波的处理装置，将高频率的声波转变成机械性的振动，使器械上的污垢松动脱离。对难以接触到的表面的清洁特别有效，需配合温水及特殊配方的清洗剂（如多酶清洗剂）使用。

（四十一）小装量效应

常规预真空灭菌方法，使真空度抽至 2.7 kPa（20 mmHg）绝对压力，柜室内的物品装填量不能小于柜室容积的 10%，否则影响灭菌效果。这种装入物品少灭菌效果反而差的现象称为小装量效应。

二、消毒供应中心建筑面积计算公式

消毒供应中心建筑面积（m^2）＝（0.8～1.0）×床位数＋50 m^2。

备注：①当综合性医院日门急诊人次与实际床位数的关系符合 3∶1 的比例时，则公式中的床位数等于医院实际床位数。②当综合性医院日门急诊人次与实际床位数的关系不符合 3∶1 的比例时，则公式中的床位数可以按照下列公式进行调整；专科医院的床位数则应按照下列公式进行调整。

床位数（张床）＝实际床位数/2＋日平均门急诊人次/6。

消毒供应中心床位数与建筑面积的关系可参考表 7-2。

表 7-2　消毒供应中心建筑面积

项目	对应关系								
床位数（床）	200	300	400	500	600	720	800	900	1 000
建筑面积（m^2）	283	396	503	589	750	875	968	1 089	1 210

从上述数据中得出的推算公式，可作为消毒供应中心建筑面积另一种计算方法为：消毒供应中心建筑面积（m^2）＝1.2×床位数＋[（－11）～（＋43）]m^2。

三、消毒供应中心压力蒸汽灭菌设备配置估算方法

（一）消毒供应中心供应给医院各科室物品

（1）压力蒸汽灭菌处理的物品。

（2）低温气体灭菌处理的物品。

（3）其他灭菌处理的物品。

（4）一次性医疗用品。

(5)其他。

(二)消毒供应中心压力蒸汽灭菌处理的物品供应量

计算参考系数:①门诊部门0.4升/人次;②病房部门4升/床位;③手术部门,50升/台;④其他部门(①+②+③)×20%,单位:升;⑤医院每天所需压力蒸汽灭菌处理的物品供应量=①+②+③+④,单位:升。

(三)压力蒸汽每天每台正常运行的参考系数

(1)每台灭菌器有效使用的容积(升)=灭菌器固定容积×(75%~80%)。

(2)机器运转周期:从准备到工作结束约50分钟。

(3)最高运转次数:每天工作时间7小时,机器连续运转次数为420分钟/50分钟=8.4次≈8次。

(4)实际运转次数:平常运转最高次数60%~70%为理想,即8次×(60%~70%)=4.8~5.6次=5~6次。

(四)消毒供应中心所需压力蒸汽灭菌器台数

$$\text{灭菌的台数}=\frac{\text{医院每天所需压力蒸汽灭菌处理的物品供应量}}{\text{每台灭菌器有效使用面积}\times\text{实际运转次数}}$$

例:某医院床位数1 500张,医院日手术数为70台,医院日平均门诊量为6 000人。则:①消毒供应中心每天需供应门诊部门灭菌物品量=0.4升/人次×医院日平均门诊量6 000人=2 400升;②消毒供应中心每天需供应病房部门灭菌物品量=4升/床位×医院床位数1 500张=6 000升;③消毒供应中心每天需供应手术部门灭菌物品量=150升/台×医院日手术数台=10 500升;④消毒供应中心每天需供应其他部门灭菌物品量=(2 400+6 000+10 500)×20%=3 780升;⑤消毒供应中心每天所需供应医院灭菌物品总量=2 400+6 000+10 500+3 780=22 680升;⑥每台灭菌器固定容积如为1 000(升),则灭菌器有效使用容积=1 000×80%=800升;⑦每台灭菌器每天实际运转次数5次;⑧消毒供应中心所需灭菌器的台数=22 680升/(800升×5次/天)=5.67台≈6台。

四、选择消毒灭菌方法的原则

(1)使用经卫生厅行政部门批准的消毒药、械,并按照批准使用的范围和方法在医疗卫生机构和疫源地等消毒中使用。

(2)根据物品污染后的危害程度选择消毒、灭菌的方法:①高度危险性物品,必须选用灭菌方法处理。②中度危险性物品,一般情况下达到消毒即可,可选用中水平或高水平消毒法。但中度危险性物品的要求并不相同,有些要求严格,例如,内镜、体温表等必须达到高水平消毒,需采用高水平消毒法消毒。③低度危险性物品,一般可用低水平消毒法,或只作一般的清洁处理即可,仅在特殊情况下,才作特殊的消毒要求。例如,在有病原微生物污染时,必须针对所污染病原微生物的种类选用有效的消毒方法。

(3)根据物品上污染微生物的种类、数量和危害性,选择消毒、灭菌的方法:①对受到细菌芽孢、真菌孢子、分枝杆菌和经血传播病原体(乙型肝炎病毒、丙型肝炎病毒、艾滋病病毒等)污染的物品,选用高水平消毒法或灭菌法。②对受到真菌、亲水病毒、螺旋体、支原体、衣原体和病原微生物污染的物品,选用中水平以上的消毒方法。③对受到一般细菌和亲脂病毒等污染的物品,可选用中水平或低水平消毒法。④对存在较多有机物的物品消毒时,应加大消毒剂的使用剂量和(或)延长消毒作用时间。⑤消毒物品上微生物污染特别严重时,应加大消毒剂的使用剂量和(或)延长消毒作用时间。

(4)根据消毒物品的性质选择消毒方法。选择消毒方法时需考虑一是要保护消毒物品不受损坏,二是使消毒方法易于发挥作用。应遵循以下基本原则:①耐高温、耐湿度的物品和器材,应首选压力蒸汽灭菌;耐高温的玻璃器材、油剂类和干粉等可选用干热灭菌。②不耐热、不耐湿以及贵重物品,可选用环氧乙烷或低温蒸汽甲醛气体消毒、灭菌。③器械的浸泡灭菌,应选择对金属基本无腐蚀性的消毒剂。④选择表面消毒方法,应考虑表面性质,光滑表面可选择紫外线消毒器近距离照射,或液体消毒剂擦拭;多孔材料表面可采用喷雾消毒法。

五、消毒供应中心灭菌效果监测方法

(一)压力蒸汽灭菌效果监测方法

1.化学监测法

(1)化学指示卡(管)监测法:将既能指示蒸汽温度,又能指示温度持续时间的化学指示卡(管)放入待灭菌包的中央,经过一个灭菌周期后,取出指示卡(管),根据其颜色及性状的改变,判断是否达到灭菌条件。

(2)化学指示胶带监测法:将化学指示胶带粘贴于每一待灭菌物品包外,经过一个灭菌周期后,观察其颜色的改变,以指示是否经过灭菌处理。

(3)对预真空和脉动真空压力蒸汽灭菌,每天进行一次 B-D 试验。将 B-D 测试包水平放于灭菌柜内底层,靠近柜门与排气管口处;柜内除测试包外无任何物品,134 ℃、3.5～4.0 分钟后,取出 B-D测试纸观察颜色变化,均匀一致变色,说明冷空气排队效果良好,灭菌器可以使用;反之,则灭菌器内有冷空气残留,需检查 B-D 测试失败原因,直至 B-D 测试通过后灭菌器方能使用。

B-D 测试包制作方法:将 100% 的脱脂纯棉布折叠成长(30±2)cm,宽(25±2)cm,高 25～28 cm的布包裹,重量为 4 kg±5%;将专门的 B-D 测试纸放入布测试包中间即可;或用一次性 B-D 测试包。

2.物理监测法

根据待灭菌物品的性能,选择所需灭菌温度、时间、压力;根据所设定的物理参数是否能达到,辅助判断灭菌效果。

3.生物监测法

将两个生物指示剂(嗜热脂肪杆菌芽孢)置于标准试验包中心部位,后将标准试验包置于灭菌柜内排气口上方。经过一个灭菌周期后,将生物指示剂取出培养,并设阴性和阳性对照,观察其颜色变化以判断灭菌效果。

(1)下排气压力蒸汽灭菌器标准试验包制作方法:将 3 件平纹长袖手术衣,4 块小手术巾,2 块中手术巾,1 块大毛巾,30 块 10 cm×10 cm 8 层纱布敷料,包裹成大小为 25 cm×30 cm×30 cm即可。

(2)预真空和脉动真空压力蒸汽灭菌器标准包制作方法:16 条全棉手术巾每条 41 cm×66 cm,将每条手术巾的长边先折成 3 层,短边折成 2 层,然后叠放,包裹成大小为 23 cm×23 cm×15 cm 即可。

(二)干热灭菌效果监测方法

1.化学监测法

将既能指示温度又能指示温度持续时间的化学指示剂 3～5 个分别放入待灭菌的物品中,并置于灭菌器最难达到灭菌的部位，经过一个灭菌周期后，取出化学指示剂，根据其颜色及性状的改变，判断是否达到灭菌条件。

2.物理监测法

将多点温度检测仪的多个探头分别放于灭菌器各层内、中、外各点。关好柜门，将导线引出，由记录仪中观察温度上升与持续时间。若所示温度（曲线）达到预置温度，则灭菌温度合格。

3.生物监测法

将枯草杆菌芽孢菌片分别装入灭菌试管内（1 片/管）。在灭菌器与每层门把手对角线内、外角处放置2 个含菌片的试管，经过一个灭菌周期后取出试管。在无菌条件下，加入普通营养肉汤培养基（每管 5 mL），以（36±1）℃培养 48 小时，观察初步结果，无菌生长管继续培养至第 7 天。

（三）环氧乙烷灭菌效果监测方法

1.化学监测法

（1）化学指示卡监测法：将环氧乙烷化学指示卡放入每个待灭菌物品包中央，作为灭菌效果的参考。经过一个灭菌周期后，取出指示卡，根据其颜色及性状的改变，判断是否达到灭菌条件。

（2）化学指示胶带监测法：将化学指示胶带粘贴于每一个待灭菌物品包外，经过一个灭菌周期后，观察其颜色的变化，以指示是否经过灭菌处理。

2.物理监测法

根据待灭菌物品的性能，选择所需灭菌的温度、时间、压力、浓度。根据所设定的物理参数是否能达到辅助判断灭菌效果。

3.生物监测法

每月用生物指示剂监测一次。将生物指示剂置于环氧乙烷测试包内，根据灭菌器大小，均匀选择几个点，将测试包置于灭菌器中。经过一个灭菌周期后，将生物指示剂取出培养，并设阴性和阳性对照，观察其颜色变化以判断灭菌效果。

环氧乙烷测试包分为挑战测试包和常规测试包。挑战包主要用于对灭菌器灭菌性能的考核，一般用于新购入或维修后灭菌器灭菌性能的测试。常规测试包主要用于平时的常规生物监测之用。

（1）挑战包制作方法：将一生物指示剂放入一个 20 mL 注射器内，去掉针头和针套，生物指示剂带孔的塑料帽应朝注射器针头处，再将注射器芯放在原位（注意不要碰及生物指示剂），另选一成人型气管插管或一个塑料注射器（内放化学指示卡），一条长 25.4 cm，内径 0.76 cm，管壁厚 1.6 mm 的琥珀乳胶管和4 条全棉清洁手术巾（46 cm×76 cm），每条巾单先折叠成 3 层，再对折，即每条巾单形成 6 层，然后将叠好的巾单从下至上重叠在一起，再将上述物品放于巾单中间层，最后选两条清洁布或无纺布包裹，用化学指示胶带封扎成一个测试包。

（2）常规测试包制作方法：与挑战包制作方法类似，先将一生物指示剂放于一个注射器内（同前），再用一条全棉小手巾两层包裹后用纸塑包装袋封口即可。

（左振福）

第九节　清洗、消毒与灭菌质量监测

一、清洗质量监测

(一)器械、器具或物品清洗质量监测

日常监测应以目测为主，每件清洗后的器械、器具和物品都应检查。目测是目前全世界公认的一种清洗效果监测方法，操作简单，效果明显。材质表面光滑的器械如盆、盘、碗等，可通过肉眼直接目测检查；复杂器械、器械关节或缝隙处等，使用带光源放大镜(4～6 倍)检查，以提高检查效果；管腔器械可以采用专用探条进行探查。对每件器械均应进行清洗消毒质量检查，并且重点检查齿牙、咬合面、关节等复杂部位。清洗后的器械表面及其关节、齿牙应光洁，无血渍、污渍、水垢等残留物质和锈斑视为合格。不合格器械应视污染性质进行再处理。肉眼可观测到的血渍、污渍应返回污染区重新进行清洗；放大镜下观测到的微量污渍可直接使用75%～80%的乙醇擦拭去污，乙醇仅适用于不锈钢材质或金属、玻璃等类材质。其他材质慎用，应返回污染区重新清洗或去污处理。目前国内外对清洗效果的评价方法很多，但没有一个被医院广泛接受、公认的标准方法。除目测外，监测方法还有蛋白残留量测定、潜血测试、标准污染物测试和 ATP(三磷酸腺苷)监测等。

(二)清洗消毒设备清洗质量监测

清洗消毒设备的清洗质量应根据设备运行中显示的参数、器械清洗质量的目测检查、清洗测试物监测结果、清洗用水监测等指标综合起来分析。在设备每次运行中还应观测喷淋壁的旋转、喷水口有无堵塞等运行情况。每批次清洗的物理参数符合清洗设备厂商的技术标准，并在误差范围内视为合格；不符合标准的清洗循环，视为清洗失败，应重新进行清洗工作，清洗设备停止使用，进行检修；对清洗不合格的物品，应分析原因，并采取相应的措施。设备循环参数符合标准，而测试物监测结果不符合标准，查找原因予以纠正。

二、消毒质量监测

(一)湿热消毒监测

消毒供应中心在物品检查包装前应对其进行消毒，以保障检查包装灭菌区环境和操作人员的安全。一些物品经过消毒后会直接用于患者，因此，为保证消毒效果和质量应进行消毒质量监测。每次消毒设备运行时，通过设备自动测试打印记录，观测消毒维持的时间和温度，或 A0 值是否符合消毒质量标准。监测不合格，应及时查找原因或修正参数；消毒后直接使用的物品应重新消毒处理。

(二)化学消毒剂消毒监测

化学消毒剂必须以足够浓度在适当温度下保持与器械、器具或物品的表面接触特定时间，才能达到消毒的要求。不同种类的消毒剂所需的浓度、温度及暴露时间不同，必须严格按照消毒产品卫生许可批件中的规定使用，包括使用中的注意事项。应记录消毒剂监测日期、消毒剂名称、

具体监测的浓度等项目、监测结果、监测人签名等;监测记录留存≥6个月;监测不合格应立即纠正后使用。

(三)器械消毒监测

经过消毒后可直接供应临床部门使用的器械物品应定期进行消毒效果测试,如呼吸机管路及其配件。应每季度进行消毒效果的监测,由检验室进行细菌培养。直接使用的消毒物品的抽样,则根据消毒后直接使用物品的种类而定,原则上是选取有代表性的和难于消毒的物品3～5件进行监测。监测结果不合格,应从清洗、消毒方面查找原因并改进,不合格的物品重新清洗消毒。

三、灭菌质量监测

(一)物理监测

由于灭菌过程的特殊性,无法用肉眼或其他直接的方法进行监测,只能通过间接的手段对其过程进行监控,物理监测指通过灭菌器自带的探头对关键物理参数进行监测和记录的方法。物理监测能马上显示监测结果,及时发现灭菌失败,对部分灭菌失败较敏感;其局限性是灭菌器温度探头一般位于排气口上方,无法监测包裹中心部位温度,监测结果只能反映灭菌器炉腔温度,如局部灭菌物品装载过密,则该部位的实际温度可能比显示的温度低。另外,物理监测的缺陷也包括了探头等需要定期校验。物理监测很重要,但不能代替化学监测和生物监测。

(二)化学监测

化学监测指利用某些化学物质对某一杀菌因子的敏感性,使其发生颜色或形体改变,以指示杀菌因子的强度(或浓度)和(或)作用时间是否符合消毒或灭菌处理要求的制品。化学监测能帮助发现因不正确的包裹、不正确的装载和灭菌器故障等引起的灭菌失败。其局限性是化学监测“合格”并不能证明该监测物品无菌。

(三)生物监测

生物是唯一含有活的微生物(芽孢)对该灭菌过程进行监测和挑战的监测技术。它能够直接反映该灭菌过程对微生物的杀灭能力和效果,是最重要的监测手段。因为灭菌过程的目的就是要杀灭微生物,而对灭菌过程最大的挑战来自对该灭菌过程有最大抗力的芽孢。灭菌器和灭菌循环参数的设定都是基于对特定芽孢的杀灭,生物指示剂是灭菌器和灭菌循环设计的基础和出发点,所以在实际灭菌的工作中生物指示剂的地位不可替代,是最重要的监测方法。但生物监测也不能代替物理监测和化学监测。

随着医院信息化的普及,CSSD信息化管理也于近几年开始发展。通过信息系统获得监测数据和信息,可以评价CSSD的工作质量,及时发现各个科室灭菌包的储存时限,提前预警,促进CSSD质量标准的落实和质量的持续改进,并将CSSD的医院感染预防和控制关口前移,可以有效预防医院感染的发生。

(左振福)

第十节　器械清洗、消毒与灭菌操作流程的要求

一、清洗流程的要求

(一)影响因素

清洗是指去除医疗器械、器具和物品上污物的全过程，包括冲洗、洗涤、漂洗和终末漂洗。影响清洗质量的重要因素有清洁剂、清洗用水及设备。清洁剂应选择符合国家相关标准和规定，低泡、与器械的材质(如高分子、不锈钢等)、污染物种类相适宜。洗涤用自来水水质应符合《生活饮用水卫生标准》的规定；纯化水应符合电导率≤15 μS/cm(25 ℃)。

(二)清洗方法

清洗不彻底，残留的污染物会形成生物膜，影响消毒质量，造成灭菌失败，并且还可造成器械锈蚀、腐蚀和损坏，缩短器械的使用寿命。因此应根据器械材质和精密程度选择有效的清洗方法。耐湿耐热的器械采用机械清洗方法；精密、复杂器械采用手工清洗方法；污染量较重的器械应进行预处理清洗后再作常规清洗；精密器械的清洗，应遵循生产厂家提供的使用说明或指导手册。手工清洗可以针对性地的去除器械上湿性、干性的血渍和污渍、锈迹、水垢、化学药剂残留、医用胶残留等。手工清洗时水温最好在 15～30 ℃；去除干固的污渍应先用酶清洁剂浸泡，再刷洗或擦洗；刷洗操作应在水面下进行，防止产生气溶胶；管腔器械应用压力水枪冲洗，可拆卸部分应拆开后清洗；应选用相匹配的刷洗用具、用品，不应使用钢丝球类用具和去污粉等用品，避免器械磨损。手工清洗后的器械应及时进行消毒处理后传送到检查、包装与灭菌区，避免二次污染。清洗池、清洗用具等应每天清洁与消毒。超声波清洗水温应控制在 35～45 ℃将器械放在清洗设备专用篮筐中，浸没在水面下；设定清洗时间最好为 3～5 分钟，可根据器械污染情况适当延长清洗时间，不宜超过 10 分钟；清洗时应盖好超声清洗机盖子，防止产生气溶胶。清洗消毒器清洗的器械、器具和物品应充分接触水流；器械轴节应充分打开；可拆卸的零部件应拆开；管腔类器械应使用专用清洗架；精细器械和锐利器械应固定放置；冲洗、洗涤、漂洗时应使用软水，终末漂洗、消毒时应使用纯化水。预洗阶段水温应≤45 ℃；金属器械在终末漂洗程序中应使用润滑剂。塑胶类和软质金属材料器械，不应使用酸性清洁剂和润滑剂；设备舱内、旋臂应每天清洁、除垢。清洗的环境即去污区应保持清洁，及时去除台面污染物和杂物，防止微粒污染产生。

二、消毒流程的要求

(1)消毒处理特指污染器械清洗后，进行消毒的过程，可使用化学或物理的方法杀灭或清除传播媒介上的病原微生物。消毒方法首选机械热力消毒，如自动化清洗消毒机；少量精密器械可采用 75%乙醇消毒；大量手工清洗器械可采用酸性氧化电位水流动冲洗浸泡消毒，或取得国务院卫生行政部门卫生许可批件(新研发、对器械没有腐蚀性)的消毒药械进行消毒。

(2)消毒后的干燥目的是去除消毒后器械上的残留水，以防止细菌的生长和锈蚀。根据器械的材质选择适宜的干燥温度，金属类干燥温度 70～90 ℃；塑胶类干燥温度 65～75 ℃。无干燥设备以及不耐热器械、器具和物品可使用消毒的低纤维絮擦布进行干燥处理。穿刺针、手术吸引头

等管腔类器械，应使用压力气枪或95%乙醇进行干燥处理。不应使用自然干燥方法进行干燥。

三、灭菌流程的要求

(1)灭菌是指杀灭或清除传播媒介上一切微生物，包括细菌芽孢和非致病微生物的处理。灭菌的影响因素包括灭菌设备的效能、灭菌方法及程序的选择、操作人员技能水平等、灭菌前的清洗去污、制作包装等。因此，灭菌操作人员需要全面了解和掌握质量要求，严格执行灭菌操作规程和进行全面的灭菌过程质量监测和质量追溯，以保证灭菌成功。

(2)常规灭菌方法包括热力灭菌和低温灭菌方法。热力灭菌方法包括湿热灭菌法和干热灭菌法。湿热可使菌体蛋白凝固、变性；干热可使菌体蛋白氧化、变性、炭化和使电解质浓缩引起细胞的死亡。湿热灭菌方法中的压力蒸汽灭菌方便、效果好、无毒，因此，是目前医院消毒供应中心使用主要的灭菌方法。医院消毒供应中心常用灭菌设备还有干热灭菌器、低温环氧乙烷灭菌器、过氧化氢等离子低温灭菌器等。

(左振福)

第十一节 医疗用品的危险性分类

斯伯丁为帮助医护人员正确选择诊疗用品的消毒灭菌方法，专门设计了一种用于区分患者诊疗物品和器械消毒灭菌的有效方案。这种分类方案非常清晰和符合逻辑，已被保留、改良，并被医院感染控制专业人员和其他人员在具体实施消毒或灭菌时成功应用。斯伯丁认为，如果根据使用时的感染危险度而将患者诊疗仪器和物品分为高度危险性、中度危险性和低度危险性三类的话，那么消毒灭菌的要求就很容易被医务人员理解。美国CDC的《手卫生和医院环境控制指南》《医务人员和公共卫生人员HIV和HBV感染预防指南》和《医疗机构环境感染控制指南》中都使用了这一术语。

一、高度危险性物品

(一)高度危险性物品的定义

高度危险性物品指的是一旦被任何微生物污染，使用后都会具有高度感染风险的物品。临床上进入无菌组织或血(脉)管系统的物品应灭菌，因为任何微生物污染都可能导致严重的感染风险。这一类物品包括手术器械、心导管、导尿管、植入物和在无菌体腔内使用的超声探头。

(二)高度危险性物品的灭菌

临床使用的高度危险性物品都应是无菌产品，复用物品尽可能选择压力蒸汽灭菌进行处理；对热敏感的物品可选择环氧乙烷灭菌、过氧化氢低温等离子灭菌。如果不适合于上述方法的，可使用液体化学灭菌剂进行灭菌；物品在灭菌前应进行适当的清洁处理，并且按照批准的使用范围、使用浓度、作用时间(满足作用温度和pH条件)，液态化学灭菌剂可实现可靠的灭菌效果。

理想情况下，进入无菌组织的腹腔镜和关节镜在两个患者之间应进行灭菌。然而在美国，有时候这类器械在患者之间仅进行高水平消毒。因为设计复杂(如狭长的管腔、铰链)，具有灵活的内镜结构，这些器械难以进行有效的清洁和高水平消毒或灭菌。任何高水平消毒或灭菌操作之前应进行彻底的清洗。尽管灭菌对确保患者安全更好,但没有文献报道过当进行正确清洗和高水平消毒后,使用这些高水平消毒后的腔镜导致的感染暴发。

二、中度危险性物品

(一)中度危险性物品的定义

中度危险性物品原意指的是接触黏膜或不完整皮肤的物品,国内为避免误导仅指接触黏膜的物品。这一类物品包括呼吸治疗和麻醉设备、某些内镜、喉镜叶片、食管测压探头、肛门直肠测压导管、隔膜装配环。这些医疗设备除允许少数细菌芽孢存在外,应清除其他任何微生物。完整的黏膜,如肺部和胃肠道,通常能抵抗常见的细菌芽孢的感染,但对其他的微生物敏感,如细菌、分枝杆菌和病毒。

(二)中度危险性物品的消毒

1.常规消毒要求

中度危险性物品至少需要使用化学消毒剂进行高水平消毒。美国 FDA 明确规定,戊二醛、过氧化氢、邻苯二甲醛、过氧乙酸和过氧化氢消毒液如果满足杀灭微生物条件,即为可靠的高水平消毒剂。当选择一种消毒剂用于某些医疗物品的消毒时,还应考虑与待消毒物品作用后的化学相容性,避免消毒过程导致对物品的损害。传统的高水平消毒定义为完全清除物品、器械里面或表面除了少数细菌芽孢外其他所有的微生物,高水平消毒后应能清除足够的病原体来预防感染的传播。

用无菌水、过滤水或自来水清洗内镜和冲洗管道可预防消毒剂残留所致的不良反应(如消毒剂介导的结肠炎)。高水平消毒后,使用无菌水对物品漂洗和冲洗,能防止自来水中细菌的污染,例如,非结核分枝杆菌、军团菌或革兰阴性杆菌如假单胞菌。也可在自来水或过滤水(0.2 μm 过滤器)冲洗后,应用乙醇冲洗和气枪进行管道的干燥。气枪干燥最有可能通过消除利于细菌生长的潮湿环境来显著地降低藏匿在内镜上的细菌污染。冲洗后应使用防止内镜再污染的方式进行干燥和储存。

2.眼压计、宫颈膜片配件环、低温外科仪器和腔内探头的消毒

对于其他中度危险性物品,消毒方法差异较大(如扁平眼压计、直肠/阴道探头、低温外科仪器和膜片配件环)。美国 FDA 要求器械生产厂家在他们的器械说明书上至少要包括一种有效的清洗和消毒/灭菌方案。正如所有的药品和设备一样,使用者应熟悉产品说明。

(1)眼压计的消毒:一项调查研究显示,对于扁平眼压计还没有统一的消毒方法,临床实践中消毒时间从 15 秒到 20 分钟不等。考虑到眼压计末端有传播病毒的潜在危险[如单纯疱疹病毒(HSV)、腺病毒或 HIV],美国 CDC 推荐眼压计末端要擦拭清洁,并用 3%过氧化氢、5 000 mg/L 含氯消毒剂、70%乙醇或 70%异丙醇进行消毒 5～10 分钟。然而,更多近期的调查数据表明,3%过氧化氢和 70%异丙醇不能有效杀灭可导致流行性角膜结膜炎的腺病毒和类似病毒,因此不应用来消毒扁平眼压计。已经观察到1∶10 的次氯酸钠(有效氯 5 000 mg/L)和 3%的过氧化氢会造成 Schiotz 眼压计的结构损害。消毒后,眼压计应彻底地用自来水漂洗和风干,才能再次使用。尽管这些消毒剂和消毒时间应杀死能造成眼部感染的病原菌,但没有一项研究能直接支持这一观点。美国眼科学会预防眼科感染的标准仅仅关注一种潜在病原体——HIV。因为在临床上希望使用简短的去污步骤,所以有时就用 70%的异丙醇擦拭眼压计的末端。初步的报告显示用乙醇拭子擦拭眼压计末端然后让乙醇自己挥发可以有效地除掉 HSV、HIV 和腺病毒。然而,

因为这些研究重复的很少，并且在指定的实验室中进行，所以在推广这一技术之前需要再做进一步的研究。另外两份报告发现用70%异丙醇拭子对不同患者使用间的气动式眼压计末端进行擦拭消毒会造成由腺病毒8型引起的流行性角膜结膜炎暴发。

(2)其他接触黏膜物品的消毒：对其他接触黏膜的物品的消毒技术做出评价的研究很有限，这些物品包括宫颈膜片配件环、低温外科探头、经食管超声心动图探头和用于超声扫描的阴道/直肠探头等。美国CDC的Lettau、Bond和McDougal支持宫颈膜片配件环生产厂家的建议，提出的具体方法是先用肥皂水洗涤，然后浸泡于70%的乙醇中15分钟。即使因为醇类灭活小RNA病毒的活性有限而不能归类于高水平消毒剂，但是这种消毒方法足以灭活HIV、HBV和HSV。至今尚无关于乙醇或其他消毒剂灭活HPV的数据，因为完整的病毒在体外很难得到复制。因此，即使乙醇经过15分钟应杀死妇科相关病原体，但没有直接支持这一措施的临床研究。

(3)探头的消毒：阴道探头用于超声图像扫描。阴道探头和其他所有的没有探头帽的腔内探头属中度危险性物品，因为它们直接接触黏膜(如阴道、直肠、咽部)。虽然使用探头帽可改变其危险性分类，这篇指南建议对每个患者使用的探头用新的保险套/探头帽。因为保险套/探头帽会破损，相关研究提示探头也应进行高水平消毒；也有研究发现即使在使用前无菌的阴道超声探头帽也有非常高的穿孔率(三种产品分别有0%、25%和65%的穿孔率)，这些研究结果更加支持上述建议。一项研究发现，在用于获取卵母细胞后，两个供应商提供的使用过的阴道探头帽均有非常高的穿孔率(75%和81%)，其他研究显示使用保险套后穿孔率较低(2.0%和0.9%)。发现在保护探头方面，保险套比商业用的探头帽效果好(保险套与探头帽的穿孔率分别为1.7%和8.3%)。这些研究强调了在两次检查中间对探头进行常规消毒的必要性。尽管很多超声探头生产商推荐使用2%的戊二醛对受污染的经阴道传感器进行高水平消毒，但这一方法遭到质疑，因为这会缩短传感器的使用寿命，并且对配子和胚胎有毒副作用。消毒阴道传感器可选方案是：先机械去除传感器上的凝胶，然后用肥皂和水清洗传感器，再用70%乙醇擦拭或用500 mg/L的含氯消毒液中浸泡2分钟，最后用自来水漂洗和风干。上述或其他方法的有效性并没有通过严格的实验室验证或临床使用进行证实。其他探头如直肠、低温外科探头和经食管探头或器械也应在患者使用之间进行高水平消毒。

外科操作中使用的超声探头也会接触机体的无菌部位，可以使用无菌套覆盖这些探头以减少探头的被污染和感染危险。然而，因为探头套不能完全保护探头，这些探头应像其他危险性物品一样，在两个患者使用之间进行灭菌；如果做不到，至少应进行高水平消毒后再套上无菌探头套。

一些低温外科探头是不能完全被浸泡的。在消毒的时候，探头的末端应浸泡在高水平消毒剂中作用适当的时间；探头中其他任何与黏膜接触的部分，可以直接浸泡或用布包起来浸泡在高水平消毒剂中进行消毒，并达到推荐的作用时间。消毒后应使用自来水漂洗并且在使用之前进行干燥。如果使用不可浸泡的探头的医疗机构，应尽快更换成可完全浸泡消毒的探头。

和其他高水平消毒流程一样，对探头进行适当的清洗是必要的，这样能保证随后的消毒成功。一项研究表明，当用毛巾清洁探头后，接种在阴道超声探头上的细菌繁殖体会减少。关于这些探头被潜在的病毒(如HBV和HPV)污染的程度，和通过清洗达到的去除效果(如使用毛巾)，尚无相关资料报道。

3.美国 CDC《医疗机构消毒灭菌指南》关于其他中度危险性设备消毒的建议

(1)即使使用了探头防护物，也需要对其他诸如直肠探头、阴道探头、氩氦刀探头等的中度危险性设备进行清洁和高水平消毒，消毒产品应对工作人员、患者、探头和恢复的生殖细胞(如果适用)无毒。使用高水平消毒剂时应按照美国 FDA 批准的消毒时间。

(2)如有探头防护物，则使用探头防护物或防护套减少微生物的污染水平。使用探头防护时，不可使用更低水平的消毒剂或不按照建议采用适用的消毒剂，因为这些防护物或安全套会防护失败。

(3)高水平消毒后，应漂洗所有的物品。对可能接触了上呼吸道黏膜(如鼻、咽、食管)的中度危险性器械进行乙醇漂洗之后，再用灭菌水、过滤水或自来水进行漂洗。

(4)对接触直肠(如直肠探头、肛门镜)或阴道(如阴道探头)黏膜的中度危险性器械应用无菌水或过滤水进行漂洗而不用自来水进行漂洗的建议。

(5)擦拭清洁眼压计头，然后将其浸泡在 5 000 mg/L 含氯消毒液或 70%乙醇中 5～10 分钟进行消毒。

三、低度危险性物品

(一)低度危险性物品的定义

低度危险性物品是指那些与完整皮肤接触但不与黏膜接触的物品。完整皮肤对大部分微生物来说是有效屏障；因此与完整皮肤接触的物品是“低度危险的”。低度危险性患者护理物品如便盆、血压袖带、拐杖和计算机。与高度危险性物品和某些中度危险性物品不同，大多数低度危险性可复用物品可以在它们使用的地点去污，不需要送到消毒供应中心进行集中处理。实际上当它们作为低度危险性物品使用并且没有接触破损皮肤和(或)黏膜时，不会传播传染性致病因子给患者。

低度危险性环境表面包括床挡、一些食物器皿、床旁桌、病房家具和地面。低度危险性环境表面经常被手触摸(如床旁桌、床挡)，可能会通过医务人员污染的手或手接触医疗设备后医疗设备再接触患者导致二次传播。应定期使用拖布和抹布对环境表面进行低水平消毒。然而，它们通常不能被彻底清洁和消毒，而且，如果不定期更换水-消毒剂混合液(如每 3～4 个房间，少于 60 分钟的间隔)，用拖布清洁地面的过程实际上能将微生物污染扩散到整个病区。在一项研究中，标准的清洗对严重污染的拖布的去污是可接受的，但是酚醛化学消毒效果较差。因此建议经常清洗拖布(如每天)。当需要清洁低度危险性表面上的污斑时，浸渍消毒剂的一次性使用毛巾也能用作低水平消毒。

(二)低度危险性物品的清洁消毒

美国 CDC《医疗机构消毒灭菌指南》关于低度危险性物品清洁消毒的建议：

(1)对低度危险性医疗用品进行消毒处理，消毒剂的使用浓度应符合要求。

(2)按照产品标签所示的安全预防措施和使用指南，用美国 EPA 注册的医院消毒剂对低度危险性医疗用品(如血压计袖带)进行消毒。

(3)对有明显污物污染的低度危险性医疗用品应至少进行消毒或根据常规进行消毒(即每例患者使用后或每天一次或每周一次)。

(4)如果没有专用的一次性用品，在有接触传播危险的患者使用后，在下一个患者使用前，应对低度危险性医疗用品进行消毒。

四、斯伯丁分类方法实施中的问题

(一)分类过于简单化

实施斯伯丁分类方法消毒方案的一个问题是过于简单化。例如，这个方案没有考虑到对热敏感的复杂医疗器械使用后处理或灭活某些特殊类型的传染性病原体[如朊病毒，即克-雅病(CJD)病原体]的问题。因此在某些情况下，即使考虑到对患者的危险类型，要选择某种消毒方法仍然困难，这是事实。尤其对于少数高度危险性医疗器械(如关节镜、腹腔镜)，是否应进行灭菌或高水平消毒还存在争议。对耐热的器械(如许多不锈钢器械)应首选压力蒸汽灭菌，但一些物品因为对热敏感而不能进行压力蒸汽灭菌。如果常规使用环氧乙烷低温灭菌可能会很费时间(新的技术，如过氧化氢等离子体灭菌能提供更快的循环次数)。然而，缺少这些物品灭菌后能减少感染率的证据。这些仪器中许多新的款式能耐受压力蒸汽灭菌，这对于高度危险性物品来说是首选方法。

(二)内镜等中度危险性物品难判断

实施斯伯丁分类方法的另一个问题是处理中度危险性器材(如内镜)。内镜可能与一种接触人体无菌组织的高度危险性器材相结合，例如，用于上消化道探查的内镜，当与用到无菌活检钳时或用于某个食管静脉大出血的患者时，它还是属于中度危险性物品吗？如果实施了高水平消毒，并且内镜上除了细菌芽孢外没有其他任何微生物，那么这种器材不应具有感染风险，应属于中度危险类别。内镜采用适当的高水平消毒后，因芽孢导致细菌感染尚未见报道。

(三)最佳消毒时间有待统一

实施斯伯丁分类方法的第三个问题是，高水平消毒的最佳作用时间还没有被确定或不同的专业组织要求不同，导致消毒不同类型中度危险性物品的方法不同(如内镜、眼压计、腔内传感器、低温外科仪器和隔膜配套环)。使用液态化学灭菌剂/高水平消毒剂的说明都应慎重，直到明确有更简便有效的替代方法用于临床器械的消毒灭菌。

(左振福)

第十二节　医疗用品消毒灭菌前的准备

一、清洗要求

(1)重复使用的诊疗器械、器具和物品应由消毒供应中心及时回收后，进行分类、清洗、干燥和检查保养。手工清洗适用于复杂器械、有特殊要求的医疗器械、有机物污染严重器械的初步处理以及无机械清洗设备的情况等；机械清洗适用于大部分常规器械的清洗。具体清洗方法及注意事项遵循《医院消毒供应中心第二部分：清洗消毒及灭菌技术操作规范》的要求。

(2)有管腔和表面不光滑的物品，应用清洁剂浸泡后手工仔细刷洗或超声清洗。能拆卸的复杂物品应拆开后清洗。

(3)清洗用水、清洁剂等的要求遵循 WS310.1《医院消毒供应中心第一部分：管理规范》的规定。

(4)手工清洗工具如毛刷等每天使用后,应进行清洁、消毒。

二、去污技术

去污是通过物理和化学方法去除物品上有机物、无机物和传染性微生物,使其达到比较安全的水平。清洗去污是消毒或灭菌成败的关键。

(一)影响去污效果的因素

1.物品结构的复杂性

如管腔细小和表面不光滑的物品很难清洗;一般情况下,可拆卸的物品必须拆卸清洗。

2.污染物的性质和数量

污染物的表面张力越大,污染越严重越难去除。

3.物品上污染物存在的状况

干涸的有机污染物更难以去除。

(二)去污的方法

1.自来水清洗

可保持血等污染物潮湿,但对软化或去除干的污物无效;自来水只适用于污染较轻、无有机物污染、表面光滑物品的清洗。

2.医用清洗剂

可保持血等污染物潮湿,松解干涸的污物,金属医疗器械应选用 pH 中性清洗剂,以防止对精密医疗器械的损坏。

3.酶清洗剂

酶可有效地分解和去除干和湿润的有机污物;酶有单酶和多酶,前者只能分解污物中的蛋白质,后者可分解蛋白质、脂肪、淀粉等有机污物。如配合使用超声波,清洗效果更佳。

(三)去污的过程

包括 6 个步骤:分类、浸泡、清洗、自来水漂洗、去离子水漂洗、干燥。

1.分类

医疗器械和用品使用完毕应立即进行分类,锐利物品必须放在防刺容器内,保持湿润防止干燥,如不能在 2 小时之内及时清洗,须将物品保湿处理。

2.浸泡

为防止污物变干,软化和去除污物;对于有大量有机物污染或污染物已干枯,可先用酶清洗剂浸泡2 分钟以上。

3.清洗

分手工清洗、机械清洗、超声清洗。

(1)手工清洗:手工清洗是去污不可缺少的一步,尤其是一些结构较复杂物品,如各种内镜、导管等,在机洗前必须先进行手工清洗;清洗人员必须注意自身保护:戴橡胶手套、面罩,穿防水衣服或穿围裙和袖套;头套完全遮盖头发。需有专用清洗间、清洗槽;清洗时动作应轻巧避免水泼溅和气溶胶形成。

(2)机械清洗:有全自动和半自动清洗器和专用设备清洗器;一般包括预清洗、加清洗剂主清洗(加温至 45 ℃)、清水漂洗和最后清水漂洗消毒(水温为 80～93 ℃,10 分钟)和干燥过程。

(3)超声清洗:超声波主要是用于去除医疗器械缝隙,细小管腔和关节内污物碎屑,超声清洗前,必须先初步手工清洗,以除去大的污物;在使用前应让机器运转5～10分钟以排除溶解在清洗液中的空气;加酶可提高超声清洗的效率;清洗液应及时更换。

(4)自来水漂洗:手工清洗完毕,可先用自来水漂洗,接着用去离子水漂洗。

4.干燥

漂洗完毕,应尽快将物品干燥。

5.注意事项

(1)保证每次清洗彻底,否则污物凝固影响以后清洗效果和破坏物品。

(2)清洗前避免污物变干。

(3)复杂器械、污染严重器械机洗前必须手工清洗,有机物污染较重、污物已干、结构较复杂的物品应拆卸,预先用酶清洗剂浸泡2分钟以上。

(4)锐利物品分类和清洗时要格外注意自身保护,防止刺伤;避免污物与身体的直接接触。

三、工作流程

(一)回收

(1)使用者应将重复使用的诊疗器械、器具和物品与一次性使用物品分开放置;重复使用的诊疗器械、器具和物品直接置于封闭的容器中,由CSSD集中回收处理;被朊毒体、气性坏疽及突发原因不明的传染病病原体污染的诊疗器械、器具和物品,使用者应双层封闭包装并标明感染性疾病名称,由CSSD单独回收处理。

(2)不应在诊疗场所对污染的诊疗器械、器具和物品进行清点,采用封闭方式回收,避免反复装卸。

(3)回收工具每次使用后应清洗、消毒,干燥备用。

(二)分类

(1)应在CSSD的去污区进行诊疗器械、器具和物品的清点、核查。

(2)应根据器械物品材质、精密程度和适用的清洗方法等进行分类处理。

(三)清洗

(1)清洗方法包括机械清洗、手工清洗和超声清洗。

(2)机械清洗适用于大部分常规器械的清洗。手工清洗适用于精密、复杂器械的清洗和有机物污染较重器械的初步处理。

(3)清洗步骤包括冲洗、洗涤、漂洗、终末漂洗。

(4)精密器械的清洗,应遵循生产厂家提供的使用说明或指导手册。

(四)消毒

(1)清洗后的器械、器具和物品应进行消毒处理。方法首选机械热力消毒,也可采用75%乙醇、酸性氧化电位水或其他有效的消毒方法进行消毒。

(2)消毒后直接使用的诊疗器械、器具和物品,湿热消毒温度应不低于90 ℃,时间不少于5分钟,或A_0值不小于3 000;消毒后继续灭菌处理的,其湿热消毒温度应不低于90 ℃,时间不少于1分钟,或A_0值不小于600。

(五)干燥

(1)宜首选干燥设备进行干燥处理。根据器械的材质选择适宜的干燥温度,金属类干燥温度

70～90 ℃；塑胶类干燥温度 65～75 ℃。

(2)无干燥设备的及不耐热器械、器具和物品可使用气枪、擦布进行干燥处理。

(3)穿刺针、手术吸引头等管腔类器械，应使用压力气枪或 95%乙醇进行干燥处理。

(4)不应使用自然晾干方法进行干燥。

(六)器械检查与保养

(1)应采用目测或使用带光源放大镜对干燥后的器械、器具和物品进行检查。器械表面及其关节、齿牙处应光洁，无血渍、污渍、水垢等残留物质和锈斑；功能完好，无损毁。

(2)清洗质量不合格的，应重新处理；有锈迹，应除锈；器械功能损毁或锈蚀严重，应及时维修或报废。

(3)带电源器械应进行绝缘性能等安全性检查。

(4)应使用润滑剂进行器械保养。不应使用液状石蜡等非水溶性的产品作为润滑剂。

(七)包装

(1)包装包括装配、包装、封包、注明标识等步骤。器械与敷料应分室包装。

(2)包装前应依据器械装配的技术规程或图示，核对器械的种类、规格和数量，拆卸的器械应进行组装。

(3)手术器械应摆放在器械筐或有孔的盘中进行配套包装。

(4)盘、盆、碗等器皿，宜单独包装。

(5)剪刀和血管钳等轴节类器械不应完全锁扣。有盖的器皿应开盖，摞放的器皿间应用吸湿布、纱布或医用吸水纸隔开；管腔类物品应盘绕放置，保持管腔通畅；精细器械、锐器等应采取保护措施。

(6)灭菌包重量要求：器械包重量不宜超过 10 kg，敷料包重量不宜超过 5 kg。

(7)灭菌包体积要求：下排气压力蒸汽灭菌器不宜超过 30 cm×30 cm×25 cm；脉动预真空压力蒸汽灭菌器不宜超过 30 cm×30 cm×50 cm。

(8)包装方法及材料：①灭菌包装材料应符合 GB/T19633 的要求。开放式的储槽不应用于灭菌物品的包装。纺织品包装材料应一用一清洗，无污渍，灯光检查无破损。②硬质容器的使用与操作，应遵循生产厂家的使用说明或指导手册。③灭菌物品包装分为闭合式包装和密封式包装。手术器械采用闭合式包装方法，应由 2 层包装材料分 2 次包装。④密封式包装如使用纸袋、纸塑袋等材料，可使用一层，适用于单独包装的器械。

(9)封包要求：①包外面应设有灭菌化学指示物。高度危险性物品灭菌包内还应放置包内化学指示物；如果透过包装材料可直接观察包内灭菌化学指示物的颜色变化，则不放置包外灭菌化学指示物。②闭合式包装应使用专用胶带，胶带长度应与灭菌包体积、重量相适宜，松紧适度。封包应严密，保持闭合完好性。③纸塑袋、纸袋等密封包装其密封宽度应不少于 6 mm，包内器械距离包装袋封口处不少于 2.5 cm。④医用热封机在每天使用前应检查参数的准确性和闭合完好性。⑤硬质容器应设置安全闭锁装置，无菌屏障完整性破坏时应可识别。⑥灭菌物品包装的标识应注明物品名称、包装者等内容。灭菌前注明灭菌器编号、灭菌批次、灭菌日期和失效日期。标识应具有追溯性。

(左振福)

第十三节 医疗用品的灭菌方法

一、压力蒸汽灭菌

(一)适用范围

适用于耐热、耐湿诊疗器械、器具和物品的灭菌,下排气压力蒸汽灭菌还适用于液体的灭菌;不适用于油类和粉剂的灭菌。

(二)压力蒸汽灭菌操作程序

包括灭菌前物品的准备、灭菌物品装载、灭菌操作、无菌物品卸载和灭菌效果的监测等步骤。具体要求遵循 WS310.2《医院消毒供应中心第二部分:清洗消毒及灭菌技术操作规范》的要求。

(三)灭菌器类别

根据排放冷空气的方式和程度不同,分为下排气式压力蒸汽灭菌器和预排气压力蒸汽灭菌器两大类;还有正压脉动排气的卡式压力蒸汽灭菌器。

(四)灭菌方法

1.下排气压力蒸汽灭菌

下排气压力蒸汽灭菌器包括手提式压力蒸汽灭菌器和卧式压力蒸汽灭菌器等,灭菌程序一般包括前排气、灭菌、后排气和干燥等过程,具体操作方法遵循生产厂家的使用说明或指导手册。灭菌器的灭菌参数一般为温度 121 ℃,压力 102.9 kPa,器械灭菌时间 20 分钟,敷料灭菌时间 30 分钟。下排气压力蒸汽灭菌器不能用于管腔器械的灭菌。

手提式和立式压力蒸汽灭菌器,应检查主体与顶盖有无因伤引起裂缝和变形;有自动程序控制装置的灭菌器,使用前应检查规定的程序是否符合灭菌处理的要求。手术包的重量不超过 7 kg,体积不超过 30 cm×30 cm×25 cm,包装不宜太紧,填装量不得超过柜室容积的 85%,应将难于灭菌的大包放在中层,将中包放在下层,小包放在上层,垂直安放,上下左右均应留有空隙,避免与灭菌室四壁接触,以利蒸汽通过。在灭菌过程中,加热要均匀,加热速度不能太快,输入蒸汽的压力不宜过高,夹层的温度不能高于灭菌室的温度。

2.预排气压力蒸汽灭菌

灭菌器的灭菌程序一般包括 3 次以上的预真空和充气等脉动排气、灭菌、后排气和干燥等过程,具体操作方法遵循生产厂家的使用说明或指导手册。灭菌器的灭菌参数一般为温度 132~134 ℃,压力205.8 kPa,灭菌时间 4 分钟以上。

3.快速压力蒸汽灭菌程序

适用于裸露的耐热、耐湿诊疗器械、器具和物品的灭菌。快速压力蒸汽灭菌程序可分为下排气、正压排气和预排气压力蒸汽灭菌。其灭菌参数如时间和温度由灭菌器性质、灭菌物品材料性质(带孔和不带孔)、是否裸露而定。下排气快速灭菌程序不能用于管腔器械的灭菌。具体操作方法遵循生产厂家的使用说明或指导手册(表 7-3)。

表 7-3　快速压力蒸汽灭菌(132～134 ℃)所需最短时间

物品种类	下排气		正压排气		预排气	
	灭菌温度(℃)	灭菌时间(min)	灭菌温度(℃)	灭菌时间(min)	灭菌温度(℃)	灭菌时间(min)
不带孔物品	132	3	134	3.5	132	3
带孔物品	132	10	134	3.5	132	4
不带孔＋管孔物品	132	10	134	3.5	132	4

(五)注意事项

(1)每天设备运行前应进行安全检查,检查内容包括:①灭菌器柜门密封圈平整无损坏,柜门安全锁扣灵活、安全有效。②灭菌器压力表处在“0”的位置。③由柜室排气口倒入 500 mL 水,检查有无阻塞。④关闭灭菌器柜门,通蒸汽检查有无泄漏。⑤检查蒸汽调节阀是否灵活、准确,压力表与温度计的标示是否吻合,排气口温度计是否完好。⑥记录打印装置处于备用状态。⑦电源、水源、蒸汽、压缩空气等运行条件符合设备要求。

(2)灭菌结束后,压力表在蒸汽排尽时应在“0”位。

(3)检查安全阀是否在蒸汽压力达到规定的安全限度时被冲开。

(4)手提式和卧式压力蒸汽灭菌器主体与顶盖应无裂缝和变形;不应使用无排气软管或软管锈蚀的手提式压力蒸汽灭菌器。

(5)卧式压力蒸汽灭菌器输入蒸汽的压力不宜过高,夹层的温度不能高于灭菌室的温度。

(6)预排气压力蒸汽灭菌器应在每天开始灭菌运行前空载进行 B-D 试验,检测其空气排除效果。

(7)下排气、预排气压力蒸汽灭菌器的具体操作步骤、常规保养和检查措施,应遵循生产厂家的使用说明或指导手册。

(8)快速灭菌程序不应作为物品的常规灭菌程序。应急情况下使用时,一般适用于灭菌裸露物品,或使用灭菌器配套的使用卡式盒或专用灭菌容器盛放。灭菌后的物品应尽快使用,不应储存,无有效期。

(9)灭菌包重量要求:器械包重量不宜超过 10 kg,敷料包重量不宜超过 5 kg。

(10)灭菌包体积要求:下排气压力蒸汽灭菌器不宜超过 30 cm×30 cm×25 cm;预排气压力蒸汽灭菌器不宜超过 30 cm×30 cm×50 cm。

(11)应进行灭菌器的预热。

二、干热灭菌

干热灭菌包括有焚烧、烧灼、干烤三种,这里特指干烤,其特点是灭菌温度高、速度较快、无残留毒性,对锐利器械基本无损害。目前,国内外主要有机械对流型、金属传导型、红外线辐射型三种类型的干热灭菌器。其中,金属传导型干热灭菌器尤其适用于单件手术刀、剪、针等锐利手术器械的灭菌。

(一)适用范围

适用于耐热、不耐湿、蒸汽或气体不能穿透物品的灭菌,如玻璃、金属等医疗用品和油类、粉剂等制品的灭菌。

(二)灭菌方法

采用干热灭菌器进行灭菌，灭菌参数一般为：150 ℃，150 分钟；160 ℃，120 分钟；170 ℃，60 分钟；180 ℃，30 分钟。

锐利手术器械干热灭菌前的准备同压力蒸汽灭菌，器械必须彻底清洗干净，以防在高温下附在器械表面的有机物炭化。干热灭菌时，重器械应放在支撑架上；精密仪器(眼科白内障手术刀等)用 2 层纱布严密包裹，以免机械损坏，然后放入有网眼的灭菌盒内；针头洗涤干净后，放入试管内；缝合针则插入纱布块中，再用单层平纹布包好。器械的排放不能超过柜室高度的 2/3，相互间应留有空隙；在灭菌过程中不能打开柜门与放入新的器械，否则灭菌时间应从柜室温度回到灭菌温度时重新算起。锐利手术器械干热灭菌的设置温度为 160 ℃，2 小时；或 180 ℃，0.5小时。

凡士林纱布、纱条，因蒸汽难以穿透，适宜用干热灭菌。先将准备好的纱布、纱条放入盒内，纱布、纱条装放不宜太多太厚，厚度以不超过 1.3cm 为宜，再倒入已融化的凡士林，待灭菌。灭菌条件为 160 ℃，2 小时；或 180 ℃，0.5 小时。但干热灭菌后油纱布、纱条因过于枯干而不利于临床应用，且成盒的凡士林纱条又很难在 24 小时内用完，建议小包装灭菌。

(三)注意事项

(1)灭菌时灭菌物品不应与灭菌器内腔底部及四壁接触，灭菌后温度降到 40 ℃以下再开启灭菌器柜门。

(2)灭菌物品包体积不应超过 10 cm×10 cm×20 cm，油剂、粉剂的厚度不应超过 0.6 cm，凡士林纱布条厚度不应超过 1.3 cm，装载高度不应超过灭菌器内腔高度的 2/3，物品间应留有空隙。

(3)设置灭菌温度应充分考虑灭菌物品对温度的耐受力；灭菌有机物品或用纸质包装的物品时，温度应≤170 ℃。

(4)灭菌温度达到要求时，应打开柜体的排风装置。

(5)灭菌操作应遵循生产厂家的使用说明或指导手册。

三、过氧化氢低温等离子灭菌

(一)适用范围

适用于不耐热、不耐湿的诊疗器械的灭菌，如硬式内镜。电外科器械等接台手术诊疗器械的灭菌。不适用于布类、纸类、水、油类、粉剂等材质的灭菌。

(二)灭菌原理

目前对过氧化氢低温等离子灭菌技术比较认可的作用原理：在一定真空度和温度条件下注入 55%以上过氧化氢消毒液；过氧化氢汽化、穿透、覆盖到管腔器械的内、外表面；过氧化氢协同 45～55 ℃温度杀灭微生物；最后阶段启动等离子电源，一方面产生消毒因子协同作用达到最终灭菌水平，另一方面等离子体快速解离器械表面的过氧化氢变成水和氧气，灭菌后没有毒副物质残留，这样器械灭菌出舱后就可立即投入使用，实现接台手术器械快速周转需要。

(三)灭菌程序

过氧化氢低温等离子灭菌应在专用的过氧化氢低温等离子体灭菌器内进行，一次灭菌过程包含若干个循环周期，每个循环周期包括抽真空、过氧化氢注入、扩散、等离子化、通风五个步骤。医院应遵循过氧化氢低温等离子体灭菌生产厂家的操作使用说明书，根据灭菌物品种类、包装、装载量与方式不同，选择合适的灭菌程序，每种程序应满足相对应的温度、过氧化氢浓度和用量、灭菌时间等灭菌参数。

过氧化氢低温等离子灭菌一般设置2个程序：快速程序(单循环)仅供灭菌效果检验使用，医院不能选择用于器械灭菌处理，分预真空阶段(抽真空到70 Pa启辉，约16分钟)；注入阶段(抽真空到50 Pa注入过氧化氢，约6分钟)；扩散阶段(约8分钟)；等离子阶段(抽真空到75 Pa启辉，约6分钟)；有些设备还增加预等离子或预加热程序。标准程序(双循环)用于医院器械的灭菌，需连续进行2次单循环，全程60分钟左右。国产部分灭菌器设置了加强程序(三循环)，声称可灭菌复杂管腔类器械，但没有相应检测数据，也未经原卫生部批准，医院选择使用时务必慎重。

(四)灭菌效果影响因素

1.过氧化氢浓度

过氧化氢浓度越高灭菌效果肯定越好，但由于使用成本和技术限制，目前都选择使用60%过氧化氢为灭菌剂。有国产企业在过氧化氢汽化前设置提纯装置，证实可提高灭菌效果。但过氧化氢浓度过低，就会增加进入灭菌舱的水分，既会降低灭菌舱温度影响协同消毒效果，也会因抽真空过程在器械表面形成冰片，影响汽化过氧化氢穿透，导致灭菌失败。因此我们需要关注瓶装过氧化氢使用中的浓度，确保每个循环注入的过氧化氢浓度合格。

2.过氧化氢注入量

如果过氧化氢注入量过少，汽化后无法覆盖到器械各个表面，会导致灭菌失败；但如果注入量过多就无法使过氧化氢全部汽化，未汽化的过氧化氢溶液会影响汽化过氧化氢的穿透而影响灭菌效果。注入过多过氧化氢也会影响灭菌后期等离子体的解离效果，曾有使用国产设备的医院抱怨灭菌后器械“灼手”或器械表面有白色残留物，这些就是注入过氧化氢过多没有完全被解离造成的残留，严重影响器械的使用安全。因此单循环过氧化氢注入量不能太少也不能过多，需要根据设备综合性能研发、确定。

3.过氧化氢汽化

足量过氧化氢完全汽化并有效穿透、覆盖到器械的内外表面是实现灭菌的前提，如果汽化不好，过氧化氢无法穿透到管腔器械内外表面，就会导致灭菌失败。汽化与灭菌程序抽真空形成真空度和灭菌舱温度有关，目前还没有汽化条件的完整研发数据，国产设备如何保证每个循环的过氧化氢汽化效果是提高灭菌稳定性的关键环节。

4.过氧化氢的穿透

过氧化氢有效穿透是实现灭菌的基本保证，这与过氧化氢是否完全汽化有关，也与灭菌设备的抽真空方式和形成真空度有关，更与管腔器械结构、灭菌包装和装载方式等有关，这些都是灭菌质量监测的关键控制点。

5.灭菌物品的干燥

如果灭菌物品中存在一定的水分，既会降低灭菌舱的温度影响协同消毒效果，也会在抽真空过程中形成器械表面冰片，导致汽化过氧化氢无法穿透到器械表面，造成灭菌失败。强生灭菌设备有灭菌物品湿度报警装置，如果灭菌物品干燥不彻底，灭菌程序无法启动并报警；但目前国产灭菌设备还没有这样的装置，医院现场调研时发现未经彻底干燥的物品仍能启动灭菌程序，灭菌效果可想而知。

6.作用温度

强生灭菌程序要求的作用温度是45～55 ℃，而国产灭菌设备由于技术问题，一般灭菌舱壁温度只能达到35～40 ℃，更不要说灭菌舱内物品的温度。温度低既影响过氧化氢汽化，也影响与过氧化氢的协同作用;实际使用中可通过灭菌器预热、灭菌物品预热来提高灭菌效果,但要注意连续不间断预热对瓶装过氧化氢使用浓度的影响。

7.元器件质量

真空泵跟抽真空方式和形成真空度有关,影响过氧化氢汽化和穿透。等离子电源与等离子强度有关,影响协同消毒作用和灭菌后过氧化氢的解离,目前灭菌设备采用的有高压电场、高频电磁场、低频电磁场等,有的采用舱外产生等离子体方式,孰优孰劣有待进一步研究论证。灭菌舱的材质跟热辐射、导热均匀有关,也跟等离子状态有关,同样影响灭菌效果。

(五)注意事项

(1)灭菌物品应清洗干净、干燥。

(2)灭菌物品的包装材料应符合 YY/T0698.2 的非织造布如特卫强无纺布和 YY/T0698.5 复合型组合袋的要求。

(3)灭菌包不应叠放,不应接触灭菌腔内壁。

四、环氧乙烷气体灭菌

环氧乙烷是一种灭菌剂,穿透力强,对物品无损害,可以用做手术包的灭菌。但是,环氧乙烷灭菌周期长,安全性较差,易燃易爆且有残留毒性,温度、湿度对灭菌效果影响大。目前,医院多采用小型环氧乙烷灭菌柜进行灭菌,使灭菌效果更可靠,使用更安全。一般医院多采用小型环氧乙烷灭菌器,灭菌器有良好的耐压性能(8.0 kg/cm^2)和密封性能,能抽真空度 0.4 kg/cm^2,能自动定量准确加药,自动调节温度和相对湿度,自动控制灭菌时间。

(一)适用范围

适用于不耐热、不耐湿的诊疗器械、器具和物品的灭菌,如电子仪器、光学仪器、纸质制品、化纤制品、塑料制品、陶瓷及金属制品等诊疗用品。不适用于食品、液体、油脂类、粉剂类等灭菌。

(二)灭菌方法

(1)灭菌程序:包括预热、预湿、抽真空、通入汽化环氧乙烷达到预定浓度、维持灭菌时间、清除灭菌柜内环氧乙烷气体、解析灭菌物品内环氧乙烷的残留等过程。

(2)灭菌时应采用 100%环氧乙烷或环氧乙烷和二氧化碳混合气体。

(3)应按照环氧乙烷灭菌器生产厂家的操作使用说明或指导手册,根据灭菌物品种类、包装、装载量与方式不同,选择合适的温度、浓度和时间等灭菌参数。采用新的灭菌程序、新类型诊疗器械、新包装材料使用环氧乙烷气体灭菌前,应验证灭菌效果。

(4)除金属和玻璃材质以外的灭菌物品,灭菌后应经过解析,解析时间:50 ℃,12 小时;60 ℃,8 小时;残留环氧乙烷应符合 GB/T16886.7 的要求。解析过程应在环氧乙烷灭菌柜内继续进行,输入的空气应经过高效过滤(滤除≥0.3 μm 粒子 99.6%以上);或应放入专门的通风柜内,不应采用自然通风法进行解析。

(三)灭菌前物品准备与包装

(1)灭菌物品应彻底清洗干净。

(2)包装应采用专用的包装材料包括纸、包装袋(纸袋、纸塑袋等)、非织造布、硬质容器。包装材料应分别符合 YY/T0698.2、YY/T0698.4、YY/T0698.5 和 YY/T0698.8 的要求,新型包装材料应符合GB/T19633 的有关规定。包装操作要求应符合 WS310.2《医院消毒供应中心第二部分:清洗消毒及灭菌技术操作规范》的要求。

(四)灭菌物品装载

(1)灭菌柜内装载物品周围应留有空隙,物品应放于金属网状篮筐内或金属网架上;纸塑包装应侧放。

(2)物品装载量不应超过柜内总体积的80%。

(五)注意事项

(1)灭菌器安装应符合要求,包括通风良好,远离火源,灭菌器各侧(包括上方)应预留51 cm空间。应安装专门的排气管道,且与大楼其他排气管道完全隔离。

(2)应有专门的排气管道系统,排气管应为不通透环氧乙烷的材料如铜管等制成,垂直部分长度超过3 m时应加装集水器。排气管应导至室外,并于出口处反转向下;距排气口7.6 m范围内不应有易燃易爆物和建筑物的入风口如门或窗;排气管不应有凹陷或回圈。

(3)环氧乙烷灭菌气瓶或气罐应远离火源和静电,通风良好,无日晒,存放温度低于40 ℃,不应置于冰箱中。应严格按照国家制定的有关易燃易爆物品储存要求进行处理。

(4)每年对工作环境中环氧乙烷浓度进行监测并记录。在每天8小时工作中,环氧乙烷浓度TWA(时间加权平均浓度)应不超过1.82 mg/m^3(1 mg/L)。

(5)消毒员应经专业知识和紧急事故处理的培训。过度接触环氧乙烷后,迅速将其移离中毒现场,立即吸入新鲜空气;皮肤接触后,用水冲洗接触处至少15分钟,同时脱去脏衣服;眼睛接触液态环氧乙烷或高浓度环氧乙烷气体至少冲洗眼10分钟,并均应尽快就诊。

(6)灭菌应在环氧乙烷灭菌器内进行。

五、微波灭菌

微波是一种高频率、短波长的电磁波。目前,消毒中常用(915±25)MHz和(2 450±50)MHz微波,输出功率则几百至几千瓦不等。微波主要适用应急器材的快速灭菌,医院在抢救患者过程中经常有器材短缺或损坏,急需使用时,对少量急用器材用(2 450±50)MHz的微波炉对医用插管、导管照射5～7分钟;可用WXD-650A型微波快速灭菌器(2 450±50)MHz、650 W微波和0.5%醋酸氯己定协同作用5分钟灭菌,并可在手术台边进行灭菌;通常微波不能处理金属物品,但金属器械以湿布包裹后,用(2 450±50)MHz、3.0 kW功率微波照射5分钟可达灭菌。

用于微波灭菌的手术包,体积不超过12 cm×12 cm×12 cm,手术包的包布必须具有相当的湿度,一般以从水中取出拧干不滴水为宜,含水量为30%左右,否则不能达到灭菌效果。在功率为3.0 kW时,开机照射5分钟即可。需要注意的是:所有的微波炉都有冷点位置,该点不能接受灭菌辐射,因此要将待灭菌物品放在电转动盘上,微波炉工作时还应保持电压稳定,并加强防护,防止微波对工作人员的伤害。

六、电离辐射灭菌

电离辐射灭菌是用放射性同位素γ射线或电子加速器产生加速粒子辐射处理物品,杀死其中的微生物,使达到灭菌的方法。电离辐射的波长很短,它的穿透力特别强,杀死微生物的能力大,可对包装后的医疗器械进行灭菌。用它灭菌时,不升高温度,特别适用于加热灭菌易损坏的物品,如塑料、食品、生物组织、生物制品及某些药品的灭菌。目前国内多以^{60}Co电子加速器作为辐射源。各类手术缝线均适宜用电离辐射灭菌。灭菌条件为:每个缝线单位初始污染菌<1 000 cfu,或初始污染菌数<100 cfu/g,照射剂量为2.5 Mrad。缝线的不均匀度在1.5以下。

目前,医院内普遍使用的吸收型肠线、尼龙线、金属丝线等大多采用此种方法灭菌。灭菌时将手术缝线密封包装,在使用时打开包装,直接取用。

七、低温甲醛蒸汽灭菌

低温甲醛蒸汽灭菌是在负压状态下,蒸汽使甲醛汽化,提高甲醛的穿透能力,更好地发挥杀灭微生物的效能,克服了甲醛熏蒸存在的杀菌时间长、杀菌效果差、穿透性差、使用范围窄、残留气味大、有毒性等缺点,可用于热敏器材的灭菌。低温甲醛蒸汽灭菌的适用范围:各种内镜如关节镜、腹腔镜、支气管镜、结肠镜、胃镜、十二指肠镜、喉镜等;眼科手术使用的热敏器械;塑料制品如线筒、导管、透热缆线等。

(一)适用范围

适用于不耐湿、热的诊疗器械、器具和物品的灭菌,如电子仪器、光学仪器、管腔器械、金属器械、玻璃器皿、合成材料物品等。

(二)灭菌方法

(1)低温甲醛蒸汽灭菌程序应包括:预热,预真空、排气,蒸汽注入、湿化、升温,反复甲醛蒸发、注入,甲醛穿透,灭菌(在预设的压力、温度下持续一定时间),反复蒸汽冲洗灭菌腔内甲醛,反复空气冲洗、干燥,冷却,恢复灭菌舱内正常压力。

(2)根据低温甲醛蒸汽灭菌器的要求,采用2%复方甲醛溶液或甲醛溶液(35%~40%甲醛)进行灭菌,每个循环的2%复方甲醛溶液或甲醛溶液(35%~40%甲醛)用量根据装载量不同而异。灭菌参数为:温度78~90 ℃,灭菌时间为90~120分钟。

(三)注意事项

(1)应采用取得原卫生部消毒产品卫生许可批件的低温甲醛蒸汽灭菌器,并使用专用灭菌溶液进行灭菌,不应采用自然挥发或熏蒸的灭菌方法。

(2)低温甲醛蒸汽灭菌器操作者应培训上岗,并具有相应的职业防护知识和技能。

(3)低温甲醛蒸汽灭菌器的安装及使用应遵循生产厂家使用说明书或指导手册,必要时应设置专用的排气系统。

(4)运行时的周围环境甲醛浓度应$<0.5\ mg/m^3$,灭菌物品上的甲醛残留均值$\leqslant 4.5\ \mu g/cm^2$。在灭菌器内经过甲醛残留处理的灭菌物品,取出后可直接使用。

(5)灭菌包装材料应使用与压力蒸汽灭菌法相同或专用的纸塑包装、无纺布、硬质容器,不应使用可吸附甲醛或甲醛不易穿透的材料如布类、普通纸类、聚乙烯膜、玻璃纸等。

(6)装载时,灭菌物品应摊开放置,中间留有一定的缝隙,物品表面应尽量暴露。使用纸塑包装材料时,包装应竖立,纸面对塑面依序排放。

(7)消毒后,应去除残留甲醛气体,采用抽气通风或用氨水中和法。

八、戊二醛浸泡灭菌

戊二醛具有很强的杀菌作用,能在常温下达到灭菌水平,而且对器械基本无腐蚀。当pH为7.5~8.5时,戊二醛杀菌作用最强,pH>9时则迅速聚合,丧失杀菌作用。国内外推荐使用的器械浸泡灭菌的浓度为2%戊二醛。浸泡前先将待灭菌的锐利器械进行常规消毒、清洗、干燥处理,处理后的器械应无水滴,无水珠,然后将其放入2%戊二醛中,加盖浸泡10小时即达到灭菌。浸泡手术刀等碳钢类锐利手术器械时,应在戊二醛中加入0.5%亚硝酸钠防锈,并可提高其杀菌能力。戊二醛对皮肤黏膜有强度刺激,可引起皮炎和过敏,因此灭菌后的器械必须用无菌蒸馏水彻底冲洗干净,并无菌拭干后方能再次作用。国内曾发生多起因戊二醛浸泡手术器械导致的术后非结核分枝杆菌感染,原卫生部已明确规定耐热耐湿的手术器械禁止使用戊二醛浸泡灭菌。

(左振福)

第十四节　内镜的消毒灭菌

随着医疗水平的提高,内镜的使用范围越来越广泛,它不仅用于检查,还可直接给患者做手术。由于内镜直接接触人体的血液和黏膜组织,在治病的同时,也给患者增加了感染的危险,因此内镜的消毒灭菌有严格的操作流程,它要经过初洗、酶洗、清洗、消毒液浸泡等多道工序,工作人员在清洗消毒内镜时,也应当按要求穿戴必要的防护用品,以防工作人员受伤感染。

一、内镜消毒灭菌的管理要求

开展内镜诊疗工作的医疗机构应当制定和完善内镜室管理的各项规章制度,并认真落实。从事内镜诊疗和内镜清洗消毒工作的医务人员,应当具备内镜清洗消毒方面的知识,接受相关的医院感染管理知识培训,严格遵守有关规章制度。内镜的清洗消毒应当与内镜的诊疗工作分开进行,分设单独的清洗消毒室和内镜诊疗室,清洗消毒室应当保证通风良好。根据工作需要,按照以下要求配备相应内镜及清洗消毒设备。

(一)内镜及附件

其数量应当与医院规模和接诊患者数相适应,以保证所用器械在使用前能达到相应的消毒、灭菌合格的要求,保障患者安全。

(二)基本清洗消毒设备

包括专用流动水清洗消毒槽(四槽或五槽)、负压吸引器、超声清洗器、高压水枪、干燥设备、计时器、通风设施,与所采用的消毒、灭菌方法相适应的必备的消毒、灭菌器械,50 mL 注射器、各种刷子、纱布、棉棒等消耗品。

(三)清洗消毒剂

多酶洗液、适用于内镜的消毒剂、75%乙醇。

二、内镜及附件清洗、消毒灭菌的原则

(1)凡进入人体无菌组织、器官或者经外科切口进入人体无菌腔室的内镜及附件,如腹腔镜、关节镜、脑室镜、膀胱镜、宫腔镜等,必须灭菌。

(2)凡穿破黏膜的内镜附件,如活检钳、高频电刀等,必须灭菌。

(3)凡进入人体消化道、呼吸道等与黏膜接触的内镜,如喉镜、气管镜、支气管镜、胃镜、肠镜、乙状结肠镜、直肠镜等,应当按照《消毒技术规范》的要求进行高水平消毒。

(4)内镜及附件用后应当立即清洗、消毒或者灭菌。

(5)医疗机构使用的消毒剂、消毒器械或者其他消毒设备,必须符合《消毒管理办法》的规定。

(6)内镜及附件的清洗、消毒或者灭菌时间应当使用计时器控制。

(7)禁止使用非流动水对内镜进行清洗。

三、内镜消毒灭菌前的清洗

软式内镜使用后应当立即用湿纱布擦去外表面污物，并反复送气与送水至少 10 秒，取下内镜并装好防水盖，置合适的容器中，送清洗消毒室。清洗步骤、方法及要点包括：

(一)水洗

(1)将内镜放入清洗槽内：①在流动水下彻底冲洗，用纱布反复擦洗镜身，同时将操作部清洗干净；②取下活检入口阀门、吸引器按钮和送气送水按钮，用清洁毛刷彻底刷洗活检孔道和导光软管的吸引器管道，刷洗时必须两头见刷头，并洗净刷头上的污物；③安装全管道灌流器、管道插塞、防水帽和吸引器，用吸引器反复抽吸活检孔道；④全管道灌流器接 50 mL 注射器，吸清水注入送气送水管道；⑤用吸引器吸干活检孔道的水分并擦干镜身。

(2)将取下的吸引器按钮、送水送气按钮和活检入口阀用清水冲洗干净并擦干。

(3)内镜附件如活检钳、细胞刷、切开刀、导丝、碎石器、网篮、造影导管、异物钳等使用后，先放入清水中，用小刷刷洗钳瓣内面和关节处，清洗后并擦干。

(4)清洗纱布应当采用一次性使用的方式，清洗刷应当一用一消毒。

(二)酶洗

(1)酶洗液的配制和浸泡时间按照产品说明书。

(2)擦干后的内镜置于酶洗槽中，用注射器抽吸多酶洗液 100 mL，冲洗送气送水管道，用吸引器将含酶洗液吸入活检孔道，操作部用多酶洗液擦拭。

(3)擦干后的附件、各类按钮和阀门用多酶洗液浸泡，附件还需在超声清洗器内清洗 5～10 分钟。

(4)多酶洗液应当每清洗 1 条内镜后更换。

(三)清洗

(1)多酶洗液浸泡后的内镜，用水枪或者注射器彻底冲洗各管道，以去除管道内的多酶洗液及松脱的污物，同时冲洗内镜的外表面。

(2)用 50 mL 的注射器向各管道充气，排出管道内的水分，以免稀释消毒剂。

四、内镜的消毒灭菌

内镜采用化学消毒剂进行消毒或者灭菌时，应当按照产品使用说明进行，并进行化学监测和生物学监测。2%碱性戊二醛浸泡消毒或者灭菌时，应当将清洗擦干后的内镜置于消毒槽并全部浸没消毒液中，各孔道用注射器灌满消毒液。非全浸式内镜的操作部，必须用清水擦拭后再用 75%乙醇擦拭消毒。

需要灭菌的内镜采用 2%碱性戊二醛灭菌时，必须浸泡 10 小时。

采用化学消毒剂浸泡灭菌的内镜，使用前必须用无菌水彻底冲洗，去除残留消毒剂。

五、内镜附件的灭菌方法

(1)活检钳、细胞刷、切开刀、导丝、碎石器、网篮、造影导管、异物钳等内镜附件必须一用一灭菌。首选方法是压力蒸汽灭菌，也可用环氧乙烷灭菌、2%碱性戊二醛浸泡 10 小时灭菌，或者选用适用于内镜消毒的消毒剂、消毒器械进行灭菌，具体操作方法遵照使用说明。

(2)弯盘、敷料缸等应当采用压力蒸汽灭菌；非一次性使用的口圈可采用高水平化学消毒剂消毒，如用有效氯含量为 500 mg/L 的含氯消毒剂或者 2 000 mg/L 的过氧乙酸浸泡消毒 30 分钟。消毒后，用水彻底冲净残留消毒液，干燥备用；注水瓶及连接管采用高水平以上无腐蚀性化学消毒剂浸泡消毒，消毒后用无菌水彻底冲净残留消毒液，干燥备用。注水瓶内的用水应为无菌水，每天更换。

(3)灭菌后的附件应当按无菌物品储存要求进行储存。

六、硬式内镜的清洗消毒

硬式内镜的清洗步骤、方法可参照《硬式内镜清洗消毒及灭菌技术操作指南》进行。

(1)使用后立即用流动水彻底清洗，除去血液、黏液等残留物质，并擦干。

(2)将擦干后的内镜置于多酶洗液中浸泡，时间按使用说明。

(3)彻底清洗内镜各部件，管腔应当用高压水枪彻底冲洗，可拆卸部分必须拆开清洗，并用超声清洗器清洗 5～10 分钟；能上机清洗的采用机械清洗。

(4)器械的轴节部、弯曲部、管腔内用软毛刷彻底刷洗，刷洗时注意避免划伤镜面。

七、硬式内镜的灭菌方法

(1)适于压力蒸汽灭菌的内镜或者内镜部件应当采用压力蒸汽灭菌，注意按内镜说明书要求选择温度和时间。

(2)环氧乙烷灭菌方法适于各种内镜及附件的灭菌，不耐热、不耐湿的内镜及附件可选择过氧化氢低温等离子灭菌、环氧乙烷等低温灭菌方法。

(3)不能采用压力蒸汽灭菌的内镜及附件可以使用 2%碱性戊二醛浸泡 10 小时灭菌。

(4)用消毒液进行灭菌时，有轴节的器械应当充分打开轴节，带管腔的器械腔内应充分注入消毒液。

(5)采用化学消毒剂浸泡灭菌的硬式内镜，灭菌后应当用无菌水彻底冲洗，再用无菌纱布擦干。

(6)灭菌后的内镜及附件应当按照无菌物品储存要求进行储存。

(王凤云)

第十五节　医院环境的消毒

一、医院环境微生物污染

(一)医院物体表面微生物污染状况及与医院感染的关系

医院环境特别是物体表面是一个巨大的储菌库，物体表面存在着多种多样的细菌、真菌、病毒、衣原体等微生物。大多数病原体可以通过附着在微滴、皮屑或灰尘颗粒上而分散在病区空气中，也可以最终沉淀在地板以及柜子、窗帘、床单、电脑、电话和所有诊疗设备表面，还有一些病原菌,如假单胞菌属多聚集在如水槽、淋浴和浴缸等潮湿的地方,而难辨梭状芽孢杆菌和耐万古霉素肠球菌(VRE)则常污染厕所或便桶。

国外对物体表面微生物污染的关注较早,以前,医院感染控制人员对医院物体表面进行常规采样监测。结果显示,医院物体表面细菌污染很普遍,病房内地面和其他物体表面普遍受到潜在致病菌如金黄色葡萄球菌、肠球菌和革兰阴性细菌污染,但这并不能说明物体表面微生物污染是医院感染的来源。后来,美国 CDC 和美国医院协会认为医院感染率与空气或环境物体表面一般微生物污染水平无关,因而不再提倡对医院物体表面进行连续的常规监测。但是近年来,物体表面污染在医院感染传播中的作用重新受到重视,认为特别是患者诊疗区域频繁接触的物体表面,在病原体传播过程中发挥重要作用。研究显示具有流行病学意义的能够导致医院感染的微生物检出率往往很高,某些病原菌包括艰难梭菌芽孢、耐万古霉素肠球菌(VRE)、耐甲氧西林金黄色葡萄球菌(MRSA)、肺炎克雷伯菌和鲍曼不动杆菌,在干燥的物体表面可以存活 4~5 个月或更长时间,诺沃克病毒和流感病毒以及真菌如白色念珠菌,也能持续在医院的环境中存活很长时间,这使它们有机会被重新转移并传播到患者身上。Dr.Boyce等对 MRSA 感染患者周围的 10 个常接触表面进行病原微生物培养,发现平均有 59%的接触表面被 MRSA 污染,其中以床架(100%被污染)、血压计袖带(88%被污染)、电视遥控器(75%被污染)、床头柜(63%被污染)、洗手盆(63%被污染)被污染的程度较严重。另一项研究表明,感染 MRSA 和 VRE 的风险与患者所住的病房前一位患者是否感染 MRSA 或 VRE 有关。这从另一个角度证实了环境中的 MRSA、VRE 可以导致 MRSA、VRE 的医院内感染。物体表面微生物污染可以通过直接接触的传播方式将病原菌传播给患者,同时还能间接的经由医务人员的手进行病原菌的传播。Dr.Hayden等对没有直接接触 VRE 感染患者,但触及过患者病室内物体表面的医务人员手套取样,发现有 52%被 VRE 污染。一项在实验室模拟条件下的研究证明,微生物从物体表面到手的传播效率为 27.59%~65.80%,为物体表面微生物污染能通过医务人员的手间接导致院内感染的可能性提供了有利的证据。中国疾病预防控制中心在"全国医院消毒与感染控制监测项目"中开展了医院频繁接触的物体表面细菌菌落总数和(条件)致病菌监测,在随机采样监测的情况下,我国医院有 5%以上的物体表面细菌总数超标明显;部分科室甚至有 5%以上的物体表面细菌总数超过 10^3 cfu/cm^2,物体表面(条件)致病菌检出率在8.3%~30.1%,特别是在 ICU 和血透室检出率很高,且发现(条件)致病菌检出率与菌落总数呈正相关。综上数据说明,医院内病原体可以通过污染物体表面直接以及间接传播给患者,是医院内病原体传播的主要途径之一,尤其邻近患者诊疗区域频繁接触的物体表面上的病原菌在医院内感染的过程起着重要作用。

(二)物体表面消毒在医院感染控制中的作用

清洁是用清水或去污剂清除物体表面的污垢及部分微生物的过程,它是维护医院环境的一项基础工作。许多研究结果表明,清洁是减少医院感染干预措施中的一个重要组成部分,但是清洁只能移除病原体,并不能彻底阻断病原体的传播。清洁巾在对环境进行清洁时,很容易使病菌从一个表面转移到另一个表面,反而造成了污染。Dr.Barker 等的研究表明,诺如病毒污染的物表用清洁剂清洗后,物体表面 100%仍有诺如病毒的污染。不仅如此,抹布清洗后再擦干净的表面,原来干净的表面也沾染有诺如病毒,而且清洁人员的手也被污染。

消毒是指清除或杀灭人体表面和外部环境中的病原微生物或其他有害微生物,使之达到无害化的一个过程。大量研究显示,物体表面消毒能够减少病原微生物负载水平,消毒后微生物菌落总数会显著降低,致病菌的检出率也会显著降低,并可杀灭或清除已污染的致病微生物和多重耐药菌,对切断病原菌传播途径,减少医院感染具有重大意义。Mahamat 等人在一系列研究中,发现在对 MRSA 感染或定植患者的病房使用含氯消毒剂进行终末消毒后,医院内 MRSA 的感染率下降 27%,而在第二年 5 月份停止此项措施后换用普通清洁剂做终末除菌,MRSA 的感染率增加 28.1%。充分证明了环境的清洁消毒对减少医院内感染的重要性。

在控制传染病和医院感染的暴发流行的过程中,提高环境物体表面的消毒效果对控制医院感染暴发至关重要。医院感染暴发现场研究发现,仅对环境进行清洁是不够的,致病菌如鲍曼不动杆菌、艰难梭菌、MRSA、铜绿假单胞菌和 VRE 等引起的医院感染暴发期间,在对患者进行隔离、接触预防、加强手卫生及单纯清洁环境物体表面往往不能控制这些感染的暴发。当将单纯清洁改为用含氯消毒剂(500～600 mg/L)对物体表面进行消毒后,能降低物体表面的污染,检出致病微生物的平板上平均菌数就会明显降低。Dr.Markogiannakis 等的研究结果已证实,在多耐药不动杆菌属感染发病率高的重症病区,加强环境表面以及医用仪器的清洁消毒、手卫生和对医护人员的教育,可降低多耐药不动杆菌属感染的发病率。在关闭该病区并且对它进行彻底消毒后的 4 个月中,多耐药不动杆菌属感染的发病率为 0。其他类似研究发现,无论是对病区所有病房环境物体表面或仅对艰难梭菌相关腹泻患者所在的病房物体表面用含氯消毒剂进行消毒均能控制艰难梭菌相关腹泻的流行。在另一项对骨髓移植病房有艰难梭菌相关腹泻流行的干预试验表明,在将用于患者病房环境物体表面消毒的消毒剂从季铵盐改为次氯酸盐溶液后,骨髓移植患者中与艰难梭菌有关腹泻的发病率显著的降低,从每 1 000 例患者住院日发病 8.6 例降为 3.3 例,而重新改为季铵盐后,每 1 000 例患者住院日发病又恢复到 8.1 例。

所以,物体表面消毒对于减少病原微生物负载水平,杀灭或清除已污染的致病微生物和多重耐药菌,控制医院感染暴发具有重要作用。在目前手卫生依从性较低的情况下,物体表面的消毒,尤其是对感染的重点部门、患者诊疗区域频繁接触的物体表面消毒显得尤为重要。

二、空气消毒

空气是很多感染性疾病的传播媒介,由于空气中微生物多以气溶胶形态存在,颗粒小,可以随着气流运动扩散,因此,空气消毒是医院感染防控的重要措施,对医院感染防控的高危区域来说更是如此。医院应根据临床科室的感染风险评估结果,采取适宜的空气消毒措施,使其室内空气质量符合国家相应标准的要求。室内空气消毒主要手段包括过滤或静电除菌、消毒剂熏蒸、喷雾及臭氧、紫外线杀菌等。近年来,国内外空气消毒也在研发一些新技术,如等离子体技术、光催化、溶菌酶、金属离子抗菌剂等,我国在中药(如艾烟)空气消毒方面也有积极探索,但尚未在医院内广泛使用,其杀菌效果也有待提高。

等离子体空气消毒的原理是电晕线在高压正脉冲电源作用下产生正脉冲电晕放电,形成稳定的等离子体,微生物经过等离子体区域时,受到高强度电场效应,高速粒子击穿效应的作用,并受到等离子体云中高能紫外线光子和活性自由基的作用,破坏菌体蛋白质和核酸而死亡,从而达到消毒目的。

纳米光催化材料的空气净化原理是在一定强度的紫外线照射下,使二氧化钛固体表面生成空穴,同时也生成电子空穴使水分子氧化,电子使空气中的氧还原,生成活性基团·OH 和氧负离子,·OH 氧化能力较强,使得有机物质和有害气体起氧化还原反应,分解成水和 CO_2,具有净化空气的能力。常用的半导体纳米粒子有二氧化钛氧化锌、硫化镉、三氧化钨等,其中以二氧化钛最为常用。

人工负离子空气净化的原理是将直流高压电源的输出端与电晕线连接，当接通电源时，电晕线可产生大量的空气负离子，微生物在高能紫外线光子和活性自由基的作用下，菌体蛋白质和核酸被破坏而死亡。

近年来，除了空气消毒技术的革新，在管理和技术要求方面，我国也出台了一系列技术规范和标准，如《医疗机构消毒技术规范》、《医院洁净手术部建筑技术规范》、《医院空气净化管理规范》、《公共场所集中空调通风系统卫生规范》《公共场所集中空调通风系统清洗消毒规范》等，对医疗机构各类区域空气消毒作出了明确规范要求。

(一)手术室

手术室按照建设类别可分为洁净手术室和非洁净手术室，分别采取不同的消毒方式对空气进行消毒处理。

洁净手术室采取空气洁净技术，对手术室空气进行循环、过滤，按照不同洁净级别的设计要求，通过空气的初效过滤、中效过滤和高效过滤，减少空气中的尘埃颗粒及微生物，达到消毒目的。我国住房和城乡建设部与国家市场监督管理总局联合发布的《医院洁净手术部建筑技术规范》对洁净手术部建设与管理进行了详细的规定，特别要求负压手术室顶棚排风口入口处以及室内回风口入口处均必须设高效过滤器，并应在排风出口处设止回阀，回风口入口处设密闭阀。正负压转换手术室，应在部分回风口上设高效过滤器，另一部分回风口上设中效过滤器；当供应负压使用时，应关闭中效过滤器处密闭阀，当供应正压使用时，应关闭高效过滤器处密闭阀。

非洁净手术室可选用下列设备或装置进行消毒空气：安装循环风紫外线空气消毒器或静电吸附式空气消毒器、紫外线杀菌灯，以及其他能使消毒后空气中的细菌总数≤4 cfu/(15/30 分钟 · 直径 9 cm 平皿)、获得国家卫生计生委消毒产品卫生许可批件或在省级卫生计生行政部门备案的其他空气消毒产品；也可选择安装空气净化消毒装置的集中空调通风系统。

(二)隔离病房

隔离病房分为两类，一类为传染病隔离病房，用于传染源隔离，主要执行消毒隔离措施，预防病原微生物从患者及其污染区域向外扩散，防止感染发生。另一类为保护性隔离病房，主要是保护免疫力低下的易感患者处于相对洁净的环境中，免于微生物侵袭，如重症监护病房、骨髓移植病房等，这类环境可采取净化空调系统对空气进行净化消毒处理，使之达到相应的洁净度要求；同时，选择使用的空气消毒产品应能使消毒后空气中的细菌总数≤4 cfu/(15/30 分钟 · 直径 9 cm平皿)。使用空气洁净技术的隔离病房，应保证空气流向由洁到污并使污染区域保持相对负压。

(三)传染病病房

传染病病房可选用的空气净化消毒方式包括通风、循环风紫外线空气消毒器或静电吸附式空气消毒器净化消毒、紫外线灯照射消毒、化学消毒液喷雾或熏蒸消毒，以及其他能使消毒后空气中的细菌总数≤4 cfu/(5 分钟 · 直径 9 cm 平皿)且获得国家卫生计生委消毒产品卫生许可批件或在省级卫生计生行政部门备案的其他空气消毒产品；也可在集中空调通风系统加装净化消毒装置进行空气净化消毒。

需要注意的是，呼吸道传染病患者所处场所应该选用以下方法：负压隔离病房，安装空气净化消毒装置的集中空调通风系统等；受客观条件限制的医院可采用通风，包括自然通风和机械通风，宜采用机械排风，通过稀释，降低空气中病原微生物浓度，减少或消除感染风险。

(四)普通病房及相关区域

医院内普通病房及相关区域的空气消毒一般情况下通风即可,也可采用循环风紫外线空气消毒器或静电吸附式空气消毒器、紫外线杀菌灯、化学消毒液等进行消毒,以及选取获得国家卫生计生委消毒产品卫生许可批件或在省级卫生计生行政部门备案的其他空气消毒产品;必要时,也可选用集中空调通风系统装置进行空气净化消毒。

(五)集中空调系统

集中空调系统宜设置去除送风中微生物、颗粒物和气态污染物的空气净化消毒装置,其新风应直接取自室外,不应从机房、楼道及天棚吊顶等处间接吸取新风。集中空调系统的新风口应设置防护网和初效过滤器,送风口和回风口应设置防虫媒装置,设备冷凝水管道应设置水封。中央空调的通风系统清洁十分重要,但由于清洁面积大且纵横交错,容易成为卫生死角,由此造成的室内空气污染问题严重。传统人工清洁方式费时费力,且清洁效果不佳,已不能满足现实的需要,利用机器人进行清洁的空调清洁业正在悄然兴起。集中空调系统加湿方式宜选用蒸汽加湿,选用自来水喷雾或冷水蒸发的加湿方式应有控制军团菌等繁殖的措施。集中空调使用过程中,要严格注意预防引发军团菌等的感染,措施包括:开放式冷却塔的设置应远离人员聚集区域、建筑物新风取风口或自然通风口,不应设置在新风口的上风向,宜设置冷却水系统持续消毒装置;开放式冷却塔应设置有效的除雾器和加注消毒剂的入口等。在日常监测中,集中空调系统冷却水和冷凝水中不得检出嗜肺军团菌,并应对集中空调系统相关部位进行定期清洗。当空气传播性疾病暴发流行时,应每周对运行的集中空调系统的开放式冷却塔、过滤网、过滤器、净化器、风口、空气处理机组、表冷器、加热(湿)器、冷凝水盘等设备或部件进行清洗、消毒或者更换。近年来静电等离子加光催化中央空调清洁技术将静电等离子技术和光催化技术结合起来,为解决中央空调空气污染问题提供了一种可供选择的新方法。

三、物体表面消毒

(一)消毒关注的重点部位

越来越多的研究表明,医院住院患者诊疗区域内频繁接触的物体表面在医院感染病原微生物传播过程中具有重要意义,因此,医院在物体表面消毒工作中应对物体表面分类管理,区别对待,重点加强频繁接触物体表面的消毒。我国《医院消毒卫生标准》和《医疗机构消毒技术规范》均对医院物体表面分类提出了要求,包括低度危险的诊疗用品(如血压计袖带、听诊器等),频繁接触的物体表面(如治疗车、床栏、床头柜、门把手、灯开关、水龙头等)、患者生活卫生用品[如毛巾、面盆、痰盂(杯)、便器、餐饮具等],室内用品(如桌子、椅子、凳子、床头柜等)、床单元(含床栏、床头柜等)。要求部分物体表面以清洁为主,频繁接触的表面定期清洁和(或)消毒,遇明显污染随时去污、清洁与消毒。感染性疾病科、重症监护病区、保护性隔离病区(如血液病病区、烧伤病区)等重点科室、耐药菌及多重耐药菌污染的诊疗场所应做好随时消毒和终末消毒。并特别要求,拖布(头)和抹布宜清洗、消毒,干燥后备用,推荐使用脱卸式拖头。物体表面的消毒方法,采用中、低效的消毒剂消毒。

美国 CDC 和 HICPC 联合发布的《医疗卫生机构环境感染控制指南》和《医疗机构消毒灭菌指南》将环境物体表面分为两大类,一是医疗表面(如医疗仪器按钮或把手、推车、牙床等),二是卫生表面(如地板、墙面、桌面等)。卫生表面分为两类,一是很少接触的表面(如地面、天花板等),二是频繁接触的表面(如桌面、门把手、窗栏杆、灯开关等)。

(二)医院物体表面消毒的频率

各国在物体表面消毒的频率上并无统一的规定。美国CDC《医疗机构消毒灭菌指南》建议每天1次或每周3次,我国《医院消毒卫生标准》将医院环境和物体表面分为Ⅰ、Ⅱ、Ⅲ、Ⅳ类,并对物体表面的细菌总数限值做了规定。要求物体表面应保持清洁,当受到肉眼可见污染时应及时清洁、消毒。对治疗车、床栏、床头柜、门把手、灯开关、水龙头等频繁接触的物体表面应每天清洁、消毒。人员流动频繁、拥挤的诊疗场所应每天在工作结束后进行清洁、消毒。感染性疾病科、重症监护病区、保护性隔离病区(如血液病病区、烧伤病区)、耐药菌及多重耐药菌污染的诊疗场所应做好随时消毒和终末消毒。《医疗机构消毒技术规范》要求,低度危险性诊疗用品如血压计袖带、听诊器等,患者生活卫生用品如毛巾、面盆、痰盂(杯)、便器、餐饮具等,室内用品如桌子、椅子、凳子、床头柜等,床单元(含床栏、床头柜等)的表面均以保持清洁为主,或进行定期清洁和(或)消毒,遇污染应及时清洁与消毒,患者出院、转院或死亡进行终末消毒。物体表面无明显污染时,采用湿式清洁。在感染高风险的部门如手术部(室)、产房、导管室、洁净病房、骨髓移植病房、器官移植病房、重症监护病房、新生儿室、血液透析病房、烧伤病房、感染疾病科、口腔科、检验科、急诊等病房与部门的物体表面特别提出要求,应保持清洁、干燥,每天进行消毒,遇明显污染随时去污、清洁与消毒。“全国医院消毒与感染控制监测项目”监测结果显示,重点科室频繁接触的物体表面可能需加强消毒频次。因为研究发现,物体表面在消毒8小时后细菌总数即显著升高,33%的物体表面超过10 cfu/cm^2,而细菌总数>10 cfu/cm^2的物体表面(条件)致病菌的检出率高于≤10 cfu/m^2样本的2.3倍,因此建议频繁接触的物体表面每天至少应消毒2次以上。

(三)消毒方法

对医院内物体表面进行清洁消毒的方法有很多,主要包括擦拭消毒、喷雾消毒和紫外线照射等。

擦拭消毒法是指用布或其他擦拭物浸以消毒剂溶液后,通过依次往复的物理机械动作,将消毒剂涂抹至拟消毒物品表面,从而降低或消除其病原微生物的数量。传统的擦拭消毒法消毒时,要求使用干净的抹布或其他擦拭物浸消毒剂溶液,作用至所用消毒剂要求的时间后,再用清水擦洗,去除残留消毒剂,以减轻可能引起的腐蚀、漂白等损坏作用。常用于擦拭的消毒剂有75%乙醇、含氯制剂(健之素和84消毒液)和季铵化合物等。在消毒剂溶液配制使用过程中,需要定时监测消毒液有效浓度,以保证消毒效果。虽然传统的擦拭消毒法,费用低、效果好,但也存在费时费力等缺点,并且使用后的抹布由于医院内晾晒空间不足,难以达到有效晾干,长期处于潮湿状态,容易形成二次污染。目前许多医院使用商品化的消毒湿巾进行擦拭消毒。消毒湿巾以非织造布、织物、无尘纸或其他原料为载体,纯化水为生产用水,适量添加防腐剂等辅料,并浸有特定浓度对手、皮肤黏膜、物体表面、医疗设备表面或生产设备表面具有清洁消毒作用的消毒液。与传统的擦拭消毒法相比,消毒湿巾使用非常方便,可以放置在患者床边或挂在治疗车上、操作台面等,即取即用,“清洁-消毒”在擦拭过程中可一步完成,使用后即可抛弃,减少了复用环节,不仅节约人力、时间,还能避免交叉污染。许多研究比较了使用抹布与使用消毒湿巾对物体表面进行擦拭消毒的效果,结论却存在显著差异。陈文婷等的研究表明:使用浸有双链季铵盐的消毒湿巾后物体表面细菌数与使用前比较差异有统计学意义,且其消毒持续效果优于使用500 mg/L含氯消毒剂和使用75%乙醇擦拭后的消毒效果。沈辛酉和张瑾则认为含氯消毒剂与复合双链季铵盐湿巾的消毒效果没有统计学差异。徐敏等使用某种一次性消毒湿巾对重症ICU物体表面进行消毒后,MRSA及鲍曼不动杆菌检出率与清洁前比较,差异无统计学意义。有学者认为含有季铵盐类的消毒湿纸巾在运送保存过程中很容易受到温度、pH、有机物和拮抗物等环境因素的影响，从而降低消毒效果。由此提醒消毒湿纸巾的推广应建立在规范化使用的基础上。Gonzalez EA 等用纱布浸清水和用浸有苄索氯铵、柠檬酸、次氯酸钠、过氧化氢、邻苯基苯酚/邻苯基对氯苯酚 5 种消毒液的商品化消毒湿巾分别擦拭被金黄色葡萄球菌、枯草杆菌芽孢和产芽孢梭状芽孢杆菌芽孢污染的麻醉器械，结果表明，用清水擦拭去除器械表面细菌的效果与用消毒湿巾擦拭并无太大差别；消毒湿巾的湿润度对消毒效果有较大影响。无论是采用传统的擦拭消毒法消毒还是使用消毒湿巾进行擦拭消毒，都需要注意以下几点：①不耐湿的物品表面不能应用该方法实施消毒处理；②擦拭时应防止遗漏；③污物可导致消毒剂有效浓度下降，因此表面污物较多时，应适时更新消毒液或消毒湿巾，以防止污物中的病原体对消毒剂溶液或消毒湿巾的污染。

喷雾消毒法包括普通喷雾消毒法和气溶胶喷雾消毒法。普通喷雾消毒法指用普通喷雾器喷洒消毒液进行表面消毒的处理方法，各种农用和医用喷雾器均可应用。气溶胶喷雾消毒法指用气溶胶喷雾器喷雾消毒液进行空气或物体表面消毒的处理方法，雾粒直径 20 μm 以下者占 90%以上。由于所喷雾粒小，浮于空气中易蒸发，可兼收喷雾和熏蒸之效。喷雾时，应使用产生雾粒的直径在 20 μm 以下的喷雾器。常用于喷雾消毒的消毒剂有过氧乙酸和过氧化氢等。室内采用喷雾消毒时，喷前需将食品、衣被及其他不需消毒的物品收叠放好，或用塑料膜覆盖防湿，并关好门窗；喷雾时，按自上而下、由左向右顺序喷雾。喷雾量以消毒剂溶液可均匀覆盖在物品表面或消毒液的雾团充满空间为度。作用 30～60 分钟后，打开门窗通风，驱除空气中残留的消毒液的雾粒及气味。消毒过程中，消毒人员应佩戴防护口罩、眼镜，穿防护服，站在上风向，特别注意防止消毒剂进入呼吸道。

紫外线属低能量电磁波，是一种不可见光，杀菌波长范围为 200～270 nm，杀菌中心波长为 253.7 nm。紫外线具有强大的杀菌能力，只要直接照射，强度足够可杀灭各种微生物，可引起细菌细胞内成分，核酸、蛋白与酶变性，使核酸中的胸嘧啶形成二聚体，致使其死亡。但是有些微生物对紫外线具有抗性，其中以真菌孢子为最强，细菌芽孢次之，繁殖体为最敏感，但有少数例外，如藤黄八叠球菌对紫外线的抗性比枯草杆菌芽孢还强。紫外线穿透力极弱，遇到障碍物，照射强度可明显减弱，当每立方厘米空气中含尘粒 800～900 个时，只能透过 70% ～80%，空气中水分含量也可影响其穿透力，紫外线在水中的穿透随其厚度增加而降低，水中有机质和无机盐均可影响其穿透力。而且，照射强度与照射距离平方呈反比，因而杀菌力随之减弱。紫外线消毒时，应注意消毒环境的温度，适宜于 20～40 ℃，可发挥其最佳杀菌作用；紫外线灯管应定期清洁，防止尘埃沉积；并注意个人防护，避免紫外线直接照射。紫外线杀菌剂量计算的公式是：紫外线照射剂量[(μW·s)/cm^2]＝紫外线辐照强度(μW/cm^2)×照射时间(s)。虽然紫外线杀菌作用取决于辐照剂量，但是紫外线的辐照强度是关键，如果辐照强度低于 40 μW/cm^2时，即便延长时间使其达到杀菌剂量，仍不能将其杀灭。一般情况下，在辐照强度大于 70 μW/cm^2时，杀灭细菌繁殖体的剂量为 10 000 (μW·s)/cm^2；杀灭病毒和真菌的剂量为 50 000～60 000 (μW·s)/cm^2；杀灭细菌芽孢的剂量为 100 000 (μW·s)/cm^2；杀灭真菌孢子的剂量为 350 000 (μW·s)/cm^2。一般物体表面可用功率为 30W 紫外线灯距离 1 m 处照射 15～20 分钟。对某些纸张、票据、化验单等污染物品可采用低臭氧高强度紫外线消毒器，短距离(1～2 cm)，照射强度可达到 7 500～12 000 μW/cm^2，在 30 秒内对所照射的部位可达到消毒要求。

四、水消毒

（一）诊疗用水的消毒处理

1.内镜用水

医用内镜分为硬式内镜和软式内镜。硬式内镜主要由金属材料构成，如腹腔镜、胸腔镜、宫腔镜、关节镜、阴道镜、直肠镜等；而软式内镜的镜体主要由高分子材料构成，如纤维胃镜、支气管镜等。内镜的材质不能耐受高温高压，构造精密，管腔窦道多，易腐蚀，且经常暴露于有机质中，特别容易被病原微生物污染。因此，必须加强内镜的清洗消毒管理，确保消毒与灭菌效果。据报道，美国平均每年进行内镜检查的人次达 2 000 万例次，但由内镜检查引起的感染很少，这归功于有效的清洗、消毒与灭菌。

内镜室用水主要为内镜清洗用水。《内镜清洗消毒技术操作规范》中关于硬式内镜和软式内镜的清洗消毒规定中指出，清洗流程主要包括水洗、酶洗、清洗 3 个步骤，最后进入消毒灭菌环节。采用化学消毒剂浸泡消毒的硬式内镜，消毒后应当用流动水冲洗干净，再用无菌纱布擦干；采用化学消毒剂浸泡灭菌的硬式内镜，灭菌后应当用无菌水彻底冲洗，再用无菌纱布擦干。此外，采用化学消毒剂浸泡灭菌的软式内镜，使用前必须用无菌水彻底冲洗，去除残留消毒剂。内镜附件中注水瓶及连接管采用高水平以上无腐蚀性化学消毒剂浸泡消毒，消毒后用无菌水彻底冲净残留消毒液，干燥备用。注水瓶内的用水应为无菌水，每天更换。目前，我国尚未制定针对内镜室清洗用水的卫生标准。

清洗剂只有清洗作用而无消毒作用，作为含酶清洗剂，水温会影响到酶的活性，水温过高会导致酶活性降低甚至失去活性；水温过低则应适当延长浸泡时间。有文献指出含酶清洗剂可含有脂肪酶、糖酶、淀粉酶以及蛋白酶，它在温度为 15～30 ℃且 pH 接近中性的情况下，可有效清除血迹、蛋白质等多种有机物类的顽固性污垢，发挥最佳作用。

清洗用水直接关系到内镜的微生物污染状况和热原质污染水平。中国疾病预防控制中心环境所的调查表明，我国内镜漂洗用水普遍存在较严重的微生物污染问题，用有效的消毒措施（如过滤、投加含氯消毒剂或过氧乙酸）消除水中的微生物，特别避免因生物膜的产生导致水体的二次污染。采用过滤法除菌时，最好每月更换滤膜；采取投加消毒剂的方式时，可采用少量（1～2 mg/L）长期维持，并定期清洗消毒管路、容器的方法。

2.血液透析用水

血液透析室用水主要为透析用水，是将自来水经过过滤、软化、活性炭吸附及反渗处理形成的反渗水，透析用水与透析浓缩液按一定比例混合即成透析液。透析用水按照行业标准《血液透析和相关治疗用水》规定，处理水所含细菌总数，应不得超过100 cfu/mL；在水处理装置的输出端的细菌内毒素，应不得超过 1 EU/mL；在血液透析装置入口的输送点上的细菌内毒素，应不得超过 5 EU/mL。

对水处理系统进行消毒的主要目的不是在发现微生物后进行杀灭，而是预防微生物的繁殖和生物膜的形成。目前血液净化水处理系统所采取的消毒方式为：①热消毒；②化学消毒，其中包括过氧乙酸、甲醛、专用消毒剂、次氯酸钠以及臭氧；③紫外线消毒。

目前我国血液透析中心水处理系统最常用的消毒方法是化学消毒法。过氧乙酸具有良好的消毒效果，是目前常用的高效消毒剂，但它会腐蚀水处理系统的材料，使用时要注意过氧乙酸的浓度。目前国际上比较推崇的水处理系统消毒方法是热水消毒。但热水消毒的效果取决于热水的温度和加热的速率，一旦温度和加热速率没有达到消毒的要求，其消毒效果就会降低。另外，热水消毒不能清除已经产生的生物膜，但是对于生物膜的产生可以起到一定的预防作用。对于有反渗水水箱的非直供水处理系统，在水箱内安装一个紫外线灯，便可以起到杀死细菌的作用。

全自动在线血液透析水处理机的整体设计是利用单片机微控制单元(MCU)控制血液透析机的制水和消毒过程，利用各种传感器对水质的生物和化学指标进行监测，并通过触摸屏使整个控制过程非常方便。全自动在线水处理机的制水、消毒和检测过程全自动化，极大地节省了时间，它能在整个治水工程中不断对水质进行检测，保证反渗水水质达到国家要求，从而有效防止血液透析医疗事故甚至是医院感染的发生。为了方便以后的质量控制并及时发现水处理机报警，在每天制水、消毒结束后可打印水质报告和消毒报告。

3.口腔用水

口腔综合诊疗台水路(DUWLs)是一套复杂的相互连接的细孔管道。供水中的微生物及气动涡轮牙科手机在停止旋转时由于回吸现象造成回流的污染物是DUWLs的污染来源。这些水源性细菌能附着在管路表面并形成生物膜，这就是未经管路消毒处理的无菌水独立供水系统也存在输出水细菌含量超标的原因。国内外报道从口腔综合诊疗台水路中分离出的细菌包括嗜肺军团菌、非结核分枝杆菌、铜绿假单胞菌、鲍曼不动杆菌等致病微生物。

为控制DUWLs输出水质量，目前通常应用物理方法和化学方法，但效果各异。前者包括使用防回吸装置或微生物滤膜、保持DUWLs管路干燥以及改善DUWLs材料等。美国CDC推荐使用牙科手机后，应放水和气来冲洗20～30秒，以减少口腔液体回吸到DUWLs中，但此方法对已存在生物膜的DUWLs无效；后者包括使用消毒剂和电化学活性水生物膜处理方案。常见的DUWLs消毒剂包括过氧化氢、过氧化氢银离子、次氯酸钠、二氧化氯、氯已定、过氧乙酸和加热柠檬酸等。Lin等研究发现，日常使用时在市政水中加入体积分数为0.05%的过氧化氢，且每周使用体积分数2%过氧化氢进行定期消毒，12周后的观察结果显示，这种做法可以有效控制DUWLs中的生物膜和浮游微生物污染，但不能完全清除已定植的生物膜。电化学活性水(ECA)目前已广泛用于医院消毒、农业及工业领域。这种ECA在牙科综合治疗台(DCU)供水现场生成，自来水经过滤软化处理后，加入低浓度的氯化钠，经电解水生成器电解后，阳极生成主要成分为次氯酸的混合溶液，该溶液具有杀灭细菌及穿透生物膜的特性。

近年来，有人研发了能够控制DUWLs生物膜的新型的有特殊配置的DCU和集成自动化水处理系统。O'Donnell等报道了都柏林牙科大学医院应用集成式自动化水处理系统整体管理医院DCU供水和DUWLs输出水质量。该系统的显著优势是可持续保证DCU供水质量和输出水质量。O'Donnell等经过100周观察，每周检测，DCU供水和DUWLs输出水中需氧异养细菌的均值分别为小于1 cfu/mL和18.1 cfu/mL，而相应未经处理的自来水是88 cfu/mL。另外，该系统具有良好的口腔安全性及DCU部件兼容性。

美国牙医学会(ADA)科学事务委员会曾设立达到口腔综合治疗台用水细菌总数＜200 cfu/mL的目标，但至今未实现。《医疗机构口腔诊疗器械消毒技术操作规范》中明确规定，进入患者口腔内的所有诊疗器械必须达到“一人一用一消毒或者灭菌”，但对综合治疗台用水仍未做相关规定。目前我国还没有出台口腔综合治疗台消毒技术规范，对DUWLs中的细菌总数评定，大多数采用《生活饮用水卫生标准》，即细菌总数≤100 cfu/mL。

4.湿化水

湿化水多用于呼吸机、氧气湿化瓶、雾化器、婴儿暖箱和婴儿蓝光箱等，湿化水使用时应进行灭菌或煮沸消毒，使用中的湿化瓶（储水罐）及湿化水应每天更换；储水瓶使用后应浸泡消毒，冲洗沥干后封闭保存。依据《医院消毒卫生标准》，湿化瓶属中度危险医疗用品，细菌总数≤20 cfu/cm^2，不得检出致病性微生物（金黄色葡萄球菌、大肠埃希菌、铜绿假单胞菌）为合格。

氧气湿化瓶是氧气吸入治疗的重要装置，当患者进行氧疗时，氧气通过湿化瓶中的湿化液而被湿化，从而使患者吸入湿润的氧气，减少干燥氧气对呼吸道黏膜的刺激，提高患者的舒适度。但氧气湿化瓶的污染可导致湿化液污染，引起患者呼吸道感染。美国 CDC 指出，氧气湿化装置能够产生大量的直径<4 μm 的气溶胶，当湿化液被细菌污染时，便会产生含有高浓度细菌的气溶胶，当患者吸入含有细菌的气溶胶时，气溶胶会沉积于患者的下呼吸道。有研究将 90 件经手工清洗的湿化瓶，分别采用含氯消毒片、75%乙醇、酸性氧化电位水三种方法消毒。对消毒后的湿化瓶进行采样，监测细菌数和致病菌，三种方法消毒的湿化瓶合格率均为 100%。

我国原卫生部《消毒技术规范》要求，通过管道间接与浅表体腔黏膜接触的器具（如氧气湿化瓶等），可在清洁的基础上，用含氯或含溴消毒剂 500 mg/L 浸泡 30 分钟后，清水冲净、晾干、清洁干燥封闭保存备用。《现代医院消毒学》中提到，物理煮沸消毒湿化瓶，是先将清洗干净的湿化瓶用蒸馏水煮沸 10～20 分钟，然后晾干保存备用；化学方法消毒湿化瓶，是将经过清洁处理的湿化瓶浸泡在 500～1 000 mg/L 有效氯溶液内 10～30 分钟，取出用无菌蒸馏水冲洗干净，晾干保存备用。在选择氧气湿化瓶消毒后冲洗液时，《消毒技术规范》要求用清水冲净；《现代医院消毒学》要求用无菌蒸馏水冲洗干净；美国 CDC 指出，呼吸治疗器械经化学消毒后，如需要冲掉残留的化学消毒剂或灭菌剂，首选无菌水，因为自来水或自制蒸馏水可能含有微生物，将会引起肺炎。可见国内外对冲洗液的要求不同。

5.配药用水

配药中心用水应达到制药用水级别，包括去离子水、纯化水、注射用水和灭菌注射用水等。去离子水需应用软水机离子交换技术，硬度值≤0.03 mmol/L，常用于医疗器械、器具及物品的洗涤、漂洗以及灭菌用水；纯化水为饮用水通过蒸馏法、离子交换法、反渗透法或其他适宜方法制得的符合《中华人民共和国药典》二部中“纯化水”项下规定，且不含任何添加剂的水；注射用水为纯化水经蒸馏得到的水。《中华人民共和国药典》中明确规定，纯化水电导率≤5.1 μS/cm（25 ℃），细菌、霉菌和酵母菌总数≤10 cfu/100 mL；注射用水内毒素含量≤0.25 EU/mL，电导率≤1.3 μS/cm（25 ℃），细菌、霉菌和酵母菌总数≤10 cfu/100 mL；灭菌注射用水的标示装量为10 mL或 10 mL 以下时，电导率限度为 25 μS/cm（25 ℃），标示装量为 10 mL 以上时，电导率限度为 5 μS/cm（25 ℃）。

（二）清洗消毒用水

1.消毒供应中心用水

《医院消毒供应中心第 2 部分：清洗消毒及灭菌技术操作规范》中提到，医疗器械、器具的清洗方法包括机械清洗和手工清洗。机械清洗适用于大部分常规器械的清洗。手工清洗适用于精密、复杂器械的清洗和有机物污染较重器械的初步处理。清洗用水分冲洗、洗涤、漂洗和终末漂洗四步。由于各种评价方法优缺点不一，至今为止，国际上尚无评定医疗器械清洗效果的统一方法，但一般认为清洗的结果应尽可能地降低生物负荷，去除有机和无机污物，保障灭菌时间达到10 的无菌保障水平。

（1）预清洗用水：对于消毒供应中心的监测，尚未制定规范规定监测频率及内容，只制定了部分用水卫生标准，《医院消毒供应中心第 1 部分：管理规范》规定医疗器械清洗用自来水水质应符合《生活饮用水卫生标准》。可重复使用医疗器械的清洗、消毒和灭菌是医疗机构控制医院感染的重要工作之一。美国 AAMIST79,CDC 消毒灭菌指南和 WHO 感染控制指南中均明确指出，医疗器械上任何污染物的存在，都会起到保护微生物的作用。因为器械表面残留的有机或无机污染物会阻碍消毒剂和灭菌剂与器械表面的有效接触，从而影响消毒灭菌效果，因此，器械在消毒灭菌前进行全面细致的清洗操作非常重要。

医疗器械清洗对水质的要求较高，但并非每个清洗过程都需要高纯度水。因此，在一个完整的器械清洗流程中，可以根据清洗方法和程序的不同，使用不同水质的水。我国目前没有针对预清洗用水的相关规定，大多数采用《生活饮用水卫生标准》，即细菌总数≤100 cfu/mL。

器械清洗用水的水温也应有效控制，冲洗环节以冷水或温水为宜，多酶清洗环节水温 30～40 ℃为宜(酶的活性最强，水温＞45 ℃，活性反而下降；仅少数的酶可以耐受 70 ℃水温)，漂洗和热水消毒环节水温则越高越好。

(2)最后冲洗用水：《医院消毒供应中心第 2 部分：清洗消毒及灭菌技术操作规范》中规定，手工清洗的终末漂洗用水应用软水、纯化水或蒸馏水进行冲洗，且清洗时的水温控制在 15～30 ℃；若用超声波冲洗器(台式)清洗，则终末漂洗用水应用软水或纯化水进行冲洗，且洗涤时水温应≤45 ℃；若用清洗消毒器清洗，则冲洗、洗涤、漂洗时应用软水，终末漂洗、消毒时应使用纯化水，且预洗阶段水温应≤45 ℃。纯化水为饮用水通过蒸馏法、离子交换法、反渗透法或其他适宜方法制得的符合《中华人民共和国药典》二部中“纯化水”项下规定，且不含任何添加剂的水。《中华人民共和国药典》中明确规定，纯化水电导率≤5.1 μS/cm(25 ℃)，细菌、霉菌和酵母菌总数≤10 cfu/100 mL。

(3)衣物洗消用水：医用织物又称医院布草，指医院及其他卫生医疗机构可重复使用的纺织品，包括患者使用的衣物、床单、枕巾、手术巾以及医务人员使用的工作服、手术衣等。医用织物被患者的血液、体液、排泄物等污染后，具有传染性，必须进行洗涤及消毒处理。有研究对抽取的 93 家医疗机构洗衣房洗涤消毒后的医用织物共计 711 份标本进行采样检测，从 48 份标本中分别检出大肠菌群、金黄色葡萄球菌、肺炎克雷白菌、铜绿假单胞菌和白色念珠菌等细菌或真菌，总检出率为 6.75%。洗涤消毒后的医用织物细菌总数在 0～15 200 cfu/100 cm^2 范围，有 15 件检出大肠菌群，1 件检出革兰阳性致病球菌。结果提示医用织物的洗涤质量存在一定问题，特别是洗涤消毒后的医用织物污染菌量超标，且检出条件致病菌。

《可重复使用医用织物洗涤消毒技术规范》中规定，医用织物洗涤(消毒)用水的卫生质量应符合 GB 5749《生活饮用水卫生标准》要求。洗涤周期包括预洗、主洗、漂洗、中和 4 个步骤。预洗是指用温度不超过 35 ℃的水，去除水溶性污垢的冲洗过程。一般织物的预洗应采用低温、高水位方式，预洗时间不宜少于 10 分钟；确认被气性坏疽、传染性非典型肺炎、人感染高致病性禽流感、甲型 H1N1 流感以及突发原因不明传染病病原体或其他具有生物污染风险的污染织物应先进行消毒处理，再进行常规预洗。主洗分为热洗涤和冷洗涤两种方法。根据被洗涤医用织物的污染情况可加入碱、清洁剂或乳化剂、消毒洗涤原料。热洗涤要求 70 ℃的水洗涤 25 分钟或 90 ℃的水洗涤 10 分钟。除了确认被气性坏疽、传染性非典型性肺炎、人感染高致病性禽流感、甲型 H1N1 流感以及突发原因不明传染病病原体或其他具有生物污染风险的污染织物以外，其他医用织物(包括一般织物和污染织物)应使用 250～400 mg/L(污染织物的消毒应适当加大用量)的含氯消毒剂等浸泡 20 分钟以上后，再冷洗去掉有机物。漂洗是通过稀释的方法去除医用织物中所有悬浮污渍和残留化学洗剂，每次漂洗时间不应低于 3 分钟，每次漂洗间隔应进行一次脱水，漂洗次数应不低于3次。中和是对最后一次漂洗时的水进行中和，中和后水中的pH应为6.5～7.4。

另外还需对洗涤设备进行清洗消毒。污染织物放入洗涤设备时，应立即对其设备入口处进行消毒处理，可用含氯消毒剂擦拭消毒；洗涤工作完毕后，还应对该设备内胆和外表面进行清洗和擦拭消毒处理，其消毒处理工作应于当天完成。

洗涤服务机构污水应采用封闭管道排放，并进行无害化处理，污水排放应符合GB 18466《医疗机构水污染物排放标准》和国家相关规定。

2.卫生手和外科手用水

皮肤菌群通常可以被划分为常驻菌群和暂驻菌群。前者居住在皮肤角质层上皮细胞下面，也可以在皮肤表面发现。《医务人员手卫生规范》中定义，常驻菌能从大部分人体皮肤上分离出来，是皮肤上持久的固有寄居菌，不易被机械的摩擦清除，如凝固酶阴性葡萄球菌、棒状杆菌类、丙酸菌属、不动杆菌属等。真菌中最常见的皮肤常驻菌落是瓶形酵母菌(马拉色真菌)。通常情况下，常驻菌不会引起感染，但能在无菌体腔、眼睛或非完整皮肤内引起感染。在医院这一特殊环境下，常居菌多为条件致病菌，尤其当医护人员进行手术或其他侵入性操作时，常居菌便能通过医护人员的手被带入深部组织，此时医护人员的手就成为这些细菌的宿主，如凝固酶阴性葡萄球菌、链球菌、革兰阴性菌或真菌。当医护人员通过手将这些寄生菌传播给某些易感患者时，这些常居菌就成了感染源。若菌群失衡，则常驻菌群大量繁殖，便会导致感染的发生。暂驻菌是寄居在皮肤表层，常规洗手容易被清除的微生物。直接接触患者或被污染的物体表面时可获得，可随时通过手传播，与医院感染密切相关。

不论是手卫生还是由皮肤消毒不善引起的院内感染一直存在。美国国家医疗安全网络(NHSN)报告显示，美国每年约有500 000例手术部位感染病例发生，占所有医院感染总发病率的20%左右。在美国，ICU每年发生80 000例导管相关性血流感染，我国的导管相关性血流感染也不乐观。

外科手消毒是外科手术前医务人员用肥皂(皂液)和流动水洗手，再用手消毒剂清除或杀灭手部暂居菌和减少常居菌的过程。《消毒技术规范》中规定，外科手消毒包括消毒刷洗手臂法和先刷洗后消毒手臂法，前者是在用肥皂流动水洗手的基础上，取无菌小刷蘸取洗手液涂擦手、臂，以无菌水冲洗干净后，另取无菌刷蘸取洗手液刷手、臂2分钟，无菌水冲净后待干，或取无菌擦手巾擦干。后者是取无菌刷蘸肥皂液，按规定顺序无遗漏地刷洗手臂三遍，每遍刷完用无菌水冲净，待自然干或用无菌小毛巾由手向肘部擦干。用以上任一方法刷洗完毕后，将消毒液3～5 mL涂擦于手和前臂，干燥后，戴上灭菌手套。

洗手是指医务人员用肥皂(皂液)和流动水洗手，去除手部皮肤污垢、碎屑和部分致病菌的过程。卫生手消毒是指医务人员用速干消毒剂揉搓双手，以减少手部暂居菌的过程。《医务人员手卫生规范》中规定，医护人员在各种操作前，应用皂液流动水冲洗双手。进行各种操作后，应进行卫生手消毒。

一些感应式水龙头可能因为内部存在非金属管路，导致细菌生物膜产生，使水中的微生物严重超标。建议使用金属管路和抗菌管材，避免生物膜的产生，也可采用过滤、加热等方式消除水中的微生物。

3.配制消毒剂用水

《消毒产品生产企业卫生规范》中规定，生产用水的水质应符合以下要求：隐形眼镜护理用品的生产用水应为无菌的纯化水；灭菌剂、皮肤黏膜消毒剂和抗(抑)菌制剂的生产用水应符合纯化水要求；其他消毒剂、卫生用品的生产用水应符合 GB 5749《生活饮用水卫生标准》的要求。

(三)医院污水

1.定义及分类

国家环境保护总局和质量监督检验检疫总局发布了《医疗机构水污染物排放标准》。该标准规定了医疗机构污水、处理过程中产生的废气、污泥的污染物控制项目及排放和控制限值、处理工艺和消毒要求、取样与监测等内容。该标准将医院污水定义为医疗机构门诊、病房、手术室、各类检验室、病理解剖室、放射室、洗衣房、太平间等处排出的诊疗、生活及粪便污水，当医疗机构其他污水与上述污水混合排出时一律视为医疗机构污水。《医疗机构水污染物排放标准》的实施，对于加强医疗机构污水排放的控制和管理，预防和控制传染病的发生和流行，保障人体健康，维护良好的生态环境具有积极的意义。

医院污水分为传染病医院污水、非传染病医院污水及特殊性质污水。传染病医院污水指传染性疾病专科医院及综合医院传染病房排放的诊疗、生活及粪便污水；非传染病医院污水指各类非传染病专科医院以及综合医院除传染病房外排放的诊疗、生活及粪便污水；特殊性质医院污水指医院检验、分析、治疗过程产生的少量特殊性质污水，主要包括酸性污水、含氰污水、含重金属污水、洗印污水、放射性污水等。

2.污染来源及危害

《医院污水处理技术指南》中提到，医院各部门的功能、设施和人员组成情况不同，产生污水的主要部门和设施有诊疗室、化验室、病房、洗衣房、X 线片洗印、动物房、同位素治疗诊断、手术室等排水；医院行政管理和医务人员排放的生活污水，食堂、单身宿舍、家属宿舍排水。不同部门科室产生的污水成分和水量各不相同，如重金属废水、含油废水、洗印废水、放射性废水等。

医院污水受到粪便、传染性细菌和病毒等病原性微生物污染，具有传染性，可以诱发疾病或造成伤害；医院污水中含有酸、碱、悬浮固体、BOD、COD 和动植物油等有毒、有害物质；牙科治疗、洗印和化验等过程产生污水含有重金属、消毒剂、有机溶剂等，部分具有致癌、致畸或致突变性，危害人体健康并对环境有长远影响；同位素治疗和诊断产生放射性污水。放射性同位素在衰变过程中产生 α-放射性、β-放射性和 γ-放射性，在人体内积累而危害人体健康。

3.特点

《医院污水处理技术指南》中提到，由于医院性质不同，医疗条件和医疗种类也不尽相同，所以其产生的医疗污水的成分、致病菌种类、排水量都存在较大差异。医院污水来源及成分复杂，含有病原性微生物、有毒、有害的物理化学污染物和放射性污染等，具有空间污染、急性传染和潜伏性传染等特征，不经有效处理会成为一条疫病扩散的重要途径，并严重污染环境。

4.污水排放要求

《医院污水排放标准》中规定：传染病、结核病医疗机构污水中粪大肠菌群数不得超过 100 MPN/L；肠道致病菌、肠道病毒及结核杆菌不得检出；pH 为 6～9；采用含氯消毒剂消毒的排放标准为消毒接触池接触时间≥1.5 小时，接触池出口总余氯 6.5～10.0 mg/L；采用其他消毒剂对总余氯不做要求。综合医疗机构和其他医疗机构污水排放要求粪大肠菌群数不得超过 500 MPN/L；肠道致病菌和肠道病毒不得检出；pH 为 6～9；采用含氯消毒剂消毒的排放标准为消毒接触池接触时间≥1 小时，接触池出口总余氯 3～10 mg/L；预处理标准为消毒接触池接触时间≥1 小时，接触池出口总余氯 2～8 mg/L。采用其他消毒剂对总余氯不做要求。

5.医院污水处理

医院污水处理系统主要包括预处理、一级处理、二级处理、深度处理和消毒处理等单元。特殊性质污水应经预处理后进入医院污水处理系统。HJ 2029－201《医院污水工程技术规范》中规定，特殊性质污水处理要求达到以下标准才能排入医院污水处理系统。酸性废水宜采用中和法，中和至 pH 7～8；含氰污水宜采用碱式氯化法，处理槽有效容积应能容纳不小于半年的污水量；含汞污水宜采用硫化钠沉淀＋活性炭吸附法，处理后含汞浓度低于 0.02 mg/L；含铬污水宜采用化学还原沉淀法，处理后六价铬含量小于 0.5 mg/L；洗印污水宜采用过氧化氢氧化法，处理后六价铬浓度需符合相关标准。放射性废水处理后直接排放，不进入医院污水处理系统。传染病医院污水应在预消毒后采用二级处理＋消毒工艺或二级处理＋深度处理＋消毒工艺；非传染病医院污水，若处理出水直接或间接排入地表水体或海域时，应采用二级处理＋消毒工艺或二级处理＋深度处理＋消毒工艺；若处理出水排入终端已建有正常运行的二级污水处理厂的城市污水管网时，可采用一级强化处理＋消毒工艺。

《消毒技术规范》中规定，一级处理工艺流程：污水通过排水管汇集到污水处理站，对于粪便污水应先通过化粪池沉淀消化处理，然后进入污水处理站。处理站设有隔栅、调节池、计量池、提升泵和接触池。消毒剂通过与水泵联动或与虹吸定量池同步定量投加至待处理污水中，通过管道或专用设备充分与污水混合后，进入接触池，在接触池内污水与消毒剂经过一定时间的接触后达到水质净化和消毒要求之后，排放入城市下水道。化粪池和沉淀池产生的污泥定期进行清除和消毒处理。二级处理工艺流程：污水的二级处理即生物处理，是利用微生物的代谢过程将污水中的有机物转化为无机物。典型的二级处理工艺流程为：污水—隔栅—调节池—初次沉淀池—生化处理—二次沉淀池—加消毒剂—接触池。常用的方法有生物转盘法、生物接触氧化法、射流曝气法、塔式生物滤池、氧化沟法等。

医院污水的处理越来越受到人们的重视，应根据医院的类型、规模、总污水量和污水性质，明确污水来源，选择合理、有效的处理工艺，保证医院污水得到有效处理，使出水水质符合现行有关国家排放标准的规定。

(1)生物学方法：医院污水采用生物处理，一方面降低水中的污染物浓度，达到排放标准；另一方面可保障消毒效果。微生物处理的实质是利用微生物降解医院污水中的有机物，消除病原体赖以生存的基础，它在医院污水的处理中发挥着重要作用。

1)简易生化处理：沼气净化池利用厌氧消化原理进行固体有机物降解。简易生化处理工艺的流程为“沼气净化池→消毒”。沼气净化池分为固液分离区、厌氧滤池和沉淀过滤区。三区的主要功能分别为去除悬浮固体，吸附胶体和溶解性物质，进一步去除和降解有机污染物，最后通过沉淀和过滤单元去除剩余悬浮物和降解有机污染物，保证出水质量。沼气净化池的处理效率优于腐化池和沼气池，造价低，动力消耗低，管理简单，但不能保证出水 COD、BOD 等理化指标达标。对于经济不发达地区的小型综合医院，条件不具备时可采用此法作为过渡处理措施，之后逐步实现二级处理或加强处理效果的一级处理。

2)活性污泥法：活性污泥法是以活性污泥为主体，通过悬浮生长的微生物在好氧条件下对污水中的有机物、氨氮等污染物进行降解的废水生物处理工艺的污水生物处理工艺。通过向医院污水中注入空气并进行曝气，每天保留沉淀物，更换新鲜污水，经过一段时间后，因好氧性微生物繁殖而形成黄褐色的污泥状絮凝物，即活性污泥。活性污泥上栖息着具有强大生命力和降解水中有机物能力的微生物群，以菌胶团为主，具有很强的吸附与氧化有机物的能力，从而降低污水的化学需氧量(COD)和生物需氧量(BOD),达到污水净化的效果。活性污泥工艺的优点是对不同性质的污水适应性强,建设费用较低。活性污泥工艺的缺点是曝气过程中易造成对空气的二次污染;产生的大量活性污泥增加了处理难度;由于活性污泥法对于水质水量波动的冲击耐受能力较差,易发生污泥膨胀和污泥流失,运行效果不稳定,分离效果不够理想。活性污泥法适用于800床以上水量较大的医院污水处理工程。对于800床以下、水量较小的医院常采用活性污泥法的变形工艺-序批式活性污泥法(SBR)。SBR工艺是活性污泥法的一种变形,具有流程简单、管理方便、基建投资省、运行费用较低、处理效果好及设备国产化程度高等优点。

3)生物接触氧化法:生物接触氧化法是一种具有活性污泥法特点的生物膜法,兼有生物膜法和活性污泥法的优点。它是从生物膜法派生出来的一种废水生物处理法,基本原理与一般生物膜法相同,它采用固定式生物填料作为微生物的载体,利用栖附在填料上的生物膜和充分供应的氧气,通过生物氧化作用,将污水中有机物氧化分解,从而达到净化目的。生物接触氧化法的优点是:抗冲击负荷耐受能力高,运行稳定性好;容积负荷高,占地面积小,建设费用较低;污泥产量较低,无须污泥回流,运行管理简单。另外,由于生物接触氧化法的微生物固定生长于生物填料上,在反应器中能保持很高的生物量,克服了悬浮活性污泥容易流失的缺点。其缺点是部分脱落的细碎生物膜可能造成水中的悬浮固体浓度升高。生物接触氧化法适用于500床以下的中小规模医院污水处理工程。尤其适用于场地面积小、水量小、水质波动较大和污染物浓度较低、活性污泥不易培养等情况,管理方便。

4)曝气生物滤池(BAF)法:此法是在生物接触氧化法的基础上,融合饮用水处理过滤工艺而发展起来的一种好氧生物膜污水处理工艺。它采用一种具有很大的比表面积的新型粗糙多孔的粒状滤料,滤料表面生长有生物膜,池底提供曝气,污水流过滤床后,被过滤和吸附的污染物便被滤料表面的微生物氧化分解。目前BAF已从单一的工艺逐渐发展成集生物氧化和截留悬浮固体为一体的综合工艺,有去除悬浮物、COD、BOD、硝化、脱氮、除磷、去除AOX(有害物质)等作用。其优点是出水水质好,能去除污水中的悬浮物、COD、细菌和大部分氨、氮;微生物不易流失,对有毒有害物质有一定适应性,运行可靠性高,抗冲击负荷能力强;无污泥膨胀问题;BAF容积负荷高于常规处理工艺,占地面积小。缺点是需进行反冲洗,反冲水量较大,且运行方式复杂。该工艺适用于300床以下的小规模医院污水处理工程,尤其适用于场地面积小和水质要求高等的情况。

5)膜-生物反应器(MBR)法:膜-生物反应器是将膜分离技术与生物反应器有机结合而产生的一种新型污水处理工艺。根据膜分离组件的设置位置,可分为分置式MBR和一体式MBR两大类。MBR由膜过滤取代传统生化处理技术中的二次沉淀池和沙滤池,利用组件进行固液分离,截留的污泥回流至生物反应器中,收集渗透液并回用。其优点是抗冲击负荷能力强,出水水质优质稳定,能有效去除SS和病原菌;实现了反应器水力停留时间(HRT)和污泥龄(SRT)的完全分离,使运行控制更加灵活稳定;生物反应器内微生物量浓度高,处理装置容积负荷高,占地面积小,减少硝化所需体积;有利于增殖缓慢的微生物的截留和生长,提高系统硝化效率;能延长一些难降解有机物的水力停留时间,提高降解效率;剩余污泥产量低甚至无。缺点是膜需进行反洗,增加医院管理难度和运行成本。但与传统处理工艺相比,其独特的优势和对污水的回收再利用符合绿色节能的建设趋势。该工艺适用于300床以下的小规模的医院污水处理工程,尤其适用于场地面积小、水质要求高和紫外消毒等的情况。

需要注意的是,生物学方法与化学消毒法可能存在拮抗作用,医院污水中残留的消毒剂、抗生素等也可能导致生物法处理中微生物的抑制甚至死亡，影响去污效果。

(2)物理方法：紫外线消毒是利用特殊设计的高功率、高强度和长寿命的C波段紫外光发生装置产生的一定剂量的强紫外光照射流水，导致水中的各种细菌、病毒、寄生虫以及其他病原体发生能量的传递和积累，使其细胞组织中DNA的各种结构键断裂或发生光化学聚合反应，丧失复制繁殖能力，从而达到消毒杀菌和净化的目的。紫外线消毒法具有杀菌速度快、效果好；操作简单、易实现自动化；无臭味和有害物质残留；运行管理和维修费用低的优点。但紫外线穿透力弱，杀菌效率不高；电耗大；紫外灯管与石英套管需定期更换；对处理水的悬浮物浓度有要求且无后续杀菌作用。因此在消毒前需对污水进行一定的深度处理，降低水中悬浮物浓度，以保证良好的透光性。《医院污水处理工程技术规范》中规定，当二级处理出水254 nm紫外线透射率不小于60%、悬浮物浓度小于20 mg/L时可采用紫外消毒；在有特殊要求的情况下(如排入有特殊要求的水域)也可以采用紫外消毒方式。医院污水宜采用封闭型紫外线消毒系统。医院污水紫外线消毒系统应设置自动清洗装置。当水中悬浮物浓度<20 mg/L，推荐的照射剂量为60 mJ/cm^2，照射接触时间应大于10秒或由试验确定。《医疗机构水污染排放标准》中规定，污水悬浮物浓度<10 mg/L，照射剂量为30～40 mJ/cm^2，照射接触时间应大于10秒或由试验确定。《医院污水处理技术指南》中规定：被处理的水中悬浮物浓度<10 mg/L，在此条件下推荐的照射强度为25～30 μW/cm^2，照射时间>10秒。

(3)化学消毒方法。

1)氯气：氯是一种强氧化剂和广谱杀菌剂，能有效杀死污水中的细菌和病毒，并具有持续消毒作用。优点是工艺、操作简单，技术成熟，投量准确，效果可靠。缺点是腐蚀性强，有毒，运行管理有一定的危险性，杀灭病毒效果较差，能产生具有致癌、致畸作用的有机氯化物(THMs)，污水负荷波动对杀菌效果影响较大，处理后的水有氯或氯酚味。

2)液氯：液氯消毒是医院污水消毒中最常用的方式之一，液氯在水中能迅速产生次氯酸根离子，被广泛应用于自来水和医院污水消毒。由于氯气是一种有刺激性气味的黄色有毒气体，必须有专用的贮存设备和加氯设备。典型的加氯设备有人工定时开启式加氯和自动提升加氯。研究表明，液氯会与氨反应生成一氯胺、二氯胺及三氯胺而消耗液氯，也能形成有致癌作用的三卤甲烷(THM)，加上液氯的不完全性，所以液氯消毒受到限制。液氯的含氯浓度高，液氯中有效氯含量比次氯酸钠溶液高5～10倍，消毒能力强且价格便宜。

3)次氯酸钠：次氯酸钠消毒是利用次氯酸钠溶液或现场制备的次氯酸钠溶液作为消毒剂，其溶解后产生的次氯酸对水中的病原菌具有良好的杀灭效果，可对污水进行消毒。其消毒机制和杀菌效果与液氯相同。优点是无毒，运行、管理无危险性。缺点是使污水的pH升高，有废渣产生，且当污水中含有大量有机物时，氯与这些污染物很容易形成具有致癌、致畸作用的有机氯化物(THMs)，持久稳定地存在于水生环境中。

4)二氧化氯：二氧化氯(ClO_2)在水中的溶解度是氯的5倍，具有很强的氧化能力，用量少而作用快，投放简单方便，不受pH影响，二氧化氯消毒范围广，可以杀灭一切微生物，包括细菌繁殖体、细菌芽孢、真菌、分枝杆菌和病毒等，能有效地破坏水中的微量有机污染物，如苯并芘蒽醌、氯仿、四氯化碳、酚、氯酚、氰化物、硫化氢及有机硫化物等；能很好地氧化水中一些还原状态的金属离子如Fe^{2+}、Mn^{2+}、Ni^{2+}等。二氧化氯最大的优点在于与腐殖质及有机物反应几乎不产生有机氯化物(THMs)而造成二次污染，不生成并抑制生成有致癌作用的三卤甲烷，也不与氨及氨基化合物反应，因此可用于控制藻类、腐败植物和酚类化合物产生的嗅和味问题。与传统的消毒杀菌剂氯气相比，它不会与水中的酚类产生有怪味的氯酚，不会与水中的氨生成有害的氯氨，且比氯杀菌效果好。缺点是二氧化氯发生器价格较高，运行、管理有一定的危险性；必须现场制备和使用；制取设备复杂，操作管理要求高。基于以上特点，联合国世界卫生组织（WHO）将其列为安全的消毒剂（Al）级，美国环境保护署（EPA）和美国食品药品监督管理局（FDA）批准它可用于医院、药品加工等部门。综上所述，二氧化氯消毒技术是目前医院污水消毒处理技术中综合社会、经济、环境、生态效益于一体的较为适宜的方法。

5）臭氧消毒：臭氧是一种强氧化剂和高效杀菌消毒剂，它可以与细菌、病毒直接作用，接触时间短，杀菌效果好，并能有效去除污水中的色、臭味和酚氰等有机污染物，分解难生物降解的有机物，且受污水中氨及氮含量、pH 和水温的影响较小，不产生有机氯化物，能增加水中溶解氧。根据臭氧发生量的大小，其制造成本也不一样。一般来讲，臭氧发生器价格、运行及维护费用较高；运行、管理有一定的危险性，操作复杂；对水质要求也较高；且常由于尾气处理不当易造成二次污染；制取臭氧的产率低。臭氧法用于医院污水消毒，可有效地杀灭大肠菌、脊髓灰质炎病毒等病毒。传染病医院污水应优先采用臭氧消毒，处理出水再生回用或排入地表水体时应首选臭氧消毒。

6）电化学法：电化学处理法包括电化学氧化还原、电凝聚、电气浮、光电化学氧化、内电解等方法，具有絮凝、气浮、氧化和微电解作用，在废水处理中电絮凝、电气浮和电氧化过程往往同时进行。多维电极法利用多个电极的电解过程，通过电解表面的吸附、催化、氧化还原等作用，将污水中的细菌污染物首先吸附在电极表面，当外加电压达到污染物分解电压时，就会发生电解反应，使污染物分解而去除。有研究表明，选用表面涂有钌、铱、铂等贵金属氧化物的网状钛板作阳极，不锈钢板作阴极，控制电压 30 V、电流密度 6 mA/cm^2、水力停留时间为 15 分钟、空气流量为 40 L/h、极水比为 1.0 的试验条件，对医院污水进行消毒处理，污水中粪大肠菌群除菌效果最好。用电化学消毒方法处理医院污水简单有效、投资运行费用低；无须添加化学药剂，不影响水质；设备体积小、自动化程度高；易与其他治理技术联用等优点越来越受到人们重视。

7）光触媒技术：光触媒是光和触媒（催化剂）的合成词，是一种以纳米级二氧化钛为代表的具有催化功能的光半导体材料的总称。纳米材料在光的照射下，把光能转变成化学能，促进有机物的合成或使有机物降解的过程就是光触媒技术，又叫作光催化技术。纳米光触媒在光照射下，价带电子被激发形成电子和空穴，与吸附于其表面的 O_2 和 H_2O 作用，生成超氧化物阴离子自由基，通过这些自由基的强氧化分解能力，破坏有机物中的 C－C 键、C－H 键、C－N 键、C－O 键、O－H 键、N－H 键；同时破坏细菌的细胞膜，固化病毒的蛋白质，从而杀死细菌、病毒。二氧化钛光催化可作为二氧化氯、臭氧和紫外线水消毒的替代品，光触媒技术在消毒杀菌、防污除臭、净化空气以及分解水中有机物等方面的应用，是近年来国内外研究的热点领域之一。在医院污水处理中，光触媒技术有着其他污水处理方法不能达到的效果优势：它不仅能去除医院污水中的化学污染物和放射性物质，还能达到消毒的目的。

8）单过硫酸氢钾的复合钠盐：单过硫酸氢钾复合盐是全国首创、独创的非氯复合活性氧的新型生活饮用水专用消毒剂。其分子式为 $KHSO_5$，存在形式为 K_2HSO_5、$KHSO_4$、K_2SO_4 复盐。它的水溶液接近中性，在水中能产生各种高能量、高活性的自由基、活性氧衍生物等过氧化氢的衍生物，通过破坏微生物细胞膜通透性，致使细胞内容物流失，从而丧失能量依赖性膜运输系统的功能，还能与核酸中钙、铁等金属离子结合，产生羟自由基，使 DNA 的磷酸二酯键断裂。有研究表明，单过硫酸氢钾的复合钠盐溶液浓度为 10～40 mg/L 时，接触时间为 5 分钟即对细菌繁殖体，如大肠埃希菌、金黄色葡萄球菌具有较强的杀灭作用，杀灭率达 100%；对真菌的杀灭率>99.50%；但对细菌芽孢及乙肝病毒表面抗原未观察到其灭活作用。另外，单过硫酸氢钾的复合钠盐用于水消毒时，几乎不产生三氯甲烷及其他有机卤代物。

9)溴氯海因：溴氯海因，化学品名 1-溴-3-氯-5，5-二甲基海因，1-溴-3-氯-5，5-二甲基乙内酰脲，俗称溴氯海因(BCDMH)，是近年来国际上普遍采用的缓慢释放型杀毒剂，特别适于水体和公共环境的大面积消毒。该消毒剂在水中能够通过不断释放出活性 Br^- 和 Cl^- 离子，缓慢释放出次溴酸和次氯酸，将微生物体内的生物酶(如带有—SH 基的酶)氧化从而达到杀菌目的。与传统消毒剂相比，它的杀毒效果更显著，可有效杀灭各种微生物且余氯含量和气味少，适用于工业水处理以及矿泉(温泉)浴池的消毒，还可用于各种水处理，卫生间消毒除臭、消毒漂白及农业上用于花卉及种子消毒、杀菌，养殖业、水果保鲜等方面。但该消毒剂在使用过程中需要工作人员定期接触投放，具有一定职业风险。

(王凤云)

第十六节　医院消毒剂的合理使用

消毒剂是医院落实各项消毒工作的重要工具和载体，正确、合理使用消毒剂应当是医务人员熟练掌握的基本技能，但近年来，因消毒剂使用不当引发的医院感染事件时有发生，需要医院管理部门加强消毒剂规范使用的培训，确保消毒剂使用的安全性和有效性。

一、消毒剂使用管理要求

(1)医院使用的消毒剂应符合国家有关法规、标准和规范等管理规定，并按照规定的范围和方法使用。不应使用过期、失效的消毒剂；不应采用甲醛自然熏蒸方法消毒医疗器材；不应采用戊二醛熏蒸方法消毒、灭菌管腔类医疗器材。

(2)含氯消毒液、过氧化氢消毒液等易挥发的消毒剂应现配现用；过氧乙酸、二氧化氯等二元、多元包装的消毒液活化后应立即使用。灭菌剂、皮肤黏膜消毒剂应使用符合《中华人民共和国药典》的纯化水或无菌水配制，其他消毒剂的配制用水应符合《生活饮用水卫生标准》(GB5749)。

(3)使用中消毒液的有效浓度应符合使用要求；连续使用的消毒液每天使用前应进行有效浓度的监测。灭菌用消毒液的菌落总数应为 0 cfu/mL；皮肤黏膜消毒液的菌落总数应符合相应标准要求；其他使用中消毒液的菌落总数应不超过 100 cfu/mL，不得检出致病性微生物。

(4)采用化学消毒、灭菌的医疗器材，使用前应用无菌水(高水平消毒的内镜可使用经过滤的生活饮用水)充分冲洗以去除消毒剂残留。

(5)我国发布了 8 项化学消毒剂卫生标准：《二氧化氯消毒剂卫生标准》(GB26366)、《胍类消毒剂卫生标准》(GB26367)、《含碘消毒剂卫生标准》(GB26368)、《季铵盐类消毒剂卫生标准》(GB26369)、《含溴消毒剂卫生标准》(GB26370)、《过氧化物类消毒剂卫生标准》(GB26371)、《戊二醛消毒剂卫生标准》(GB26372)、《乙醇消毒剂卫生标准》(GB26373)，分别规定了消毒剂的原料和技术要求、应用范围、使用方法、检验方法、标签说明书以及包装、运输和贮存的要求。

二、常见消毒剂的临床应用

(一)戊二醛

(1)戊二醛消毒剂多为二元或三元包装,有效含量要求2.0%～2.5%,使用前需先加入pH调节剂(碳酸氢钠),再加防锈剂(亚硝酸钠)充分混匀。市场也有一元包装的戊二醛,不需要活化直接使用,据称此类产品的戊二醛稳定性好、挥发少、刺激味轻,值得期待。戊二醛消毒需作用20分钟,灭菌需作用10小时;活化后戊二醛的连续使用时间应不超过14天。

(2)戊二醛的毒性问题越来越受到关注,器械处理后又不易充分冲净残留,建议医院限制用途,主要用于胃镜的高水平消毒。《戊二醛消毒剂卫生标准》规定戊二醛不应用于物体表面的擦拭或喷雾消毒、室内空气消毒、手和皮肤黏膜的消毒。近年来基层医院多次发生因戊二醛浸泡手术器械导致非结核分枝杆菌感染事件,《医疗机构消毒技术规范》规定耐热耐湿手术器械禁止使用戊二醛浸泡灭菌。

(3)美国CDC《医疗机构消毒灭菌指南》:①2%戊二醛在室温下作用20分钟是实现可靠消毒的最短有效时间;②2%戊二醛作为高水平消毒剂使用时最低有效浓度应为1.0%～1.5%;③使用中戊二醛浓度监测频率取决于使用频度,如每天使用需每天监测,每周使用则使用前监测,每天使用30次应每使用10次监测1次;④一些分枝杆菌,如龟分枝杆菌对戊二醛有很强的抵抗力,应引起关注;⑤内镜管路残留戊二醛所致结肠炎能通过对内镜彻底冲洗预防发生;⑥戊二醛使用现场可通过包括管道排气罩、空气交换系统(7～15次/小时换气)、能吸收戊二醛蒸汽的无管通风柜、浸泡容器的密封盖、个人防护措施(如腈或丁基橡胶手套、护目镜)以最大限度地减少医务人员皮肤黏膜的接触。

(二)邻苯二甲醛(OPA)

(1)美国FDA批准邻苯二甲醛为高水平消毒剂。OPA与戊二醛比较的优势:①在较宽的pH范围内(pH 3～9)具有较好的稳定性;②没有已知的对眼和鼻腔的刺激性,几乎不具有能感受到的气味;③使用前不需要活化;④具有良好的材料兼容性。OPA潜在的缺点是能使蛋白质染色成灰色(包括未防护的皮肤),但彻底清洗干净的器械和容器是不会染成灰色的。各国对OPA高水平消毒要求的时间不同,如欧洲、亚洲、拉丁美洲是5分钟;加拿大和澳大利亚是10分钟;美国是12分钟。美国FDA批准的方法"自动内镜清洗机内液体的温度应保持在25℃,OPA消毒时间是5分钟"。

(2)邻苯二甲醛适用于不耐热诊疗器械的浸泡消毒,医院主要用于替代戊二醛用于胃镜的高水平消毒。OPA消毒液的含量一般为0.55%,原液直接使用,我国要求内镜消毒作用5分钟;连续使用应不少于14天,使用中消毒液含量低于0.3%时应更换。配制时应采用专用塑料容器,避免着色。

(三)甲醛

甲醛曾经是医院空气消毒的经典消毒剂,WHO曾推荐甲醛用于中国CDC病毒所SARS污染实验场所的消毒。由于甲醛的毒性和去残留问题,美国职业安全与卫生管理局(OSHA)认为甲醛在工作场所应进行控制,8小时暴露时间加权平均暴露浓度为0.75 mg/L。我国不建议常规使用甲醛进行医院空气消毒,也不允许甲醛自然挥发熏蒸消毒医疗用品。低温甲醛蒸汽灭菌器通过2%复方甲醛溶液,联合蒸汽、温度(78～90℃)对不耐热的管腔器械进行灭菌,灭菌维持时间90～210分钟。

(四)过氧乙酸

(1)过氧乙酸能快速杀灭所有微生物,且在有机物中能保持杀菌作用,甚至在温度较低时也有杀芽孢作用,使用后也不产生有害的分解产物,但其腐蚀性和不稳定性限制了在医院的应用。

(2)临床科室可用0.2%～0.5%过氧乙酸浸泡消毒体温表10～30分钟,但要做到现配现用有难度;因腐蚀性和对环境物品的损坏,目前医院很少采用过氧乙酸喷雾或熏蒸对空气进行消毒。

(3)复用透析器可选择0.3%～0.5%过氧乙酸浸泡消毒6小时(20 ℃),消毒后过氧乙酸残留应低于1 mg/L,但现场检测有难度;0.5%过氧乙酸消毒液也可用于血透制水管路的消毒,一般1个月1次,浸泡过夜,应注意管道腐蚀性。

(4)过氧乙酸灭菌系统曾广泛用于基层医院接台管腔器械的快速灭菌,用过滤水(0.2 μm)定量稀释过氧乙酸至0.2%,在50 ℃左右条件下将过氧乙酸在机器里循环并泵入内镜管道,持续12分钟,以消除外表面、管腔和附件的污染,再用无菌水冲洗。但由于系统冲洗接口不可能和所有管腔口径匹配、冲洗用无菌水质控较难、灭菌后器械运送到手术室过程存在污染隐患,其灭菌有效性受到质疑。

(五)过氧化氢

医院主要采用3%过氧化氢用于深部伤口的冲洗消毒,很少选择过氧化氢喷雾用于空气消毒。过氧化氢低温等离子灭菌技术已广泛应用于微创手术接台器械的快速灭菌,主要利用汽化的高浓度过氧化氢(≥55%)弥散、穿透,并协同温度(50 ℃)和等离子过程实现灭菌后器械即时使用。国外有报道采用专门设备通过雾化过氧化氢对洁净场所的空气和环境表面进行消毒,国内制药行业已有应用。

(六)碘酊和碘伏

(1)碘酊是最经典的皮肤消毒剂,在临床应用中因消毒后需要脱碘、对伤口有刺激等问题,医护人员觉得使用不方便,但注射、穿刺及手术部位的皮肤消毒应首选碘酊。碘酊不应用于破损皮肤、眼及口腔黏膜的消毒,不应用于碘酊过敏者,过敏体质者也慎用。

(2)碘伏是碘、增溶剂和表面活性的混合物,它能产生复杂的缓释碘库并且释放少量的游离碘于水溶液中。因为使用后不需要脱碘,相对无刺激,碘伏已在临床广泛应用。碘伏因载体不同品种很多,皮肤消毒基本都选择原液(有效碘2 000～5 000 mg/L)擦拭;口腔黏膜及创面采用含有效碘1 000～2 000 mg/L的碘伏擦拭消毒;对阴道黏膜及创面采用消毒用含有效碘500 mg/L的碘伏冲洗;消毒作用3～5分钟。临床使用碘伏棉签/棉球用于注射部位皮肤消毒时应确保消毒时间,不能擦拭后立即注射。

(七)氯己定

氯己定分醋酸氯己定和葡萄糖酸氯己定。氯己定有累积活性,能持续抗菌,常与醇类复配用于外科手消毒和卫生手消毒。20 000 mg/L葡萄糖酸氯己定-乙醇消毒液常用于手术部位、注射部位的皮肤消毒。国外建议使用20 000 mg/L葡萄糖酸氯己定对耐药菌患者沐浴以去定植,也可用于患者术前皮肤沐浴。

(八)乙醇和异丙醇

WHO《医疗活动中手卫生指南》大力推广醇类消毒液用于手卫生;研究证实70%～80%的乙醇可灭活亲水性病毒如甲肝病毒和肠道病毒(如脊髓灰质炎病毒)。美国CDC《医疗机构消毒灭菌指南》认为“人们普遍低估了醇类的杀菌特性”,乙醇的最佳杀菌浓度60%～90%(V/V),

60%～80%乙醇有很强杀病毒作用,能杀灭所有亲脂性病毒和许多亲水性病毒;乙醇能有效地用于口腔和直肠温度计的消毒。

(九)季铵盐消毒剂

苯扎溴铵是单链季铵盐的代表,是低效消毒剂,常与醇类消毒剂等复配,用于环境物体表面消毒和皮肤消毒。双长链季铵盐(如二癸基二甲基溴化铵和二辛基二甲基溴化铵)提高了杀菌活性(在硬水中能保持活性并且对阴离子表面活性剂有兼容性),有持续抗(抑)菌能力,国外已广泛用于医院环境物体表面的消毒。美国 EPA 注册的季铵盐消毒剂可用于消毒接触完整皮肤的诊疗器械。

(十)含氯消毒剂

(1)次氯酸钙类含氯消毒粉主要用于患者分泌物、排泄物等消毒,一般使用干粉使有效氯含量达到10 000 mg/L,搅拌后作用 2 小时;对医院污水消毒,干粉按有效氯 50 mg/L 投加,搅拌作用 2 小时后排放。

(2)次氯酸钠类含氯消毒液(一般含有效氯 50 000 mg/L)兼有去污能力,适合特殊污染器械的浸泡消毒,一般采用含有效氯 2 000～5 000 mg/L 消毒液作用 30 分钟以上。

(3)含氯泡腾片的主要成分是三氯异氰脲酸或二氯异氰尿酸钠,稳定性好,有效期 1～2 年,储存和配制都很方便,适合临床科室分散备用。

(4)医院疫点消毒可用含氯消毒液喷洒:对一般污染的物品表面,用含有效氯 400～700 mg/L 的消毒液均匀喷洒,作用 10～30 分钟;对经血传播病原体、结核分枝杆菌等污染表面的消毒,用含有效氯2 000 mg/L的消毒液均匀喷洒,作用 60 分钟。

(5)不建议常规使用含氯消毒液对医院环境、物体表面进行消毒;国外只有在明显血液污染或明确芽孢污染时考虑使用含氯消毒液。

(十一)酸性氧化电位水

酸性氧化电位水由专门的机器电解低浓度氯化钠溶液而成,有效氯含量(60±10)mg/L,pH 2.0～3.0,氧化还原电位(ORP)≥1 100 mV,残留氯离子<1 000 mg/L。酸性氧化电位水杀菌活性受有机物影响很大,器械和物品消毒前应彻底清洗干净,消毒时应反复冲洗、流动浸泡消毒。不能仅用浸泡方法消毒。用于内镜消毒时应配置专门的清洗机,确保清洗效果。酸性氧化电位水对光敏感,有效氯浓度随时间延长而下降,最好现制现用;储存应选用避光、密闭、硬质聚氯乙烯材质制成的容器,室温下贮存不得超过 3 天。每次使用前,应在使用现场酸性氧化电位水出水口处,分别检测 pH、氧化还原电位和有效氯浓度。

(十二)二氧化氯

二氧化氯消毒剂多为二元包装,使用前应先按说明书活化;一元包装的粉剂及片剂也需按说明书配制成消毒液。二氧化氯消毒液主要用于环境物体表面消毒,对细菌繁殖体污染物品用 100～250 mg/L 二氧化氯消毒液消毒 30 分钟,对肝炎病毒和结核分枝杆菌污染物品用 500 mg/L 二氧化氯消毒 30 分钟,对细菌芽孢污染物品用 1 000 mg/L 二氧化氯消毒 30 分钟。因使用前要活化,又有腐蚀性,医院很少选择二氧化氯消毒液进行环境、物品的消毒,目前主要使用二氧化氯发生器用于医院污水消毒。原卫生部曾批准二氧化氯空气消毒器,利用二氧化氯气体进行消毒,还能兼顾室内物体表面消毒,且有显著净化除味效果,适合医院手术室、ICU、输液大厅等使用。国外有专门用于内镜消毒的二氧化氯消毒装置。

(十三)环氧乙烷

环氧乙烷是一种灭菌剂,穿透力强,对物品无损害,是医院最早应用的低温灭菌方法;环氧乙烷的灭菌参数一般为:温度(55±2)℃,相对湿度60%～80%,环氧乙烷浓度600～800 mg/L,作用4小时。但环氧乙烷灭菌后需解析,工作周期较长,无法满足接台器械灭菌的需求;环氧乙烷气体易燃易爆,有残留毒性,使用现场有安全隐患。医院使用小型环氧乙烷灭菌器时,要关注对使用场所环氧乙烷浓度进行监测($\leqslant 2\ mg/m^3$);灭菌后物品必须进行环氧乙烷解析(50 ℃至少通风10小时)后才能存放、使用,解析方法应通过测定灭菌物品的环氧乙烷残留量进行确认;不同物品、不同装载、不同包装材料的灭菌参数都应经过验证后应用。

(十四)生物消毒剂

生物消毒剂是利用从动植物组织中提取的天然抑菌成分、多肽、生物酶类及基因工程方法生产的生物酶类、多肽和化学方法合成多肽等配制的消毒剂,由于对物品无腐蚀,对皮肤黏膜无刺激,毒副作用低,无残留危害,备受关注。生物消毒剂根据其活性成分分植物源、抗菌肽、噬菌体、生物酶(包括溶菌酶和溶葡萄球菌酶)、几丁质酶、过氧化物酶、核酶等。目前研究比较成功的是复合溶葡萄球菌酶制剂,由溶葡萄球菌酶和溶菌酶复配而成,可以高效杀灭细菌、真菌及病毒等,可用于所有创面感染的预防和治疗,对MRSA感染有特效;也能杀灭口腔常见的葡萄球菌、链球菌、白色念珠菌、病毒等致病微生物,可用于牙龈炎、咽喉炎、冠周炎等口腔常见疾病的辅助治疗和上呼吸道感染、龋齿的预防。

三、消毒剂使用的注意事项

(一)耐药菌污染的消毒

美国CDC《医疗机构消毒灭菌指南》认为:①在目前使用的消毒剂接触条件和浓度下,没有数据显示耐药菌对化学消毒剂的敏感性比敏感菌低;②基于研究数据,不需要修改常规的消毒方案,因为常规消毒方法对耐药菌株是有效的;③证据和综述表明微生物暴露于消毒剂会导致对消毒剂的耐受性增强,然而因耐受水平低,而实际使用消毒剂的浓度高得多,因此不太可能影响消毒剂的有效性。

(二)消毒剂微生物污染

美国CDC《医疗机构消毒灭菌指南》:被污染的消毒剂偶尔成为医疗机构感染和假流行的媒介已有50年历史。假单胞菌属(如铜绿假单胞菌)是消毒剂中分离出来的最常见的菌株,约占80%。预防使用中消毒液的微生物污染,首先要正确按照生产商推荐的使用浓度进行稀释使用;消毒剂外在污染的原因主要是用于稀释的水、污染的容器及配制和(或)使用消毒剂的场所污染,应对使用者进行培训避免发生;另外消毒剂应按产品说明进行储存。

医院使用消毒剂必须严格遵循相关标准、规范要求,按照批准的使用范围和使用方法合理应用,不能随意乱用;使用前要了解具体消毒剂的注意事项,如安全性、现配现用、活化后使用等;同时要关注使用中消毒液的浓度监测、更换时间和污染问题。现场使用中消毒剂的杀菌能力受多种因素影响,应慎用化学灭菌方法。邻苯二甲醛是当前最受关注的新型消毒剂,主要替代戊二醛用于胃镜的高水平消毒,期望能解决戊二醛的职业暴露风险;腐蚀性小、相容性好的双链季铵盐消毒剂在医院环境物体表面消毒的应用需逐步推广;生物消毒剂研究正不断深入,在医院感染控制领域的应用前景也越来越明朗;未来化学消毒剂的研究方向重点解决过氧化物类消毒剂的腐蚀性和稳定性,低腐蚀性的过氧乙酸已开始应用于不锈钢器械的灭菌,过氧化氢气体消毒灭菌正逐步应用，二氧化氯气体消毒灭菌同样值得关注，期待不久临床消毒剂应用能有更多更好的选择。

（左振福）

第十七节 手术常用仪器设备的管理

随着外科手术新技术的开展，进入手术室的设施设备越来越多，而且向着越来越精密、贵重的趋势发展。怎样使设备设施能长期在手术中发挥应有的作用，并把损耗度降至最低水平，这与手术室对设备设施的管理维护密切相关。

一、手术设施设备管理制度

（一）手术室仪器设备管理制度

1.目的

规范手术室各类仪器设备管理，确保仪器设备正常使用，保障手术顺利进行。

2.范围

手术室护士使用仪器设备。

3.权责

（1）手术室护士：能正确地操作使用仪器设备。

（2）手术室仪器设备管理员：入手术室前每台仪器设备建账登记。

（3）临床医学工程部工程师：对全科进行新引进仪器设备的培训；规范使用仪器，及时维护、维修、保养仪器，并做好记录。

（4）护士长：负责手术室仪器设备的正常运行。

4.作业内容

（1）入科前建账登记：①每台仪器入科前时均应建立明细账目，登记造册，一式两份（分别保存，一份临床医学工程部归档，一份手术室归档）以便日后有据可查。使用科室不仅建立账目，完善使用登记记录，健全送修管理制度，还要详细记载仪器、设备的使用情况。对随机带来的全面资料，如使用说明、操作手册、维修手册和电路图等装袋进行集中保存，便于查询维修。②建账造册时应认真标明仪器名称、仪器型号、功率、用途、入科时间、生产厂家、购买时间、性能等属性，与临床医学工程部双签认证，保证设备入科时良好运行状态。③有遇交接班情况（人员流动）时，取出账册一一核对并登记交接班日期，做到严密交班，防止使用时出现管理上的盲区，在交接班登记本上要有交班者、接班者及第三人的签名。④仪器、设备依据账目定期清点，保证管理的连续性和稳定性，并依据设备特点分类管理。

（2）使用时安全要素：①新仪器、设备入科时，要做好业务培训，熟知仪器的操作规程。首先详阅使用说明，请安装的专业人员介绍仪器的性能使用原理、操作步骤、清洁保养、维护方法，并在科内反复组织学习，便于操作。②设操作程序卡。每台仪器制作各自的操作程序卡，贴在仪器旁，随时提供使用操作提示。③术前准备时要将仪器、设备试机，灯、床要调整到适合手术使用的状态，为手术顺利开展创制良好的环境。常用仪器如无特殊情况，不得随意外借。④把每台仪器使用时间、运转情况、使用人员及维修情况等记录在设备日常检查记录本上。⑤值班人员要随时巡视手术间，负责全科物品设施的安全，全天手术结束后，负责关闭室内总电源。⑥平时使用电刀时，防止灼伤，故在术前访视患者时要求其去除金属饰物，询问患者体内是否有金属植入物，使用止血仪时，掌握充气时间、使用部位，防止手术中并发症的发生。⑦制定合理的清洁保养制度，由指定的专业人员清洗、打包、消毒、灭菌。使用后立即清洗，拆洗的零部件应及时安装，防止物件丢失。检查仪器，做到三查，即使用前查、准备清洗前查、清洁后打包前查，发现问题及时请专业人员维修。⑧贵重仪器每次使用后及时登记及签名。使用时如出现故障，应及时停止使用，联系临床医学工程部维修并上报，认真填写维修申请单，连同待修医疗设备一并送临床医学工程部，除维修技术人员外，任何人不得擅自装卸。⑨随着越来越多高、精、尖的仪器进入手术室，对护士的知识面要求也越来越广泛，我们必须拓宽知识面，不断加强业务学习，还要加强相关学科基本知识的学习，如计算机知识、外语知识和临床知识以及医学计量等。

(3)严格的组织管理。①定专人负责：成立管理小组专人负责、定期清点、承担仪器、设备的专项管理，包括使用、维修及保养。专科专用的特殊物品由专职人员进行消毒灭菌，用后清洗、吹干、上油、打包、灭菌，交专人检查保管。②定位放置：大型仪器、设备、固定设施一般不随意搬动，以免造成损坏，经常使用的物品定点放置，以便使用及清点，严格交接班制度。推仪器车时要做到轻、稳、准、快，养护完毕要及时归还，所有的导联线应顺势缠绕，防止扭曲打折，影响使用寿命。③定时预防性维护：仪器设备定期预防性维护，以降低由于使用和管理不当给患者和使用人员带来各种风险和隐患概率。④定期培训考核：由于人员的流动及参观、进修人员的日益增多，可由专人选定时间进行统一培训，规范操作程序，一般由仪器管理小组的人员承担。课后可以当场考核，以确保人人都会正确地操作。⑤资源的统筹安排：设备要最大限度地发挥优势，避免闲置造成的浪费，积极投入使用，各种仪器、设备要逐步走向专管共用的途径，多科室协作使用，降低成本。只有在日常的工作中加强设备的维护保养工作，才能提高设备的完好率，在设备的使用管理中，建立完善的维护保养制度，进行科学的维护保养，才能将故障率降低到最低限度，保障仪器设备发挥最大的效应。

(二)手术室高值耗材管理制度

1.目的

通过高值耗材的规范化管理，有效保证患者的利益并防止手术费用的遗漏。

2.范围

手术室使用高值耗材。

3.权责

(1)刷手护士、巡回护士：高值耗材打开包装前，必须同手术医师核对正确后，方可打开；报账。

(2)器械班护士：负责高值耗材的出入库、保存、核对账物。

(3)收费班护士：负责高值耗材的审核、收费。

(4)护士长：全面监控高值耗材的出入库、使用、收费情况。

4.定义

高值耗材管理范围包括各种管道吻合器及钉匣、心脏瓣膜、射频消融系统、进口人造血管、一次性腔镜器械等500元以上的物品。

5.作业内容

(1)各种高值医用耗材由手术器械班护士专人管理。一律通过临床工程部统一采购进货,保证三证齐全,未经允许,手术科室人员和患者不得携带耗材进入手术室。

(2)建立高值耗材出入库登记使用制度,以便进行失效期、数量、价格、规格及型号的查询。

(3)根据用量设立高值耗材基数,以免过期。每天清点1次,每周请领1次。

(4)高值耗材应按失效期顺序分科、分类摆放,防止使用混乱而造成过期。

(5)根据患者情况,手术医师选择合适的医用耗材。高值医用耗材打开前,巡回护士确认医用耗材的有效期、包装的完整性,标识必须明确(进口内植物必须有中文标识);并与刷手护士及手术医师核对医用耗材品名、型号等相关信息后,方可打开。

(6)未经护士长同意,任何医用耗材一律不得外借。

二、电动手术床

(一)概述

手术床是手术中安置患者以便于手术医师操作的工作台,既要妥帖固定患者,又能满足手术医师、麻醉医师的操作需求,同时不损伤患者,能使患者维持舒适体位。

现代化手术床以电动手术床为代表,以电动液压为动力,由控制开关、调速阀和电磁阀组成主体的控制结构,通过电动液压齿轮泵提供液压动力源,控制各个双向液压油缸的往复运动,并通过手柄按键控制手术床,进行各种位置的变换,如升降、左右倾、前后倾、腰背部升降、移动固定等功能,使之达到手术操作的需求。

1.用途和分类

(1)用途:手术床主要是供医院手术室实行头、颈、胸腹腔、会阴、四肢等部位的外科手术,是提供麻醉及适应不同外科手术使用的设备平台,更好地使用与管理手术床保证麻醉及手术的进程和患者的安全。

(2)分类:按用途可分为多功能手术床、显微外科手术床、牵引手术床、专用透视手术床、核磁功能手术床、转运功能手术床等。

2.适用范围

手术床适用于头颈部、胸腹部、四肢、泌尿和五官等各部位手术,符合人体解剖学特点及医疗护理方式的需要。

(二)组成结构及常规配件

1.组成结构

床体结构由支撑部分、传动部分和控制部分组成。

(1)支撑部分:主要包括台面、升降柱、底座三部分。手术床台面可由多块不同功能的支撑板组成,如:头板、背板、腰板、腿板、臀板、足板等;底座部分一般包括脚轮和刹车锁定装置。

(2)传动部分:按传动原理可分为液压、机械和气动三种传动结构,大多数手术床采用液压传动原理。

(3)控制部分:常见有带线遥控手柄、无线遥控手柄、脚踏控制器、辅助/备用控制按钮。

2.配件

(1)常规配件:床垫、手臂板、麻醉屏架、固定架、搁腿架、绑带等。

(2)特殊配件:U型或三点头颅固定型头架、下肢牵引架。

(三)动作变化

电动手术床能完成各种手术体位要求,几乎适用于所有手术,而根据产品结构、组成、配件不同适用于各种特殊手术。

主要动作:上下升降,前后平移,前后倾,左右倾,头板、背板、腰板、脚板大角度移动。

(四)操作步骤

(1)手术床应固定放置在净化层流入风口处,并做好放置范围标识,拧紧床板所有固定螺丝,连接好电源线或使用蓄电池。

(2)打开电源开关,检查电源指示灯亮,锁定刹车。

(3)启动控制手柄按复位键,确认手术床处于水平状态。

(4)安装所需配件,待手术患者安置合理体位并固定牢固后,选择所需动作按钮。

(5)手术结束后按复位键,安全转移患者后,将手术床降至最低,解锁,检查蓄电池电量,必要时充电,关闭电源。

(五)注意事项

使用者需熟悉手术床的性能及操作方法,防止意外伤害,防止床及床配件的损坏。

1.防止意外伤害

(1)防止倾倒坠床:在未锁定或固定电动手术床时,转换患者体位或搬运患者,可发生手术床移位、倾倒,造成手术患者坠床;患者未妥善固定在手术床,操作遥控手柄有发生坠床或肢体受伤的危险;手术中需调整手术床,应告知手术医师停止操作,等调整好后继续手术操作。

(2)防止夹伤或压伤:当释放底座刹车时,请勿把脚放在底座下;操作手术床时,应确定患者肢体妥善放置。

(3)防止触电:当电器检修盖或控制零组件被移走时,请勿操作或维修手术台。

(4)防止灼伤:使用电刀的手术,应防止患者皮肤接触手术床的金属部位,避免旁路灼伤。

2.防止床体及配件损坏

(1)遥控手柄:手柄易坏,应固定位置放置,防水防摔,避免带线控制手柄经常插拔或绕于床沿。

(2)床板断裂:床板支撑强度一般以 135 kg 为基准,经适当调整压力阀后,可以承载到 200 kg 以上。现代手术床为了可透视,大面积选用树脂材料,降低了手术床的强度。使用中要注意厂家标志的支撑强度,不可将所有重量集中在某个点,并要考虑术中施加的外力。

(3)配件损坏:不同品牌的床应使用专用配件,不应挪用、混用,以免造成延误手术时间,甚至损坏配件。

(4)底座损坏:勿将物品、配件或重物放于手术床的底座上,床板下降时应观察是否有物品卡住。

(5)机油故障:手术结束将床保持在最低及水平位,由于电动手术床采用液压,应经常检查油箱。将床面降到最低,查看油箱内液压油的剩余量(应保持在油位线以上)。观察机油是否因长时间使用而乳化,如乳化应立即更换使用。

(6)蓄电池损坏:定期充电能延长蓄电池的使用寿命,一般充电后可使用 1 周,电池寿命一般为 2 年。

3.专人定期维护保养

发现问题应及时通知医学工程技术人员对其进行维修检查,以保证正常使用。对新进电动手术床开展专题培训，请厂方技术人员讲解有关使用方法、注意事项与维护知识等，规范手术床使用流程，让使用人员能熟练掌握电动手术床及配件的正确使用方法，减少误操作。

（六）清洁/消毒

1.定期保养清洁手术床及配件

应做到手术少时每周或每半月彻底清洁 1 次，手术多时每天清洁 1 次。

2.保护床垫

用一次性防水床单，避免床垫术中污染。

3.清洁方法

手术床解锁，切断电源，拆卸配件。无电路的配件可用水冲洗，用碱性或中性清洁剂清洗，晾干，关节上油。床板等用乙醇等中碱性洗涤剂擦拭，可喷涂消毒药水，忌用强腐蚀或酸性的清洁剂和消毒液，严禁用水冲洗底座。

（七）故障排除

电动手术床使用过程中常见的有以下几种故障。

1.控制手柄故障

会造成床面功能无法实现，或者床面操作失控。主要检查面板按键是否损坏，电路板是否完好，手控器连线的通断情况。如无电源指示灯：检查电源线、电源开关，旋紧控制手柄接口，重启控制手柄，如床体功能能实现，则指示灯坏，如不能实现，应为控制板电路坏。

2.油路故障

缺油、油管漏油等会造成功能不能完全实现，或者是功能完全不能实现。主要表现为手术床无法上升、平移等，或者速度缓慢。有时可见底座油漏出。

3.电路故障

包括电源故障、电磁阀故障、继电器故障、PC 板故障、PLC 控制板故障等。电磁阀故障发生率比较高，是检修的重点。

三、无影灯

（一）概述

手术无影灯是一种光斑和强度可变的外科照明装置，是专门为手术室工作人员提供的外科领域的可见照明系统。

1.用途和分类

（1）用途：用来照明手术部位，以最佳地观察处于切口和体腔中不同深度的小的、对比度低的物体。由于施手术者的头、手和器械均可能对手术部位造成干扰阴影，因而手术无影灯就应设计得能尽量消除阴影，并能将色彩失真降到最低程度。此外，无影灯还须能长时间地持续工作，而不散发出过量的热，因为过热会使手术者不适，也会使处在外科手术区域中的组织干燥。

（2）分类：按反射原理分为多孔型和单孔型整体反射式无影灯，按光源分为普通型、冷光型、LED 型，目前无影灯采用的光源主要有白炽灯、卤钨灯、气体放电灯和 LED 灯。LED 手术灯由于它具有高效节能、冷光源和长寿命等特点，大大降低了手术区域的辐照能，它的使用寿命达到传统优质卤素光源的50 倍，能耗是传统光源的 0.7 倍左右。随着 LED 技术的发展及运用水平的提高，其理论上可以根据患者手术不同体位及医师手术站位来设计不同需求形态各异的手术无影灯。因此，LED 无影手术灯无疑将极大提升医疗照明的水平。按是否可移动分为吊臂固定式和移动式无影灯。

2.适用范围

无影灯适用于几乎所有手术，除外管道内照明，如食管、气管、胆管等，尤其为精细手术和深部手术提供极大的方便。

(二)组成结构及常规配件

1.组成结构

无影灯由旋转体、平衡体和灯头三部分组成。

(1)支撑旋转体：工作原理是旋转臂绕主轴360°旋转，根据不同手术室手术床位置，使无影灯转到医师所需要的位置。

(2)平衡体：通过对压缩弹簧所产生的弹簧力来平衡无影灯灯头在不同位置所需的平衡力。

(3)灯头：一般由单个或多个灯头组成，分为母灯和子灯。

2.常规配件

墙式控制面板、灯头操作面板、无菌手柄、灯头内置摄像头。

(三)操作步骤

1.使用前准备工作

调节灯头至所需位置，确保灯头能稳定停留在所需位置，并注意双灯的平衡臂不冲突。打开手术灯网电源开关，检查电源指示灯是否正常启动，确保灯头能正常使用。

2.安装消毒手柄

无菌人员安装消毒手柄，需听到"咔嚓"声或螺纹旋转固定牢固，并试拉手柄，确保不会跌落。

3.调节到所需亮度

旋转手柄，调整光圈大小，术中根据手术部位随时调节灯头照射部位。

4.手术结束

将亮度调至最低，关闭开关，拆卸手柄。手术结束后应将灯头上推，避免手术灯灯头碰伤经过人员头部。

(四)注意事项

(1)无影灯为冷光源，但是长期集中照射时仍旧能产生较高温度，应避免长期照射易燃物品。

(2)无菌手柄应保持固定牢靠及维持无菌，一旦污染应立即更换。

(3)亮度不宜调节至太高，以免加速手术人员视力受损发生。

(4)无影灯应有后备灯泡，并能自动启用，等手术结束后更换新灯泡。

(5)专人定期维护保养，发现问题应及时通知医学工程技术人员对其进行维修检查，以保证正常使用。

(五)清洁/消毒/灭菌

1.清洁

每天手术结束后，对灯体、平衡臂、连接臂、水平臂做整体清洁，手术中有污染，及时清洁。严禁用水冲洗无影灯外壳及控制面板等部位。

(1)外壳清洁：用弱碱性溶剂(肥皂水)擦洗外表；避免使用含氯洗液和乙醇洗液。

(2)灯面板清洁：由于灯面板用高分子材料制成，表面有严重污物或擦毛，对光源有很大的影响，因此在清洁时，只能用中性清洁剂和干净的软布进行擦洗。擦拭玻璃防护片表面时，严禁用力加压。

2.消毒灭菌

无菌手柄一般可采用高温高压消毒(请详见使用说明书),但注意手柄灭菌时不能压重物,否则会引起手柄变形。

(六)故障排除

(1)无影灯不能定位:故障出在旋转臂和平衡臂上。旋转臂不能定位,主要是设备使用过程中旋转臂与固定底座间因磨损导致间隙过大,或者是旋转臂上的自刹螺丝松动造成的,调节旋转臂上两两对称的内六角螺丝即可。如果是刚安上不久不能定位,可能是底座安装不平衡,使无影灯重心偏离实际位置造成的,应请专业人员调整;无影灯上下垂直定位是通过对压缩弹簧的压力所产生的弹簧力,来平衡灯头在不同位置所需的平衡力。当平衡臂不能定位时,是由于使用一段时间后平衡臂内的平衡弹簧力变松或变紧造成的。平衡弹簧装在平衡臂内,可拆下外盖,调节控制弹簧力度的紧固螺丝,边调节边上下拉动平衡臂,以达到舒适的松紧度为止。

(2)控制面板电源指示灯不亮:这种情况可能是开关电源(也称电源变压器)损坏造成的,特别是手术后不切断电源,使开关电源长期处于通电状态下,最容易造成损坏。必须更换一个新的开关电源。

(3)控制面板电源指示灯不亮,无影灯不亮,更换无影灯灯泡。

(4)其他:亮度键失效、灯头时亮时灭、光圈调节失效,请临床工程师更换配件。

四、内窥镜

(一)概述

随着科学技术的发展,医用内窥镜已经被广泛地应用于医疗领域,它是人类窥视、治疗人体内器官的重要工具之一。内窥镜在200多年的发展过程中结构发生了4次大的改进,从最初的硬管式内窥镜、半曲式内窥镜到纤维内窥镜,又到如今的电子内窥镜、胶囊内窥镜。影像质量也发生了一次次质的飞跃。最初德国人研制的第一台硬管内镜以烛光为光源,后来改为灯泡作光源,而当今用LED照明,内镜获得的是彩色相片或彩色电视图像。其图像已不再是组织器官的普通影像,而是如同在显微镜下观察到的微观图像,微小病变清晰可辨,其影像质量已达到了较高的水平。医用内窥镜在临床上的应用越来越普及,它正在向着小型化、多功能、高像质发展。下面介绍一下医用内窥镜的分类、组成、结构、工作原理、临床应用及发展趋势。

1.用途

内窥镜是一个配备有灯光的管子,可以经人体的天然孔道,或者是经手术做的小切口进入人体内。

2.分类

(1)按其成像构造分类:可大体分为硬管式内窥镜、光学纤维(可分为软镜和硬镜)内窥镜和电子内窥镜(可分为软镜和硬镜)三大类。

(2)按其功能分类。①用于消化道的内窥镜:硬管式食道镜、纤维食道镜、电子食道镜、超声电子食道镜;纤维胃镜、电子胃镜、超声电子胃镜;纤维十二指肠镜、电子十二指肠镜;纤维小肠镜、电子小肠镜;纤维结肠镜、电子结肠镜;纤维乙状结肠镜和直肠镜。②用于呼吸系统的内窥镜:硬管式喉镜、纤维喉镜、电子喉镜;纤维支气管镜、电子支气管镜。③用于腹膜腔的内窥镜:有硬管式、光学纤维式、电子手术式腹腔镜。④用于胆道的内窥镜:硬管式胆道镜、纤维胆道镜、电子胆道镜。⑤用于泌尿系统的内窥镜:膀胱镜,可分为检查用膀胱镜、输尿管插管用膀胱镜、手术用膀胱镜、示教用膀胱镜、摄影用膀胱镜、小儿膀胱镜和女性膀胱镜;输尿管镜;肾镜。⑥用于妇科的内窥镜:宫腔镜、人工流产镜等。⑦用于关节的内窥镜:关节腔镜。

(二)组成结构及常规配件

(1)镜头:①0°镜;②30°斜视镜;③45°斜视镜;④70°斜视镜。

(2)内镜电视摄像系统。①监视器:接收摄像头和信号转换器输入的视频信号。②摄像头:摄像头与腹腔镜目镜连接,将腹腔镜图像以电信号的方式输入到信号转换器,解像度在450线以上,是摄像系统的核心。③信号转换器。

(3)冷光源系统:冷光源系统主要包括冷光源机和冷光源线,用于腹腔镜手术的光源输出功率均在150 W以上。

(4)二氧化碳气腹系统:二氧化碳气腹机系统由气腹机、二氧化碳钢瓶、2.5 m长硅胶管和弹簧气腹针组成。建立气腹的目的是为检查、手术提供宽广的空间和视野,也是避免意外损伤其他脏器的必要条件。成人腹内压力应低于15 mmHg(1 mmHg=133.322 Pa)。

(5)冲洗、吸引装置。

(6)选配设备:录像机、盘式记录仪、静像视频打印机、腹腔镜用超声波诊断装置、集总监控中心(SCB)等为选配设备。

(三)操作步骤

(1)检查各仪器电源插头与仪器是否插好,将仪器接通电源。

(2)将二氧化碳桶与气腹机相连,打开二氧化碳桶开关。

(3)打开气腹机电源开关,气腹机自检完成后待用。当气腹针穿刺成功确定进腹腔后,打开进气开关。

(4)将摄像头的目镜端用镜头纸擦掉灰尘,套以无菌塑料套。接机器端水平插入机器接口中,打开摄像机及监视器开关。

(5)将导光纤维插入冷光源机的光纤接口中,打开电源开关。当镜头进入腹腔前,打开光源开关。

(6)将单极电刀负极板贴于患者身上肌肉丰厚处,将单极电凝线与单级电刀机器相连,打开电源开关。也可根据手术需要向上或向下调节电切或电凝输出。

(7)手术结束后,关闭单级电刀电源,拔掉单极电凝线和负极板线。

(8)关闭冷光源时,先关闭光源开关,再关闭冷光源开关。

(9)关闭气腹机,步骤是:关闭进气开关,关闭二氧化碳桶开关,打开气腹机进气开关,放余气,关闭进气开关,关闭气腹机电源开关,将二氧化碳桶与气腹机分离。

(10)关闭摄像机、监视器电源开关。切断仪器电源。将电源线盘好系于仪器后,将仪器归位。

(四)注意事项

(1)镜下手术操作与直视手术操作不仅有深浅巨细的差别,更有视觉、定向和运动协调上的差别。为配合默契,传递手术器械必须要达到平面视觉的适应,定向和协调的适应。因此,手术中护士应能熟练观看显示屏并能主动快速传递手术所需物品。

(2)手术护士应有高度的责任心,能熟练掌握各器械名称、用途、拆洗和安装方法,能排除仪器的常见故障。

(3)其他注意事项:①冷光源灯泡的亮度可自动调节,有灯泡寿命显示,一般金属卤素灯泡寿命为250小时,氙气灯泡寿命为500小时。②使用冷光源时,光源机发出的强光直接照射眼,可能会引致视网膜受损;接冷光源后,电线末端会温度升高,可能会烧伤患者或同事,甚至可能烧着手术巾。冷光源在使用过程中,主机应放置于通风、散热的台车上,以延长使用寿命。另外,减少光源无效工作时间,也能相应延长灯泡寿命。③使用二氧化碳气腹机前,应注意各接头及高压泵管是否牢固,检查气腹机工作是否正常,若有不安全因素,应修理调试后方可使用。充气导管要求无菌,充气口使用过滤器。严格掌握气体的压力范围,压力不得过高。

(4)手术护士应掌握手术中仪器的使用方法和注意事项,以免在使用过程中因操作不当损坏仪器及器械,影响正常使用。

(五)清洗、消毒、灭菌

(1)术后腔镜器械须按清洗标准流程清洗:初洗,超声震荡,漂洗,干燥,润滑,镜头不得超声震荡。

(2)每次手术完毕后,应逐一检查仪器性能是否完好,再切断电源。保持仪器的清洁,监视器、录像设备、气腹机、电凝器等在手术完成后擦净仪器上的灰尘,用防尘罩遮起来,妥善保存,防止损坏。

(3)耐高温高压器械尽量采用高压灭菌,不耐高温高压的用环氧乙烷、低温消毒柜灭菌。

(六)故障排除

近年来,虽然内窥镜的质量在稳步提高,但作为一种异常精密和贵重的设备,每天的高压灭菌、消毒供应人员的不正当操作、手术器械的随意摆放导致的碰撞等,都可能会引起精密光学部件的损坏,损坏的情况大致有以下几个方面。

1.摄像系统故障

常见故障为显示屏成像黯淡、不清晰、图像色彩失真等。处理方法:①摄像头聚焦是否调到清晰度最佳位置,白平衡调节是否恰当。②显示器模式、对比度、亮度、色度等是否调整合适。③视频线、连接线是否插错、松动,有无断线、信号对地短路现象,否则换相应的连接线。④镜头上有水、血液或雾气,可用乙醇纱布擦拭后检验。⑤检查摄像头连接处是否紧密,否则内镜偏向一边,显示图像不居中。⑥若故障出现在术中移动摄像头时,可轻轻弯折摄像连线,当查到摄像头手持部位根部时图像有时正常,有时出现干扰,可以肯定连线内有传输线断裂,从而造成接触不良现象,则只能进行换线。手持摄像头时应将连接线顺其自然地下坠,切忌成角度或小圈弯折连线。

2.冷光源的故障

常见问题是无光源或光源弱或光源时亮时灭。处理方法:分别检查灯泡是否损坏或灯座氧化,导光束是否插紧、折断。发现问题及时排除,应根据相应的问题进行快速、准确处理,备好备用灯泡,必要时及时更换灯泡,插紧导光束到位或换导光束等。

(1)为延长灯泡的使用寿命,应减少光源无效工作时间,在开启主机前,先将光亮度调至最小,开启后再逐渐将亮度调至恰当的亮度,关闭时反之。关闭后应在主机散热后再拔掉电源。

(2)冷光源灯泡的内部充的是惰性气体—氙气,随着不断使用,氙气会不断损耗,氙灯灯泡使用时间一般情况应不超过500小时,可根据手术量估计灯泡的易损期限,为延长其使用寿命,主机应放在通风散热的器械车上。

(3)目前,应用光源都装有两盏灯泡,以备第一盏灯泡损坏时可立即调换备用灯泡。

3.气腹机常见故障

气腹主机报警,压力过高或不稳定,原因如下。

(1)可能由于手术中第一次穿刺失败,导致气腹针被脂肪组织或血块阻塞,处理措施是由器械护士用 5 mL 注射器抽吸生理盐水进行冲洗通畅即可。

(2)气腹针穿刺过浅未进入腹腔而在腹壁组织内或气腹针穿刺过深进入肠壁、肠腔或网膜内致压力过高或压力不稳定。处理措施是调整穿刺针深浅位置,用生理盐水滴入穿刺针接头处以检验是否在腹腔内。

(3)气腹针的弹簧失灵。器械护士应在手术开始前进行检查,避免术中使用出现失灵情况,可以用手进行辅助复位,效果不好立刻更换备用气腹针。

(4)CO_2压力过低。手术前护士应常规检测气腹机的工作状态,确保处于良好状态才安排手术。但由于手术时间过长,CO_2使用较多或者术中出现漏气导致压力过低而报警。巡回护士应经常检查减压阀(分内置、外置)气体压力和容量、管道二端接口、管路等。

(5)麻醉过浅。由于麻醉较浅尤其是硬膜外麻醉的患者,容易出现腹肌紧张,腹腔内压力大于气腹机所能承受的最大压力,气腹机会报警。此时应停止进气,暂时关气腹机,告知麻醉师,用药后待患者肌肉松弛后再开机进气。

(王凤云)

第十八节　去污区的管理

消毒供应中心去污区是对可重复使用的器械与物品进行回收、分类、清洗、消毒的区域。

一、人员职责

在护士长的领导下,在组长的监督指导下完成去污区的各项工作,需履行以下职责。

(1)严格按要求着装,仪表端庄,不化妆,不戴首饰;使用规范的文明用语,服务耐心,态度好,全方位树立消毒供应中心人员的形象。

(2)负责全院复用器械回收及回收后的清点、核查、记录、分类等工作,回收台干净、整齐。应熟练掌握各类复用器械包的名称、包内器械名称、规格、数量及性能。按规范要求正确选择及穿戴个人防护用品,落实医院感染管理制度。

(3)根据复用器械的材质、形状、精密程度选择清洗、消毒方法,熟悉各种清洗方法的操作流程及注意事项,避免器械损坏和影响清洗质量。

(4)采用清洗消毒器清洗器械时,根据不同的器械类型按要求将其置于相应的清洗架上。例如,对一般血管钳应打开关节穿到 U 形架上,有利于把齿锋部位清洗干净;应把管腔器械放在管腔架上,有利于对内部、外部有效地清洗、消毒、干燥。

(5)负责各种清洗设备的日常维护与保养,认真进行班前水、电、清洗剂、润滑剂等的检查,达到标准条件才能启动清洗消毒器。密切观察清洗消毒器的运行状态,保证机器的正常运行。

(6)负责手工清洗的清洗剂、消毒剂等的配制,并监测其有效浓度。

(7)及时发现器械清洗过程中出现的质量问题,采取相应的改进措施,不断完善清洗流程,提高清洗质量。每天应按规定及时处理手工清洗时使用的用具。

(8)严格执行交接班制度、查对制度,做好器械及耗材的交接。负责去污区的卫生清洁工作,执行去污区的管理制度。

二、管理制度

(1)该区适用于重复使用后的医疗器械的回收、清点、核查、分类、清洗、消毒、干燥,应严格遵守消毒供应中心医院感染控制管理制度。

(2)去污区工作人员应在缓冲间遵循标准预防原则,按消毒供应中心去污区工作人员防护着装要求正确穿戴个人防护用品,离开该区域应按"六步洗手法"洗手、更衣、换鞋、脱去个人防护用品。有效落实职业防护,该区工作人员应绝对固定,不应随意进入其他区域。

(3)对回收的可重复使用的诊疗器械进行清点、核查、分类、清洗、消毒、干燥等工作,应按技术操作标准中的步骤、方法、要求进行去污处理。对不同材质、不同状态、精密程度选择合适的清洗、消毒、干燥的方法。按操作程序、注意事项妥善处理,使去污处理有效并保持器械的使用性能。

(4)应配套使用各类清洗机中的专用筐架、周转车,应密闭污物回收周转箱。使用后应清洗、消毒、干燥以备用,对手工清洗的用具、清洗池、容器应每天清洗、消毒、干燥。

(5)按规定班前、班后进行卫生清扫,清洗双手及卫生洁具,按要求消毒并记录。

三、工作流程

(1)7:30 接班。接夜班所收的器械包,清点器械,查对清楚。

(2)8:00 回收治疗包。对下收回来的各类治疗包、治疗巾进行逐包查对清点,与下收人员核对汇总数据,并在条形码追溯系统中记录。①收消毒包:收病房送来的消毒包。按要求更换消毒口袋,在消毒包外贴条形码,做好登记。清洗器械:将回收的器械进行分类整理,按照清洗机的装载量,装筐清洗。②器械装筐:打开回收后的器械的所有关节,将其穿在U形架上或平放在器械筐内,装量最多为2/3,把碗、盘装在架筐内。③装架:先洗器械,再洗碗、盘,如果器械少,要混洗,要将器械筐放在上层、下层,把装碗、盘的架筐放入中层,清洗臂的转动无阻碍。④开机清洗:开机前查看电、冷水、热水、酶剂、油剂是否达到标准要求,清洗臂自由、无阻碍地旋转。关紧门,接通电源,选择程序键,启动清洗机。

(3)11:30 交班。与中班工作人员交接去污区工作。

(4)14:00 接中午班所收的器械包。清点器械,查对清楚,接收科室需要更换的复用器械包。

(5)16:00 进行特殊科室器械包的回收。

(6)17:30 整理污染区,与夜班人员进行交接班。关闭清洗机,下班。

四、标准要求

保障复用污染器械的交接、清洗质量管理,防止医院交叉感染,定岗、定责。培训上岗,提高消毒供应中心复用器械管理质量。工作标准如下。

(1)去污区内工作人员着装要求:穿隔离衣,戴手套、口罩、帽子,接收、清点复用器械。

(2)上岗前由去污区带教老师进行岗位工作指导、培训,工作人员考试、考核合格后方可准入上岗。

(3)严格执行污染复用器械的交接流程,分类放置复用器械;核查复用器械的名称、数量、完整性、功能,复用器械有问题,及时汇报、处理。

(4)对回收的复用器械通过追溯系统进行条码扫描,记录在计算机系统内。

(5)接收、查对后将各器械关节打开,放在U形架上,并将U形架摆放在器械清洗篮筐内,将弯盘、碗摆放在专用清洗架上,装载量控制在筐的2/3处。

(6)选择合适的复用器械清洗程序,进行器械清洗。

(7)不可随意到其他区域走动。若工作人员离开,需要脱下隔离衣,洗手,换鞋。

(8)清洗程序。①预洗:5分钟,洗掉污染的血和分泌物。②清洗:加入多酶清洗剂和加热,40～60 ℃,15分钟。③漂洗:3分钟,冲去残留的清洗酶。④终末漂洗:12分钟。⑤消毒:93 ℃,5分钟。⑥干燥:115 ℃,15分钟进行干燥。

(9)清洗效果监测:按规定要求定期进行清洗效果监测,记录准确、及时,妥善保存,便于追溯。

五、监测指标及要求

(1)每个月进行清洗机的监测。

(2)每6个月进行清洗用水质量的监测,并由微生物科出具报告。

(王凤云)

第十九节　一次性无菌库房的管理

消毒供应中心负责全院一次性无菌医疗耗材的供应。库房管理人员应按需采购,不积压、不浪费,严格验收、摆放合理、符合规范,保证临床科室使用安全的一次性无菌耗材。

一、人员职责

(1)负责医疗器械、医用敷料及一次性使用无菌耗材的申请、验收、入库、发放等工作。

(2)负责每批到货器材的验收,应按要求检查外包装、品名、规格、型号、灭菌方式、灭菌日期、失效日期、灭菌标识等项目。对更换生产企业的产品应验收大、中、小包装的包装材质、包装标识、产品质量等,合格后验收入库。

(3)对每批产品按《一次性使用无菌器材管理规范》逐项登记。第三方面检验报告合格后,产品进入发放状态。把各类器材分类、分批存放在距离地面20 cm高的地板架上。距离墙面5～10 cm,距离屋顶50 cm。发放时应按先进先出、后进后出、近期先出、远期后出的原则。

(4)负责各类器材周转量的补充。随时观察各类器材的使用量,并做好备货计划,满足临床使用需求。

(5)每天按科室申请耗材的品名、规格、数量打印下送单据。统计后给各下送车发放,与下送车人员当面清点。确定下送耗材的品名、规格、数量的准确性。

(6)每个月按规定的时间进行盘库,对每个品种、每个规格的产品都应进行清点,清点后应与账面核实,与ERP系统内的数量核实,是否做到账物相符,如出现误差应进行追溯,找出原因。

(7)对各科室反映的产品质量问题及时进行调查,向护士长汇报不合格品现象并及时处理。

定期对临床科室发放满意度调查表，以便更好地为临床服务，提高工作质量。

(8)保持室内干净、整齐、干燥，不乱堆废弃物。

二、管理制度

(1)医院所用一次性使用无菌医疗用品必须统一采购，临床科室不得自行购入和试用。一次性使用无菌医疗用品只能一次性使用。

(2)医院感染管理办公室认真履行对一次性使用无菌医疗用品的质量监测、临床应用和回收处理的监督检查职责。

(3)应在医院感染管理办公室备案医院采购的一次性无菌医疗用品的“三证”复印件。“三证”即《医疗器械生产许可证》《医疗器械产品注册证》《医疗器械经营许可证》。建立一次性使用无菌医疗用品的采购登记制度。

(4)在采购一次性使用无菌医疗用品时，必须进行验收。查验每箱(包)产品的检验合格证，内、外包装应完好无损，包装标识应符合国家标准。

(5)医院设置一次性使用无菌医疗用品库房，建立出入库登记制度，将一次性使用无菌医疗用品按失效期的先后存放于阴凉、干燥、通风良好的物架上，禁止与其他物品混放。不得将标识不清、包装破损、失效、霉变的产品发放到临床科室。

(6)临床使用一次性无菌医疗用品前应认真检查，若发现包装标识不符合标准，包装有破损，产品过期和不洁，不得使用；若使用中发生热原反应、感染或其他异常情况，应立即停止使用，并按规定详细记录现场情况，必须及时留取样本并送检，及时报告给医院相关部门。

(7)医院发现不合格产品或质量可疑产品时，应立即停止使用，并及时报告药品监督管理部门，不得自行做退货、换货处理。

(8)一次性使用无菌医疗用品使用后，按《医疗废物管理条例》规定处置。

三、工作流程

(一)无菌库房工作流程

1.上午工作

(1)交接班，按规定着装上岗，整理库房。

(2)按预留打印下午下送物品的单据，巡视库房，检查物品是否充足，各种物品是否摆放到位，对清洁敷料架上的物品补齐用量。

(3)打一次性耗材下送单，并按工作点分发、装订单据，统计发放总量。

(4)按科室预留打第二天下送单据，按各工作点统计总数。

2.下午工作

(1)发放第二天下送空针类耗材。

(2)进行厂家来货验收、登记，按请领采购订单数量进行核对。

(3)按预留的订单，对下送车进行发放，当面清点，保证品名、规格、数量准确。

(4)检查库房的门窗，关好水电，交班。

(二)下收下送工作程序

(1)按着装要求上岗，按各个工作点的下送人员要求进行一次性耗材物品的下送工作。

(2)下送各个病区单元的预留空针类耗材，专人负责下送手术室请领的一次性物品的耗材。

(3)整理下送车、装配下午各个工作点及病区下送的一次性耗材。

(4)装配第二天各个工作点的下送空针类耗材。

(三)注意事项

(1)每天上午下送空针及输注类耗材。

(2)每周一、周三、周五下送敷料及换药包类耗材。

(3)每周二、周四下送痰管类及采血管类耗材。

(4)每周二、周日下送营养袋。

四、工作标准

(1)按照种类齐全、保障供应、合理周转、杜绝积压的原则及时在ERP系统上做物资请领计划,及时在网上提交到采购中心。

(2)每批产品到货时检查外包装、灭菌方式、灭菌日期、失效日期等项目,检查合格,接收并登记到货日期及灭菌批号。

(3)把一次性无菌器材分类、分批存放在距离地面15～20 cm的地板架上,距离墙5 cm,距离天花板50 cm。

(4)把一次性无菌器材按要求监测,监测合格,进入发放状态,发放时按到货批次,遵循先进先出、后进后出的原则,保证无过期、破损、霉变器材。

(5)每天严格按科室的申请进行下送单的打印,统计科室发放数量,并按统计数量为下送车进行物品发放。要求数量准确、质量合格。

(6)将科室申请的耗材在规定时间内按质按量送至科室。

(7)每个月底进行库存盘点,做到数目准确、账物相符。

(8)对在临床使用中出现的不合格物品按照不合格物品召回制度召回并做好记录。

(9)对临床反应的一次性物品的问题及时上报护士长。

五、监测指标及要求

(1)每批次一次性无菌耗材到货时需有相关监测报告方可入库。

(2)对未提供监测报告的每批次随机抽取3个样本,送至医院感染与疾病控制科,进行细菌学监测,合格后方可发放。

(3)医院感染与疾病控制科每季度到消毒供应中心一次性无菌库房,进行无菌物品的抽检工作。

(王凤云)

第二十节　医疗废物处理

一、医疗废物分类

医疗废物是指医疗卫生机构在医疗、预防、保健以及其他相关活动中产生的具有直接或间接感染性、毒性以及其他危害性的废物。医疗废物是一种危害极大的特殊废物，这些废物主要来自患者的生活废弃物、医疗诊断、治疗过程中产生的各类固体废物，它含有大量的病原微生物、寄生虫和其他有害物质。在我国，医疗机构大多集中在城市中心区域，如果对这些医疗废物不加以管理并合格处理，其中含有的传染性物质、有毒有害物质等必然会造成严重环境污染，给群众身体健康、生命安全和生存环境带来巨大威胁，目前医疗废物的处置问题已引起世界各国广泛重视。

医疗废物共分五类，并列入《国家危险废物名录》。医疗废物中可能含有大量病原微生物和有害化学物质，甚至会有放射性和损伤性物质，因此医疗废物是引起疾病传播或相关公共卫生问题的重要危险性因素。

(一)感染性废物

携带病原微生物具有引发感染性疾病传播危险的医疗废物，包括如下。

(1)被患者血液、体液、排泄物污染的物品，包括棉球、棉签、引流棉条、纱布及其他各种敷料，一次性使用卫生用品、一次性使用医疗用品及一次性医疗器械，废弃的被服，其他被患者血液、体液、排泄物污染的物品。

(2)医疗机构收治的隔离传染病患者或者疑似传染病患者产生的生活垃圾。

(3)病原体的培养基、标本和菌种、毒种保存液。

(4)各种废弃的医学标本。

(5)废弃的血液、血清。

(6)使用后的一次性使用医疗用品及一次性医疗器械视为感染性废物。

(二)病理性废物

在诊疗过程中产生的人体废弃物和医学试验动物尸体，包括如下。

(1)手术及其他诊疗过程中产生的废弃的人体组织、器官等。

(2)医学实验动物的组织、尸体。

(3)病理切片后废弃的人体组织、病理蜡块等。

(三)损伤性废物

能够刺伤或割伤人体的废弃的医用锐器，包括以下几种。

(1)医用针头、缝合针。

(2)各类医用锐器，包括解剖刀、手术刀、备皮刀、手术锯等。

(3)载玻片、玻璃试管、玻璃安瓿等。

(四)药物性废物

过期、淘汰、变质或被污染的废弃药品，包括如下。

(1)废弃的一般性药品，如抗生素、非处方类药品等。

(2)废弃的细胞毒性药物和遗传毒性药物，包括致癌性药物，如硫唑嘌呤、苯丁酸氮芥、萘氮芥、环孢霉素、环磷酰胺、美法仑(苯丙氨酸氮芥)、司莫司汀、三苯氧氨、硫替派等；可疑致癌性药物，如顺铂、丝裂霉素、阿霉素、苯巴比妥等；免疫抑制剂。

(3)废弃的疫苗、血液制品等。

(五)化学性废物

具有毒性、腐蚀性、易燃易爆性的废弃化学物品，包括以下几种。

(1)医学影像室、实验室废弃的化学试剂。

(2)废弃的过氧乙酸、戊二醛等化学消毒剂。

(3)废弃的汞血压计、汞温度计。

二、医疗废物的管理

《医疗废物管理条例》中规定医疗卫生机构应当及时收集本单位产生的医疗废物,并按照类别分置于防渗漏、防锐器穿透的专用包装物或密闭容器内。医疗废物专用包装物、容器,应当有明显的警示标识和警示说明。

医疗卫生机构应当建立医疗废物的暂时贮存设施、设备,不得露天存放医疗废物;医疗废物暂时贮存的时间不得超过 2 天。医疗废物集中处置单位的贮存、处置设施,应当远离居(村)民居住区、水源保护区和交通干道,与工厂、企业等工作场所有适当的安全防护距离,并符合国务院环境保护行政主管部门的规定。医疗废物集中处置单位应当至少每 2 天到医疗卫生机构收集、运送一次医疗废物,并负责医疗废物的贮存、处置。

医疗废物的收集及运送包括如下。

(1)按类别分置于专用包装物或容器内,确保包装物或容器无破损、渗漏和其他缺陷,破损的包装应按治疗废物处理。

(2)废物盛放不能过满,大于 3/4 时就应封口,封口紧实严密,注明科室和数量。

(3)分类收集,禁混、禁漏、禁污(利器放入利器盒内,非利器放入包装袋内)。

(4)运送时防止流失、泄漏、扩散和直接接触身体;运送医疗废物应使用防渗透、放遗撒、无锐利边角、易于装卸和清洁的专用运送工具,各种包装和运送工具应有专用医疗废物标识。

(5)建立医疗废物暂存处、设备,不得露天存放,并设专人负责管理。

(6)做好登记,内容包括来源、种类、重量和数量、交接时间、最终去向及经办人签名等,资料保存 3 年。

(7)对垃圾暂存处、设施及时清洁和消毒处理,禁止转让买卖医疗废物。

(8)医疗垃圾存放时间不得超过 2 天,每天工作结束后对运送工具进行清洁消毒。

(9)发生医疗废物流失、泄漏、扩散和意外事故发生时,应在 48 小时内及时上报卫生行政主管部门;导致传染病发生时,按有关规定报告,并进行紧急处理。

三、医疗废物处理处置技术

(一)医疗废物焚烧处置技术

采用高温热处理方式,使医疗废物中的有机成分发生氧化分解反应,实现无害化和减量化。该技术主要包括热解焚烧技术和回转窑焚烧技术,热解焚烧技术又分为连续热解焚烧技术和间歇热解焚烧技术。

医疗废物焚烧处置过程中会产生废气、废水、固体废物和噪声等污染,其中大气污染主要为医疗废物焚烧过程中产生的烟气,通常含颗粒物、二氧化硫、氮氧化物、氯化氢、氟化氢、重金属(铅、汞、砷、六价铬、镉等)和二噁英等。在污染物削减及排放过程中,二噁英、酸性气体和重金属等污染物排放浓度应达到相应的污染控制要求,废水排放达到消毒和净化要求,焚烧残渣的热灼减率低于 5%。

(二)医疗废物非焚烧处理技术

1.高温蒸汽处理技术

高温蒸汽处理技术利用水蒸气释放出的潜热使病原微生物发生蛋白质变性和凝固,对医疗废物进行消毒处理。该技术主要包括先蒸汽处理后破碎和蒸汽处理与破碎同时进行两种工艺形式。

医疗废物高温蒸汽处理过程中主要产生废气,以及少量废水、固体废物和噪声等。大气污染物主要为预排气和高温蒸汽处理过程中产生的挥发性有机污染物和恶臭。

2.化学处理技术

化学处理技术利用化学消毒剂对传染性病菌的灭活作用,对医疗废物进行消毒处理。医疗废物化学处理工艺流程包括进料、药剂投加、化学消毒、破碎、出料等工艺单元。化学消毒通常选用石灰粉作为消毒剂,pH 控制在 11.0~12.5。

医疗废物化学消毒过程中主要产生废气,以及少量废水、固体废物和噪声等。大气污染物主要为进料和破碎过程中产生的挥发性有机污染物、恶臭和病原微生物。

3.微波处理技术

微波处理技术通过微波振动水分子产生的热量实现对传染性病菌的灭活,对医疗废物进行消毒处理。采用医疗废物微波处理技术或微波与高温蒸汽组合技术的工艺。微波发生源频率采用(915±25)MHz 或(2 450±50)MHz。微波处理的温度不低于 95 ℃,作用时间不少于 45 分钟。若采用加压消毒,微波处理的物料温度应低于 170 ℃,以避免医疗废物中的塑料等含氯化合物发生分解,造成二次污染。

医疗废物微波处理过程中主要产生废气,以及少量废水、固体废物、噪声和微波辐射等。大气污染物主要为破碎和微波消毒处理过程中产生的挥发性有机污染物、恶臭和病原微生物。

(三)医疗废物处理处置新技术

1.电子辐照技术

电子辐照技术是通过高能脉冲破坏活体生物细胞内的脱氧核糖核酸(DNA),改变分子原有的生物学或化学特性,对医疗废物进行消毒。该技术目前已应用于医疗用品消毒领域。

2.高压臭氧技术

高压臭氧技术是以臭氧为消毒剂,在高压作用下进行医疗废物的消毒处理。影响该技术应用的关键因素是臭氧的浓度水平。通过电脑程控装置,确保处置舱的臭氧浓度达到一定浓度。该技术适用于感染性、损伤性和部分病理性医疗废物的处理。该技术已在一些国家得到应用。

3.等离子体技术

等离子体技术通常包括两种方式,一种是通过直流高压产生快脉冲高能电子,达到破膜、分子重组、除臭和杀菌的效果;另一种是通过对惰性气体施加电流使其电离而产生辉光放电,在极短时间内达到高温使医疗废物迅速燃烧完全。该技术具有减容率高、适用范围广、处置效率高、有害物质产生少等特点。

4.磁化裂解技术

磁化裂解装置处理腔内,强制通入序号设定量的磁化空气,磁化气流在(150~250 ℃)的密闭腔内,形成等离子体。磁化裂解过程是指有机固体废物在空气被磁化的条件下,点火后(150~250 ℃)热量开始氧化、分解,然后高温燃尽有机气体达标排放。该技术具有高效减量及低能耗作用,残余灰分重量为原来的 2%左右,一般固废焚烧发电要用大量燃料能维持 1 000 ℃以上高温,而磁化裂解低温运行,大幅度节省能源消耗,同时避开产生二噁英温度低条件(340~850 ℃)。

四、医疗废物的检测和评价

《医疗废物化学消毒集中处理工程技术规范(试行)》中关于检测、评价及评估,要求设备在安装及检修后必须经国家环境保护总局认可的检测单位,采用生物学方法对处理后残渣进行消毒效果检测合格后方可运行,严禁在未经检测或检验不合格的情况下进行医疗废物化学消毒处理。在运行过程中,应采用同样的方法对消毒效果进行检测并不定期进行抽样测试,检测频率至少为2次/年。

医疗废物化学消毒处理效果生物指示剂检测指标可采用枯草杆菌黑色变种芽孢(ATCC 9372)作为代表性菌种。在实验室条件下,通常参照《消毒技术规范》和《医疗废物化学消毒集中处理工程技术规范(试行)》进行模拟现场试验,判定标准为枯草杆菌黑色变种芽孢的平均杀灭对数值>4.00,达到消毒合格要求。

(杨春花)

第八章

社区相关护理

第一节　社区护理中的沟通技巧

随着社区卫生服务的不断发展壮大，越来越多的患者愿意到社区卫生服务中心(站)来就诊，基于社区卫生服务工作的特殊性，要求社区卫生服务机构的医务人员对待患者更要及时周到、细致灵活，因为医患沟通是医患关系建立后实现医患双方共同参与疾病诊治、恢复健康的重要环节，它贯穿于医疗的全过程，实施有效的医患沟通不仅有利于医疗质量提高；也有利于和谐医患关系的建立；还有利于化解或消灭医疗纠纷；更有利于推动医疗卫生事业的可持续发展。

一、沟通的基本概念

(一)沟通和有效的沟通

1.沟通

(1)沟通：指信息传递的过程，而护患沟通就是在医疗卫生领域中，护患之间通过语言和非语言的交流方式分享信息、含义和感受的过程。

(2)沟通过程中的要素。①沟通者：在人际沟通过程中，至少有两个人参与信息交换，而且在持续的信息交换过程中，每一个人既是信息的来源(发送者)，又是信息的受者(接收者)。②信息：沟通者通过语言和非语言的信息传递含义。③渠道：是信息得以传递的物理手段和媒介，是联结发送者和接收者的桥梁。④反馈：反馈是当发送者确定信息是否已经被成功地接收，并确定信息所产生的影响的过程。

2.有效的沟通

(1)有效的沟通：护患(医患)之间进行了开放式的沟通，患者被告知了他们的诊断和治疗，而且被鼓励表达出了他们的焦虑和情感。

(2)护患沟通技能的评价标准：①事件发生在什么地方(Where)？②沟通者是谁(Who)？③沟通者的什么特征是重要的(What features)？④在沟通过程中实际发生了什么(What occurs)？⑤结果是什么(What outcome)？⑥为什么沟通被认为是有效的/无效的(Why effective/ineffective)？

(二)沟通的基本形态

1.语言沟通

在所有沟通形式中,语言沟通是最有效、最富影响力的一种。古代西方医圣希波克拉底说过:“医师有两种东西可以治病,一是药物,二是语言。”语言与药物一样可以治病,许多患者会对他信赖的大夫说:“我一看见您,病就好了一大半。”“听您这么一说,我感觉好多了。”消极的医患关系不仅增加患者的痛苦体验,还降低患者对医嘱的依从性,所以全科医师接诊时应十分注意遣词用句。

使用语言、文字或符号进行的沟通称为语言沟通,语言沟通又可细分为口头沟通和书面沟通。近年来,随着电子技术的发展,电子沟通也成为一种常见的语言沟通形式。例如,通过电话、广播、电子邮件等进行的沟通。

书面沟通是以文字及符号为信息载体的沟通交流方式,一般比较正式,具有标准性和权威性,同时具有备查功能。书面语言沟通在护理工作中占有十分重要的地位,应用于社区护理工作中的各个环节,如交班报告、护理记录、体温单、健康教育手册等。社区护理记录即以文字、图表等形式记录社区居民的健康档案,家访记录,健康教育的程序,以及免疫规划的过程等,它不仅是对患者进行正确诊疗、护理的依据,同时也是重要的法律文书。

口头沟通是指采用口头语言的形式进行的沟通,包括听话、说话、交谈和演讲。它一般具有亲切、反馈快、灵活性、双向性和不可备查性等特点。社区护理工作中的收集病史、健康宣教、家庭访视等多通过口头沟通完成。电子沟通是指通过特定的电子设备所进行的信息交换,具有方便、快捷等优点。例如,社区护理工作中的电话随访等,都是通过现代化的沟通方式实现的。此外,通过电子邮件的方式为患者提供健康服务的沟通方式也在逐渐增加,这就需要社区护理人员掌握必要的电脑操作技术和网络等电子资源的应用技能。

在使用语言沟通时我们可通过选择合适的词语、语速、语调和声调,保证语言的清晰和简洁,适时使用幽默,选择合适的时间和相关的话题等方法来提高语言沟通的有效性。在护理实践活动中,护士应做到与患者交谈时使用其能理解的词汇,忌用医学术语或医院常用的省略语;使用文明和礼貌用语。例如,要求患者配合时用“请”;保证语义准确,避免对患者形成不良刺激;由于护士的语言既可治病,又可致病,护士用语必须审慎,尽量选择对患者具有治疗性的语言,使患者消除顾虑、恐惧并感到温暖;同时,在传递坏消息时要使用委婉的语言。如何提高自身的说话艺术,将信息顺畅、准确地传递给患者,值得我们护理人员不断地研究和探索。

2.非语言沟通

非语言沟通作为语言沟通技巧的有益补充,不仅能独立传递情感信息,还起着加强言语表达的作用。非语言沟通具有较强的表现力和吸引力,又可跨越语言不通的障碍,故往往比语言信息更富有感染力。作为社区护士,在社区的治疗与护理中,不能只注重护士的各项操作技能和语言修养,更应该擅长与患者之间的非语言沟通技巧,注重自己的非语言性表达,以加强护患关系、增强患者安全感、信任感及提高护理沟通效果。

除了语言沟通外,在日常交流中,人们所采用的沟通方式有 60%～70%是非语言沟通方式。非语言沟通是一种使用非语言行为作为载体,即通过人的身体语言、空间距离、副语言和环境等来进行人与人之间的信息交流。即凡是不使用词语的信息交流均称为非语言沟通。在社区护理工作中,非语言沟通显得更为重要。许多对治疗、护理有重大价值的信息都是通过护士对患者非语言行为反应的观察和理解获得的,同时患者也依靠对护士非语言沟通的观察和理解,获得了大量的信息和感受。并且，在某些情况下，非语言交流是获得信息的唯一方法。例如，护理使用呼吸机的患者或婴儿时，除了仪器的检测和实验室的检查外，护理人员还需要从患者的表情、动作、姿势等来判断出患者是否存在某些病情变化或有生理需要。

（1）身体语言：常见的身体语言表现形式有仪表和身体的外观、身体的姿势和步态、面部表情、目光的接触和触摸。在医院环境中，护士可以通过患者的各种身体语言得到有关其身体健康状况、情绪状态、文化素养、个性特征、自我概念、宗教信仰等线索，从而洞察他们的内心感受，获得其丰富而真实的信息。例如，在社区卫生服务站，护士看到患者来就诊时双手抱膝、表情痛苦，甚至面色苍白时，就会知道患者可能存在严重的疼痛。在身体语言中面部表情是表达最丰富也最难解释的一种非语言行为，人类的面部表情复杂多样同时具有文化差异，善于观察并正确理解患者的面部表情是护理人员了解患者真实情况的基础。如果来社区卫生服务中心的患者双眼含泪，眉头紧皱，护士就会知道患者存在着某些不良的情绪，就需要及时地关注和倾听患者的需求。同时，护理人员可根据患者的性别、年龄、文化及社会背景，审慎地、有选择性地使用某些非语言沟通。例如，目光的接触，表情的传递以及触摸等，从而向患者传递关心、理解、安慰、支持和愿意提供帮助等情感。

（2）空间距离：即沟通双方所处位置的远近，空间距离直接影响着沟通双方的沟通意愿和沟通的感受，从而影响沟通的效果。美国人类学家爱德华·霍尔把人际交往中的距离分为以下4类，可以为社区护士的沟通距离提供一些建议。①个人距离：双方距离为30～90 cm，一般为50 cm左右，主要用于熟人和朋友之间。个人距离是护患间交谈的最理想的距离，这种距离可以提供一定程度的亲近而又不会使患者感到过分亲密。在个人距离的范围内，护士和患者沟通时的坐姿等也会影响沟通的效果。最理想的坐姿是患者和护士面对面，同时保持视线的平齐，以便于目光的接触。②社会距离：双方距离为1.2～3.7 m。主要用于正式的社交活动、一般商务、外交会议上的交往。社区护士对一组患者进行群体的健康宣教时可选择社会距离。③公众距离：双方距离为3.7～7.5 m。主要用于公共场所中人与人之间的距离。例如，演讲或报告时。④亲密距离：双方距离为8～30 cm，一般为15 cm左右，主要应用于极亲密的人之间，如情侣、孩子和家人。如果陌生人进入这种空间，会引起反感及不舒服的感觉或紧张感。在进行社区护理时，在正常的沟通过程中，护士应避免侵犯患者的亲密空间，从而保证患者沟通距离。但进行某些治疗的过程中，如肌内注射、导尿、灌肠等，如需与患者保持比较近的距离，需要提前征得患者的同意，并且注意保护患者的隐私。

二、社区护理中常用的沟通技巧

（一）护患信任关系的建立

在护理工作中，可以说良好的沟通，不仅仅建立在护士说话的艺术上，更是建立在护理过程与患者良好的护患关系上。如何建立良好的护患关系，应该多注重一些细节方面的服务，在与患者的交往中，细节主要表现在：爱心多一点，耐心好一点，责任心强一点，对患者热心点，护理精心点，动作轻一点，考虑周到点，态度认真点，表情丰富点，以及对患者尊重些，体贴些，理解些，礼貌些，真诚些，关心些，宽容些，大度些，原则些。而如何做一个值得信任的社区护士，需要在态度、知识、技术等各方面加强锻炼。

首先，要有一颗善良的爱心。只有心怀慈悲仁爱之心，才能真正理解和体谅患者的痛苦，才能真的在患者有困难的时候及时伸出自己援助之手，才能真正做到换位思考，站在患者的立场上想想患者最需要什么样的帮助。才能不怕脏累苦。例如,每次为居家的患者灌肠或拔出尿管后,都守着患者看着他们排出大小便后才心里踏实,从来没有感觉到那些粪便恶心,反而因为帮助患者解除了痛苦,心中欣喜不已。其次,不断提升自己的专业水平。护士是独立思考的行医者,不是医嘱的盲从者。一直以来,越来越多的护士只是应付医嘱,盲从于医嘱工作,没有了独立的思考。在工作时只是为了完成这项任务,而忘记了自己面对的是一个活生生的患者,他们的病情随时在变化着,既往的医嘱也有不适合的时候。忘记了医师也是普通人,他们给予的诊断和治疗方案也有错误和疏忽的时候,完全执行医嘱也有错误的时候,所以好护士也是独立思考的行医者,在工作中发现问题、思考问题、查阅资料、提出自己的建议、指出医师的错误,千万不要认为医嘱都是完全正确的,不要做医嘱的盲从者,只有那样才能保护患者的安全,也保护了自己的安全。能做到这些的前提是护士必须有足够丰富的专业知识和经验,才能发现问题,提出建议,让医师信任、佩服并听从。不然自己什么都不懂,谁又能相信你,谁又敢相信你呢?要终身谨记"慎独"精神。护理工作是严谨的,一丝不苟的。护士的一点马虎或者疏忽都可能酿成大错,查对制度是老生常谈,但是很多时候往往被忽视,其结果就是出现差错,轻者自己吓一跳,重者增加患者的痛苦,导致医疗纠纷。所以不论在哪个班次,哪个时间段,都要严格要求自己,做好每一项工作,这不是给别人看的,不是给领导做的,是做给我们自己的,是为我们社区的患者和家属做的。这样做得久了,社区居民自然会相信社区护士,与自己信任的社区护士进行沟通的时候,自然会更加心平气和,坦诚相待。

(二)倾听的基本技巧

"其实,我没有帮助患者做任何事情,我所做的事情只是听。"如果护士这样说或者这样想的话,说明护士可能还没有认识到有效倾听的复杂性和它能起到的巨大作用。"只是听"好像很简单,不需要努力,不需要专门的技巧。其实不然。"听"所起的作用是很大的,因为它能鼓励患者说出他们的经历和感受,它证实患者是有思想有感情的人,有些事情要说出来。它促进了护士与患者之间的互相理解。它给护士提供了信息,从而决定护士应该为患者做些什么。所以,倾听并不像它表面上那样简单。当护士在倾听的时候,其实许多事情正在发生。例如,护士在仔细地注意着她们听到了什么,观察到了什么。她们主要是想清楚地了解患者真正在表达什么含义,并且试图确定患者所说的话是什么意思。有效地倾听需要能够接纳患者,把注意力集中到患者身上以及具有敏锐的观察力。因此,所有这些不能说护士在倾听的时候"没有做任何事情"。

1.倾听的过程

倾听是一个复杂的过程,包含接收、感知和解释所听到的话。这个过程始于接收信息,而且是通过视觉、声音、嗅觉、气味、触觉和运动觉这些感觉器官来综合接收信息的。倾听过程的第一步主要是通过眼睛和耳朵来接收信息。接收信息的能力依赖于护士是否做好了准备倾听患者的心理准备,即护士是不是把注意力集中到了患者身上,而且要对这个患者和他所说的话感兴趣。接着,护士必须主动地去接收信息,而且接收到的信息必须被认为是重要的。一般的,在信息一经接收的非常短暂的时间内,护士就会对信息做出一种解释。有效地倾听不仅包括接收信息和感知信息,而且要正确解释它的含义。当护士正确解释了患者所表达的含义时,表明倾听是有效的。

2.做好倾听的准备

有效地倾听需要一些心理上的准备以达到一种准备听的状态。护士做好听的准备是主动和全部地接受患者所表达的经历和感受的基础。信息被接收之前,必须认识到做好接收信息的状态是重要的。首先，护士必须有想要倾听患者的意向，然后，护士还需要把这种意向传递给患者。护士们经常看起来“很忙”，因此，没有时间准备倾听患者。护士匆忙的脚步和干不完的“活”占据了护士白天的大部分时间，护士实际上没有时间停下来倾听患者。以任务为中心的工作反映了一种价值观，即完成工作任务比患者更重要。患者被遗忘了，而且患者有一种感觉是护士的时间太宝贵了，不能打扰护士。

3.倾听的5个层次

最低是“听而不闻”：如同耳边风，完全没听进去。

其次是“敷衍了事”：嗯……喔……好好……哎……略有反应，其实是心不在焉。

第三是“选择的听”：只听合自己的意思或口味的，与自己意思相左的一概自动消音过滤掉。

第四是“专注的听”：某些沟通技巧的训练会强调“主动式”“回应式”的聆听，以复述对方的话表示确实听到，即使每句话或许都进入大脑，但是否都能听出说者的本意、真意，仍是值得怀疑。

第五是“同理心的倾听”：一般人聆听的目的是为了做出最贴切的反应，根本不是想了解对方。所以同理心的倾听的出发点是为了“了解”而非为了“反应”，也就是透过交流去了解别人的观念、感受。

听，不仅仅需要耳朵。人际沟通仅有一成是经由文字来进行，三成取决于语调及声音，六成是人类变化丰富的肢体语言，所以同理心的倾听要做到下列“五到”，不仅要“耳到”，更要“口到”(声调)、“手到”(用肢体表达)、“眼到”(观察肢体)、“心到”(用心灵体会)。

(三)副语言的作用和意义

副语言即非语言声音，如音量、音调、哭、笑、停顿、咳嗽、呻吟等。副语言可以揭示沟通者的情绪、态度。如赞扬他人时，说话者音调较低，语气肯定，则表示由衷的赞赏；而当音调升高，语气抑扬时，则完全变成了刻薄的讽刺或幸灾乐祸。在护理实践中，护士可以通过患者的副语言了解其健康状况，如患者咳嗽的频率、持续时间、音色可帮助护士判断患者病情的严重程度、疗效如何。有些情境下，副语言所表达的实质性内容，要多于语言信息。护士要注意鉴别和倾听。

例如，在家庭访视的过程中，我们与患者的家属聊天，问及是否在照顾痴呆患者的时候觉得有负担，是否需要子女的帮助，他们马上回答说：“不需要不需要……”，然后皱眉，叹息，非常无助地补充了一句：“他们工作都那么忙，我再苦再累也不能给他们添乱了。”从被访者的表情、语调中，我们可以察觉到比“不需要”更多的信息，这就是副语言所能传达出来的，更为丰富更为饱满，甚至更为准确的沟通信息。在社区工作中，社区护士与患者、家属甚至所管辖社区的居民关系更为密切和轻松，所以，在交流过程中更容易捕捉到副语言的作用，往往，一次皱眉，一声叹息，一次流泪，比语言表达的东西更加有用。

(四)观察在沟通中的作用

环境是影响沟通效果的一个因素，从环境的设置中，我们可以得到沟通所依存的一个背景，从而为沟通的氛围提供一些线索和信息。沟通环境是指沟通场所的物理环境和社会环境，包括周围物体的颜色，是否具有隐私性，是否是双方熟悉的场所，周围的声音、光线、温度、家具的安排和结构设计等。沟通者通过周围环境可以发送许多信息。如护患沟通时，护士选择安静、光线和温度适宜的单独房间，可以向患者传递护理人员对其尊重并会保护其隐私这一信息。

同时，在家庭访视的过程中，我们在每一次家访的时候，敲门之后，得到允许进入家中，应该首先学会的是察言观色。例如，我们到达的时候，患者穿着午睡的睡衣，睡眼惺忪地过来开门时，无论我们是否是按时到达，都应该意识到，我们打扰了患者的休息，在表示歉意后，再缓和地进入家访的正常程序，会让患者更容易接受，也更容易引导患者的思路，从梦境到现实中来。再例如，如果我们到达的时候，患者和家属都已经把水果啊，茶水啊都准备好(尽管家访不建议我们接受患者的招待)，甚至已经在楼下等候，那么我们就可以先表达谢意，然后开启主题。

三、社区护理中沟通困难场景的应对

在社区护理工作中，经常会遇到沟通困难的案例，这样的情况，会影响社区护士的日常工作速度、效率甚至心情。

(一)知识缺乏型沟通技巧

人际沟通的发生是不以人的意志为转移的。通常我们认为，只要我们不说话，不将自己的心思告诉别人，那么就没有沟通的发生，别人就不了解自己。实际上，这是一个错误的观念。在人的感觉能力可及的范围内，人与人之间会自然地产生相互作用，发生沟通。无论你情不情愿，你都无法阻止沟通的发生。如果，在社区护理工作中，护士为了避免与居民发生冲突，干脆不与其进行交谈。事实上这一行为举止传递给服务对象的信息是护士的冷漠与对他人的不关心，反而导致服务对象的不满，影响社区服务工作的开展。在这一过程中，尽管没有语言交流，但是存在非语言的沟通，护士的表情、举止等同样在向服务对象传递着丰富的信息。

患者第一次接触糖耐量实验，对相关知识一点都不了解，与之交流时尤其要注意，避讳使用含糊的词语，要知道患者提问就是不明白，护士一定要详细、具体地告诉患者到底应该怎样做。否则既会造成患者痛苦，又造成了浪费。

(二)疑神疑鬼型沟通技巧

1.倾听

倾听并不只是听对方的词句，而且要通过观察对方的表情、动作等非语言行为，真正理解服务对象要表达的内容。

2.理解

理解她那种求生的欲望，她的那种不舍，以及由此引起的烦躁。

3.交谈

引发对方交谈的兴趣，谈她感兴趣的事情，像朋友一样的交谈，让她发泄她的不满，引导，缓解她的悲哀情绪。

(三)不依不饶型沟通技巧

护士要找好自己的位置，明确自己的护士角色，哪些话该说，哪些话不该说，说到什么程度比较合适。与患者交谈时要注意患者的态度，交谈困难就要及时调整，不要因此发生矛盾，不是所有的好心、好话都能有好的效果，交谈的对象、氛围、时间、地点非常重要。

在沟通过程中，沟通者必须保持内容与关系的统一，才能实现有效的沟通。如护士向护士长汇报时使用“你听明白了吗”这样的问话，显然不合适。因为这种问话通常用于上级对下级。在汇报工作时护士应说“不知我汇报清楚了没有?”来表明双方的关系是下级对上级，达到沟通内容与关系的统一。护士与服务对象是平等关系，沟通过程中，应体现平等的关系，不能居高临下，使用“你必须”“你应该听我的”等命令式语言。对老人要像对父母长辈，对平辈要像对朋友。要尊重每一个人的习惯、隐私。从表面上看，沟通不过是简单的信息交流，不过是对别人谈话或做动作，或是理解别人说的话。事实上，任何一个沟通行为，都是在整个个性背景下做出的。我们每说一句话，每做一个动作，投入的都是整个身心，是整个人格的反映。护士的言谈举止、表情姿势等不仅仅是信息的传递，而且展现了护士对服务对象的态度、责任心等，是护士整个精神面貌的反映。因此，护士在社区护理工作中应注意自己的一言一行。

（杜丽萍）

第二节　居民健康档案

健康档案是社区卫生机构和乡村卫生院为城乡居民提供社区卫生服务过程中的规范记录，是以居民个人健康为核心、家庭为单位、社区为范围，贯穿整个生命过程、涵盖各种健康相关因素的系统化文件记录。是居民享有均等化公共卫生服务的重要体现，也为各级政府及卫生行政部门制定卫生服务政策提供重要的参考依据。基层医务人员以健康档案为载体，为城乡居民提供连续、综合、适宜、经济的公共卫生服务和基本医疗卫生服务。

一、居民健康档案的建立及内容

（一）建立居民健康档案的意义

居民健康档案是开展基本公共卫生服务和基本医疗服务的重要记录资料，在保证服务质量、科研教学等方面均有十分重要的作用，其意义在于以下方面。

（1）掌握居民一般状况，包括健康水平、危险因素、家庭问题以及可以利用的家庭和社区资源；为制订治疗方案、预防保健计划提供依据。

（2）及时汇总医疗卫生服务信息、更新健康档案，动态记录居民健康状况评价居民、家庭健康状况。

（3）评价社区卫生服务质量和技术水平的工具之一。

（4）系统而规范的居民健康档案为医学教学、科研提供实践依据。

（二）居民健康档案的建立方法

1.建档对象

以辖区内常住居民，包括居住半年以上的户籍及非户籍居民，以0～6岁儿童、孕产妇、老年人、慢性病患者和重性精神疾病患者等人群为重点。

2.建档方法

为居民建立健康档案的方法很多，入户建档是常用的方法，尤其是为上班族建档，但更应该充分利用各种机会首先为重点人群建立健康档案。比如辖区居民到乡镇卫生院、村卫生室、社区卫生服务中心（站）接受服务时，或通过入户服务（调查）、疾病筛查、健康体检时等，应及时宣传建档的意义，并为之建立健康档案。

3.建档原则

首先应以政策引导、居民自愿为原则，其次要突出重点、循序渐进。优先为老年人、慢性病患者、孕产妇、0～6岁儿童等建立健康档案。建档时更应资源整合、信息共享，以基层医疗卫生机构为基础，充分利用辖区相关资源，共建、共享居民健康档案信息，逐步实现电子信息化。

4.建档流程

居民在利用社区卫生服务常规门诊时建立健康档案，并进行建档后的第一次健康体检。

(三)居民健康档案的内容

在我国,健康档案内容分成3个部分,即居民健康档案、家庭健康档案、社区健康档案。从下面案例中可以了解到居民健康档案、家庭健康档案内容。规范的健康档案应包括以下基本内容。

1.居民健康档案

个人健康档案的内容包括个人基本信息、健康体检、重点人群健康管理记录和其他医疗卫生服务记录。

(1)个人基本情况。①人口学资料:姓名、年龄、性别、住址、电话、受教育程度、职业、婚姻、种族、经济状况、身份证号、医疗保险号等。②健康行为资料:吸烟、饮酒、饮食习惯、运动、就医行为等。③临床资料:疾病史、心理状况和家族史等基础信息。

(2)健康体检:周期性健康体检,含一般物理检查及部分辅助检查项目,了解健康状况,进行健康评价,目的是早期发现常见的疾病及危险因素及时采取防治措施,提高生活质量。

(3)重点人群健康管理:包括国家基本公共卫生服务项目要求的0～6岁儿童、孕产妇、老年人、慢性病和重性精神疾病患者等各类重点人群的健康管理记录。

(4)其他医疗卫生服务记录:包括上述记录之外的其他诊疗、会诊、转诊记录等。

总之与居民健康管理有关的资料均应归入居民健康档案中,如非药物干预记录、老年自理评估记录、老年居家环境安全评估记录等均应归入居民健康档案中。

2.家庭健康档案

家庭健康档案是以家庭为单位,记录其家庭成员和家庭整体有关健康基本状况、疾病动态、预防保健服务利用情况的系统资料。

包括家庭基本资料、家系图、家庭生活周期、家庭主要问题目录、问题描述等。

(1)家庭基本资料:包括家庭住址、电话、人数及家庭其他成员基本信息,与户主关系,按照年龄大小依次填写。

(2)家系图:以绘图的方式表示家庭结构及各成员的关系、健康状况等,是简单明了的家庭评价综合资料。

(3)家庭生活周期:从建立家庭至家庭成员死亡,通常家庭生活经过8个阶段,每个阶段包含了正常和可预见的转变,但还会遇见不可预见的危机,如夭折、离婚、失业、患上慢性病等,因此会使家庭生活的阶段发生变异,如离婚、再婚,独生子女离家上学、工作使家庭立即进入空巢家庭等。

(4)家庭主要问题目录:记录家庭生活周期各个阶段存在或发生的重大生活压力事件。记载家庭生活压力事件及危机的发生日期、问题。按发生的年代顺序逐一编号记录。

3.社区健康档案

社区健康档案是以社区为基础的卫生保健服务的必备工具,是了解社区卫生工作状况、确定社区中主要健康问题及制订卫生保健计划的重要资料。

通过居民卫生调查、现场调查和现有资料收集等方法记录反映社区主要环境特征、影响居民健康问题以及解决问题可利用的资源,确定社区的疾病防治重点和健康优先解决的问题。

社区健康档案包括社区基本资料、卫生服务资源、卫生服务状况、居民健康状况等几个部分。

二、健康档案的应用与管理

(一)健康档案的应用

按照国家基本公共卫生服务规范要求,下列情况均应使用健康档案。

(1)已建档居民到乡镇卫生院、村卫生室、社区卫生服务中心(站)复诊时,应持居民健康档案信息卡(或医疗保健卡),在调取其健康档案后,由接诊医师根据复诊情况,及时更新、补充相应记录内容。

(2)入户开展医疗卫生服务时,应事先查阅服务对象的健康档案并携带相应表单,在服务过程中记录、补充相应内容。已建立电子健康档案信息系统的机构应同时更新电子健康档案。

(3)对于需要转诊、会诊的服务对象,由接诊医师填写转诊、会诊记录。

(4)利用健康档案中提供的信息进行生活方式、家庭存在问题等干预,并记录于健康档案中。

(二)健康档案的管理

健康档案应统一存放于城乡基层医疗卫生机构。根据有关法律法规,城乡基层医疗卫生机构提供医疗卫生服务时,应当调取并查阅居民健康档案,及时记录、补充和完善健康档案。做好健康档案的数据和相关资料的汇总、整理和分析等信息统计工作,了解和掌握辖区内居民健康动态变化,并采取相应的适宜技术和措施,对发现的卫生问题有针对性地开展健康教育、预防、保健、医疗和康复等服务。以居民健康档案为平台,促进基层医疗卫生机构转变服务模式,实现对城乡居民的健康管理。

基层医疗卫生机构应建立居民健康档案的调取、查阅、记录、存放等制度,明确居民健康档案管理相关责任人,保证居民健康档案的正确使用和保管。

居民健康档案的管理要遵守档案安全制度,不得损毁、丢失,不得擅自泄露健康档案中的居民个人信息以及涉及居民健康的隐私信息。除法律规定必须出示或出于保护居民健康目的,居民健康档案不得转让、出卖给其他人员或机构,更不能用于商业目的。

(三)社区护士对健康档案的利用

在开展社区护理工作中,社区护士通过利用社区居民健康档案,为居民提供及时、有效的护理。

1.社区护士对个人健康档案的利用

(1)建立、完善健康档案:在社区居民首次就诊时,社区护士收集个人的一般资料、健康状况、健康问题等信息,为社区居民建立个人及家庭档案。如果是儿童,应记录免疫接种情况,以便查漏补种;如果是孕妇,应记录孕期检查时间、内容等;慢性病患者的记录内容包括就诊时状态、医疗史、家族史、病情及治疗用药效果、饮食及运动习惯、嗜好等。当个人、家庭的基本情况(如住址、电话等)发生变动时,根据情况及时修订,以完善档案记录。

(2)追踪、补充随访记录:将社区居民接受护理照顾或疾病监测等动态信息及时录入健康档案,使个人健康信息动态、完整,为全科医师的诊疗提供依据。

2.社区护士对家庭健康档案的利用

(1)家庭健康评估:社区卫生服务是“以家庭为单位”的管理,通过对家庭健康档案的信息查询,使社区护士了解家庭的基本特征,家庭内、外环境,家庭结构和功能,从而对家庭的健康状态及影响健康的因素做出整体的评估,制订出护理管理计划。

(2)协助家庭成员适时调整角色,促进家庭支持:通过家庭健康档案,了解家庭成员的特点,动员家庭成员调整内、外资源来改善家庭功能,对慢性病患者在情感、经济、平衡膳食、合理运动等方面给予支持,缓冲慢性病患者的精神压力,解决健康问题。

3.社区护士对社区健康档案的利用

(1)社区健康评估:通过社区卫生诊断,评估社区人口群体特征,包括人口数量、构成、健康状况、职业和医疗保障等，掌握社区资源，根据社区健康问题，为制订社区健康教育计划、社区护理计划提供参考。

(2)对特殊人群进行干预管理：利用社区健康档案中的信息，对特殊群体进行健康管理，可以使工作效率显著提高。通过对健康档案中的慢性病高危人群、空巢老人、低保人群、职业人群等标识的检索，了解特殊人群的特点、生活方式、存在的躯体、心理等方面的问题，追踪、记录特殊人群的身体功能及精神变化，以便提供持续性的照顾和护理。

(3)开展流行病学调查，进行科学研究：健康档案可以提供完整、详尽、客观的居民健康资料，是流行病学调查和护理研究的重要参考资料。

(杜丽萍)

第三节　社区老年人的护理健康管理

随着社会经济、科学技术和医疗卫生事业的发展，人类平均预期寿命不断延长，老年人口逐渐增多，人口老龄化问题已成为我国医疗保健的重要问题。老年人保健是社区护理服务的重要内容之一，社区护理人员应根据老年人的生理和心理特点，为老年人提供保健护理，以促进和维护老年人的健康。

一、概述

(一)基本概念

1.老年人

发达国家65岁以上者，发展中国家60岁以上者称为老年人。联合国将老年人划分为3期：60～74岁为年轻老人，75～89岁为老老人，90岁以上为长寿老人。我国将60岁以上人群称为老年人，具体分期：45～59岁为老年前期，60～89岁为老年期，90岁以上为长寿期。

2.人口老龄化

人口老龄化是指总人口中因年轻人口数量减少、年长人口数量增加而导致的老年人口比例相应增长的动态过程。

3.老龄化社会

联合国规定：发达国家年满65岁的老年人口占总人口数的7%以上，或发展中国家年满60岁的老年人口占总人口数的10%以上，即可称为老龄化社会。

(二)社区老年保健的内容

社区老年保健通过对老年人进行健康教育，对老年人常见病和慢性病进行治疗、护理和康复，维护和促进老年人健康。

1.增强老年人自我照顾能力

社区护士通过健康教育等方式指导老年人进行身体锻炼和合理饮食，延缓衰老，尽可能长地维持生活自理能力；对伤残老年人给予康复治疗和护理，提供适当的辅助设备，恢复自理能力。

2.延缓机体功能恶化和衰退

老年人器官功能退化，多数患有慢性病。正确治疗和护理老年患者，预防并发症，尽量稳定病情，延缓机体功能恶化和衰退。

3.提高生活质量

协助老年人参与各种社区活动，使老年人在娱乐、社交、精神、情绪及家庭各方面的需要获得满足，提高老年人的生活质量。

4.临终关怀

对临终老人给予身体、心理和社会支持，缓解疼痛，增加舒适度，让老人能安详、宁静地离开人世。

二、老年人的生理心理特点

(一)老年人的生理特点

衰老或老化是生命过程的自然规律。随着年龄的增长，老年人机体功能逐渐衰退，社会角色和生活状态发生改变，出现一系列生理和心理方面的变化。

1.形体的变化

毛发逐渐变细、变白和脱发；皮肤松弛、粗糙、有皱纹，色素沉着；眼睑下垂、眼球内陷；牙龈萎缩，牙齿松动脱落；身高和体重下降，脊柱弯曲度增加，弯腰驼背。

2.各系统功能的变化

(1)感官系统：听力和视力逐渐减退，出现老花眼，易患白内障、青光眼；嗅觉迟钝；味觉敏感性降低；皮肤感觉迟钝。

(2)心血管系统：心脏传导系统退行性变，易发生心脏传导阻滞；心肌、心瓣膜老化，心功能减退，出现心脏杂音；血管弹性减弱，动脉粥样硬化，使动脉压升高、静脉压降低，易发生直立性低血压。

(3)呼吸系统：胸廓呈桶状化，肺的弹性降低，肺活量降低，呼吸功能降低；气管黏膜纤毛运动减少，易有痰液潴留和肺部感染。

(4)消化系统：牙齿缺失，消化液分泌减少，胃肠蠕动减慢，导致消化不良和便秘。

(5)神经系统：脑组织萎缩，自主神经功能紊乱，导致记忆力减退、注意力不集中，严重者发生老年痴呆。

(6)泌尿生殖系统：肾血流量和肾小球滤过率减少，膀胱括约肌减弱、容积减少，常出现尿频、尿急、尿失禁及夜尿增多现象。男性睾丸萎缩纤维化，前列腺增生，常出现排尿困难或尿潴留。

(7)内分泌系统：甲状腺、肾上腺、胰腺等内分泌腺萎缩，各种激素分泌减少，导致老年人基础代谢率降低，易患糖尿病等。

(8)运动系统：骨质疏松、骨密度降低，易发生骨折；肌肉老化、肌力减退，易产生疲劳。

(9)免疫系统：免疫器官逐渐萎缩，免疫细胞数量减少，免疫功能减退。

(二)老年人的心理特点

1.认知方面

老年人回忆、机械记忆能力下降，记忆速度变慢，逻辑记忆能力没有明显下降。思维的敏捷性、灵活性及创造性明显减退。智力衰退。

2.情感与意志

老年人因个性、身体功能下降、社会角色转变、不良生活事件刺激等因素，易产生各种消极情绪，如易激动、自卑、焦虑、抑郁、悲伤等，甚至绝望。

3.性格与行为

老年人的人格较为稳定,人格改变主要表现为不同性质的行为障碍,如多疑、固执、保守、怀旧、发牢骚等。

(三)老年人的患病特点

1.临床表现不典型

老年人由于机体老化,反应性降低,对发热、疼痛等感觉不敏感,自觉症状轻微,起病较为隐匿,临床表现常不典型,易造成误诊或漏诊,给临床的早期诊断和及时、正确的治疗和护理带来困难。

2.多种疾病常并存

老年人由于全身各系统功能均存在不同程度的老化,代偿功能和防御功能降低,易患各种慢性疾病,且常同时患多种疾病。如同时患糖尿病、高血压、冠心病,这些疾病相互关联,相互影响促进,使病情复杂多变。

3.易发生并发症

老年人患病时易发生各种并发症,特别是神经、精神系统并发症。老年人大脑萎缩,中枢神经功能减退,脑动脉硬化易致脑供血不足,使老年人患病时易发生意识障碍或出现神经精神症状。老年人口渴中枢反应迟钝,对水和电解质的平衡代偿能力和耐受性较差,患病时常发生水和电解质平衡失调。长期卧床时易发生压疮、坠积性肺炎、血栓形成、肌肉失用性萎缩、直立性低血压、尿潴留等。严重者可因多器官功能衰竭而死亡。

4.病程长、病情重、预后较差

老年人易患慢性病,起病隐匿,当症状明显时,病情往往已发展到晚期严重的程度。老年人患病后病程长,加之易发生各种并发症,常难恢复到患病前的健康状态。

5.易发生药物的毒性反应

老年人常是多病并存,用药种类多,服药时间较长,药物之间相互作用导致不良反应增多。老年人肝、肾功能减退导致药物代谢速度减慢,药物易蓄积于体内,因此老年人容易发生药物的毒性反应。

三、老年人的日常生活能力评估

日常生活能力(activities of daily living,ADL)评估是对老年人处理日常生活的能力进行评估,以此判断老年人自理能力和独立生活能力。老年人自理功能状态常与健康水平有关,在很大程度上影响着老年人的生活质量。日常生活能力评估包括基础性日常生活能力、工具性日常生活能力、高级日常生活能力 3 个层次。ADL 常用的评定量表包括 Barthel 指数、Katz 指数、功能独立性评定量表等。

(一)基础性日常生活能力

基础性日常生活能力(basic activities of daily living,BADL)是指老年人在每天生活中与穿衣、吃饭、保持个人卫生等自理活动和坐、站、行走等身体活动有关的基本活动。ADL 是老年人最基本的自理能力,是评估老年人功能状态的基本指标,也是评估老年人是否需要照顾的指标。因患慢性疾病,生理功能损伤、身体各器官、各组织功能弱化而导致生活自理能力丧失的老年人称为失能老人。按照国际通行标准分析,吃饭、穿衣、上下床、上厕所、室内走动、洗澡 6 项指标中,1～2 项"做不了"的,定义为"轻度失能",3～4 项"做不了"的定义为"中度失能",5～6 项"做不了”的定义为“重度失能”。

(二)工具性日常生活能力

工具性日常生活能力(instrumental activities of daily living,IADL)是指老年人在家中或寓所内进行自我护理活动的能力,包括购物、家庭清洁和整理、使用电话和电器设备、付账单、做饭、洗衣等,这些活动多需借助或大或小的工具。IADL 要求老年人具有比日常生活能力更高的生理或认知能力,提示老年人是否能够独立生活并具备良好日常生活能力。

(三)高级日常生活能力

高级日常生活能力(advanced activities of daily living,AADL)反映老年人的智能能动性和社会角色功能,包括主动参加社交、娱乐活动、职业等。

四、社区老年人的健康护理与管理

社区护士应通过健康教育等方式,指导老年人采取有效可行的方法进行自我保健,维护自身的健康状况,提高生活质量。

(一)运动

适度的体力活动可促进血液循环,增强心肺功能,促进消化液分泌,增加肠蠕动,促进代谢产物的排出,延缓机体衰老的过程。老年人在运动中还可以消除寂寞感和失落感。

1.运动原则

老年人参加体育锻炼,除选择负荷较小的项目以外,还应量力而行,持之以恒,遵守 WHO 关于老年人健身的五项指导原则。

(1)应特别重视有助于心血管健康的运动:如散步、慢跑、游泳、骑车等,建议老年人每周进行3～5 次、每次 30～60 分钟的不同类型运动。年龄较大或体能较差的老人每次 20～30 分钟亦可。

(2)应重视抗阻训练:适度的重量训练在防止肌肉萎缩、减缓骨质丢失、维持各个器官的正常功能等方面均有重要作用。老年人应选择轻量、安全的重量训练,如举小沙袋、握小杠铃、轻拉弹力带,每次不宜时间过长,以免受伤。

(3)注意维持“平衡”体能运动:老年人体能运动的“平衡”应包括重量训练、弹性训练、肌肉伸展及心血管运动多种方面的运动。搭配内容应视个人情况如年龄、疾病、身体素质水平等因素而定。

(4)高龄老年人和体质衰弱者也应参加运动:久坐或久卧不动可加速老化。这部分老年人应尽量选择不良反应较小、安全度高的运动,如慢走、游泳等。

(5)关注与锻炼相关的心理因素,提倡持之以恒:由于体质较弱、体能较差、意志力减弱或伤痛困扰,部分老年人在运动时会产生一些负面情绪,如急躁、怕苦、因达不到预定目标而沮丧等,甚至半途而废,使锻炼达不到预期的效果。因此在指导老年人制订科学的健身计划时,还应同时关注他们可能会出现的负面情绪。

2.运动项目

适合老年人的健身与娱乐的活动项目比较多,应根据年龄、性别、体质状况、兴趣爱好、锻炼基础和周围环境等因素综合考虑,选择适宜的锻炼项目。适合于老年人的健身项目有散步、慢跑、太极拳、气功、球类运动、跳舞等。

3.运动注意事项

(1)注意运动安全:老年人要根据自己的年龄、身体状况和场地条件进行运动,确保有效和安全。运动前后要做热身和整理活动,以防发生心血管系统、骨关节组织的损伤。年老体弱、患有多种慢性病的老年人应根据医嘱运动。发热、头晕、急性疾病、心绞痛、呼吸困难等不适情况下应停止锻炼。

(2)运动量不宜过大:运动应循序渐进,不要操之过急。运动量和强度要以健康状况和体能为基础,由弱到强,动作由简单到复杂。各种功能锻炼要以肌肉不痛、人不感到疲劳为准。

(3)合理安排运动时间:刚开始运动时,运动时间不宜过长,形成规律后,可以每天运动 1~2 次,每次 30 分钟左右,一天运动总时间以不超过 2 小时为宜。老年人最好避开晨起锻炼,尤其冬天,晨起时空气寒冷,易诱发呼吸系统和循环系统疾病,增加猝死的危险。如在晨起锻炼,运动量应小一些。

(4)动作应柔和:行走、弯腰时动作不宜过快、过猛,以免跌倒或扭挫伤。转头或低头时不可用力过猛,防止因颈椎活动范围过大而使椎孔变窄,使本已硬化的动脉血管受压迫、扭曲而造成脑部供血不足。

(5)选择合适的运动场地:老年人较容易发生运动损伤,运动场地的质地要避免太硬或太滑,表面应平整,光线应充足。运动场地尽量选在空气清新、环境优美的操场、公园、树林、疗养院等地。恶劣天气时可选择在室内锻炼。

(6)自我监测运动强度:足够且安全的运动量对患有心血管疾病、呼吸系统疾病或其他慢性病患者尤为重要。运动自我监测最简易的办法是监测运动后心率。运动后最适宜心率(次/分)=170-年龄,身体健康者可用 180 做被减数。计算运动时心率应采用运动后即刻 10 秒钟心率乘以 6 的方法,而不是测量 1 分钟。监测时应结合自我感觉综合判断,如运动中出现胸闷、心绞痛等,应立即停止运动,及时治疗。运动结束后 3 分钟内心率恢复至运动前水平,说明运动量偏小;在 3~5 分钟内恢复至运动前水平,说明运动量适宜;在 10 分钟以上恢复者,或运动后感到疲劳、头晕、食欲减退、睡眠不良,说明运动量偏大,应减少运动量。

(二)饮食与营养

社区护士应根据老年人的生理特点,指导老年人选择合理的饮食,满足其营养需求,避免因饮食不当造成高血压、高脂血症、糖尿病和肥胖症等疾病的发生。

1.营养比例适当、搭配合理

老年人基础代谢率低,每天应适当控制热量摄入。适当摄入含优质蛋白的食物,如瘦肉、蛋、奶、豆制品等。避免高糖、高脂肪食物的摄入,提倡食用植物油和低盐饮食。多食富含膳食纤维、维生素、钙、铁的食物。每天饮水量在 1 500 mL 左右。食物种类要多样化,注意粗细搭配、植物性食物和动物性食物合理搭配,充分利用营养素之间的互补作用,以满足机体的需求。

2.食物烹饪合理

食物烹饪时间不宜过长,以保证营养成分不被大量破坏。可将食物加工成菜汁、菜泥、肉末、羹、膏等,以利于老年人进食,并促进营养物质的消化吸收。烹饪时注意色、香、味俱全。

3.恰当的进餐方式

有自理能力的老年人,应鼓励其自己进餐。进餐有困难者可用一些特殊餐具,尽量锻炼老年人自己进餐的能力。完全不能自己进餐者,应协助喂食,注意食物温度和进食速度。不能经口进食者,可在专业人员的指导下采用鼻饲或肠道高营养等方法为老年人输送食物和营养。

4.养成良好的进餐习惯

每天进餐定时定量，早、中、晚三餐占总热能比为 3∶4∶3。少量多餐，不宜过饱。饮食要有规律、不偏食、细嚼慢咽，不暴饮暴食、不食过冷过热和辛辣刺激的食物。戒烟、限酒、少饮浓茶。

5.注意饮食卫生

老年人抵抗力差，应特别注意饮食和餐具的清洁卫生，食用新鲜的食物，不吃变质和过期的食物。

(三)休息与睡眠

休息和睡眠是保证每天正常生活的基本要求。充足的休息和睡眠可以解除老年人的疲劳，缓解老年人精神上的压力，促进老年人的健康。

1.生活规律

指导老年人养成良好的活动与睡眠习惯，注意劳逸结合，自行掌握最佳的休息和睡眠时间。白天适度有规律的活动可以促进睡眠。

2.合理休息

老年人需要较多的睡眠时间，但是要注意睡眠的质量。合理的休息要穿插于一整天，不能集合在一段时间内，以免增加疲劳感。

3.情绪调整

情绪和性格对老年人的睡眠也有较大影响，应鼓励和帮助老年人适当地宣泄情绪，调整、维持良好的心态，促进睡眠。

4.睡眠卫生

注意创造良好的睡眠环境，卧室要清洁安全，温湿度适宜，避免光线和噪音的干扰。睡前不要进行剧烈运动，不要喝咖啡、浓茶，养成睡前泡脚的好习惯。选择舒适的睡眠用品，采取适当的睡眠姿势。

(四)心理保健

老年人由于身体器官功能降低、躯体疾病增多、丧偶等影响，易出现孤僻、焦虑、抑郁、悲观等心理。社区护士应指导老年人调整心态，正确面对疾病，增强心理承受能力，主动配合治疗；在不影响身体健康的前提下，鼓励老年人参加力所能及的工作和学习，以充实生活，发挥余热；培养丰富的业余爱好，增进生活情趣；鼓励老年人加强人际交往，主动结识新的朋友，减轻寂寞和烦恼。

(五)定期健康体检

指导老年人每年进行 1 次健康体检，体检内容包括体格检查、辅助检查及认知功能和情感状态的初筛检查。通过体检可全面了解自身的健康状况，及时发现可导致疾病发生的高危因素并进行自我保健，预防疾病的发生；还可发现尚未出现症状的隐匿性疾病，做到早期诊断和早期治疗。对患有慢性疾病的老年人通过定期检查，可保持病情稳定或减缓病情的进展。

(六)安全与防护

1.预防跌倒

老年人由于机体老化、脑组织萎缩、身体平衡能力下降、听力和视力减退、直立性低血压，或环境中存在危险因素如地面潮湿、不平、光线过暗等原因，容易发生跌倒。社区护士应通过健康教育等方式，让老年人认识到安全的重要性，并对老年人起居情况进行评估，与老年人或家属共同制订计划，预防跌倒。

(1)居室环境布局合理：生活环境的布局尽量符合老年人的生活习惯，室内布置无障碍物，家具的选择与摆设应有利于老年人的使用，方便、安全而舒适。地面应防湿防滑，盥洗室安装坐便器和扶手。

(2)居住环境照明良好：老年人居住的环境应有足够的采光，夜间室内应有照明，特别在卧室与卫生间之间应有良好的夜间照明设施。光线应分散柔和，避免强而集中的光线。

(3)穿着合体：老年人的衣裤不宜过长、鞋不宜过大，以免影响行走。鞋袜合脚，以利于行走时身体保持平衡。尽量不穿拖鞋。

(4)预防直立性低血压：老年人在变换体位时动作不宜过快，尤其起床要慢，以防止直立性低血压。洗澡时间不宜过长，水温不宜过高，提倡坐式淋浴。对有直立性低血压者，尽量夜间不去上厕所，在睡前准备好夜间所需物品和便器，需要下床时应有人陪伴。

(5)注意外出安全：老年人外出时应避开拥堵时段，遵守交通规则，穿戴色彩鲜艳的衣帽，以便于路人和驾驶员识别，减少受伤的危险。

2.预防坠床

老年人的床不宜过高，在条件允许的情况下尽量选择宽大舒适的床，必要时加床档或请专人陪护。

3.预防呛噎

平卧位进食或进食过程中说话、看电视、进食速度过快等易发生呛噎。因此，老年人进食时应尽量采取坐位或半卧位。进食时应集中注意力，不要说话或看电视。吃干食易发噎者，进食时准备水；进稀食易呛者，可将食物加工成糊状。

4.用药安全

老年人易患病，需要经常使用药物。机体生理功能降低影响老年人对药物的吸收、分布、代谢、排泄，易发生药物不良反应。社区护士应帮助老年人正确合理用药，避免不必要的不良反应。

(1)遵医嘱用药：用药种类宜少，服用的药物应有明确的标志，详细注明服用的时间、剂量和方法，以防止发生药物过量、误服等意外。

(2)注意服药安全：指导老年人服药时应取立位、坐位或半卧位，避免取卧位，以避免发生呛咳。用温水服药后，再多饮几口水，使药片能顺利咽下，避免因药片粘在食管壁而使局部黏膜受到刺激，并影响药物的吸收。

(3)观察药物不良反应：定期检查老年人服药的情况，指导家属协助监督其准确合理用药。服药后注意观察，如有不良反应，应及时就医。

5.防止感染

老年人免疫力低下，对疾病的抵抗力较弱，不要到人多的公共场合。应尽量避免患者之间相互走访，尤其是患有呼吸道感染或发热的老年患者。

五、社区老年人常见身心健康问题的护理与管理

(一)便秘

便秘是老年人常见的胃肠道健康问题，发病率可达10%～20%，长期卧床者更高。便秘常见的原因有肠道病变、饮食结构不合理、排便习惯不良、精神因素、疾病与药物影响等。老年人长期便秘可诱发痔疮、高血压及心脑血管意外等，社区护士应对老年人进行健康教育，积极预防老年人便秘。

1.培养良好的饮食习惯

饮食应定时定量，摄入富含纤维素的食物，如蔬菜、水果、粗粮等，适当增加饮水量。

2.养成良好的排便习惯

应定时排便，排便时不看书报、集中精神。避免用力排便，以防发生脑血管意外。

3.适当运动

每天应进行适当的运动，用手掌做腹部环形按摩，促进肠蠕动，避免久坐久卧。

4.药物治疗

遵医嘱口服缓泻药或使用简易通便药，促进排便。

(二)骨质疏松症

骨质疏松症是一种全身骨代谢性疾病，主要临床表现为骨痛、骨折和身高缩短。骨质疏松症是老年人的常见疾病，社区护士应指导老年人采取措施预防、延缓骨质疏松症的发生或降低骨质疏松的程度。

1.摄入足够钙质和维生素 D

老年人应首选饮食补钙，多食奶制品、豆类、鱼类等含钙丰富的食物；其次可遵医嘱适当补充维生素 D 和钙制剂；必要时雌激素替代治疗。

2.坚持户外活动

运动时肌肉收缩对骨骼产生的刺激可增加肌肉的张力和骨密度。阳光中的紫外线能促成皮肤内合成维生素 D，促进肠道对钙的吸收。户外活动时应注意安全，预防跌倒。

3.减少其他影响因素

长期吸烟、饮酒可降低全身骨量，应戒烟限酒。少喝咖啡、浓茶及碳酸饮料，以免影响钙的吸收。

(三)离退休综合征

离退休综合征是指老年人在离退休后由于不能适应新的社会角色、生活环境和生活方式的变化而出现的一种适应性障碍。主要表现为坐卧不安、行为重复、做事犹豫不决、注意力不集中，容易做错事，情绪波动大，容易急躁和发脾气，敏感多疑，有些则有失眠、心悸、多梦等症状。社区护士应从多方面给予心理指导。积极开展老年人心理健康教育，普及心理卫生知识；指导老年人合理安排退休后的生活，做一些力所能及的工作；开展老年活动，培养老年人业余爱好和学习兴趣，寄托精神。帮助老年扩大社交，排解寂寞。

(杜丽萍)

第四节　社区残疾人的护理健康管理

由于人口老龄化、慢性疾病及意外伤害等因素，我国残疾人口正处于快速增长时期。残疾人是我国社区卫生服务的重点人群之一，社区护士应了解残疾人的社区康复知识和技能，为残疾人群提供有关残疾预防、康复和护理方面的服务，促进社区残疾人的健康。

一、概述

(一)基本概念

1.残疾

残疾是指因各种躯体、身心、精神疾病或损伤及先天性异常所致的长期、持续或永久性的器官或系统的缺损或功能障碍状态,这些功能障碍必须明显影响身体各项生理活动、日常生活活动及社会交往活动。

WHO将残疾分为残损、残能、残障三类。残损是指各种原因所致的身体结构器官或系统的生理功能及心理出现异常,影响其部分正常功能。残能是指日常独立生活活动能力部分或全部丧失。残障是指参加社会活动、与他人交往和适应社会能力的部分或全部障碍。

2.残疾人

残疾人是指生理功能、解剖结构、心理和精神损伤异常或丧失,部分或全部失去以正常方式从事正常范围活动的能力,在社会生活的某些领域中处于不利于发挥正常作用的人。

3.社区康复

社区康复是指在社区和家庭层次上对所有病、伤、残者采取的综合康复服务。社区康复为病、伤、残者提供更多平等的康复机会,其实施依靠病、伤、残者自身和他们的家属、所在社区,以及相应的卫生、教育、劳动就业与社会服务等部门。

4.社区康复护理

社区康复护理是指在社区康复过程中,根据总体康复医疗计划,在社区层次上,以家庭为单位,以病、伤、残者为中心,充分利用社区及家庭资源,对社区病、伤、残者进行适宜的功能促进护理,最大限度地恢复其功能,以平等的资格重返社会。

(二)社区康复护理的对象和工作内容

1.社区康复护理的对象

(1)残疾人:包括残损、残能、残障者,如视力障碍、听力障碍、言语障碍、肢体障碍、精神障碍等,是社区康复护理的主要对象。

(2)老年人:老年人由于脏器和器官功能逐渐衰退,导致功能障碍和慢性病,影响老年人的健康,需要进行康复护理。

(3)慢性病患者:包括智力残疾、精神残疾、感官残疾,以及心肺疾病、癌症、慢性疼痛等以慢性病的形式表现出的各种功能障碍。

2.社区康复护理的工作内容

(1)参与残疾预防工作:依靠社区的力量,落实残疾预防的措施,如进行免疫接种,预防急性脊髓灰质炎等致残性疾病的发生。开展社区健康教育,如健康生活方式指导、优生优育指导及安全防护指导等,预防残疾发生。

(2)开展社区康复护理服务:社区护士在康复医师的指导下与其他社区康复专业人员配合,对康复对象进行康复训练指导和心理护理,内容包括教育康复、职业康复、社会康复和独立生活指导等。

(3)协助社区康复转介服务:社区护士应协助社区康复转介服务,掌握转介服务的资源与信息,了解康复对象的需求,提供有针对性的转介服务。

(4)开展社区残疾普查:在本社区范围内,对社区残疾人员分布、社区康复资源及社区居民对康复护理的需求进行调查，进行资料整理分析，为残疾预防和制订康复护理计划提供依据。

二、社区残疾人的康复护理与管理

社区残疾人的康复护理和管理是动员和利用社区、家庭和个人的资源，采用护理程序的方法对社区残疾人进行护理和管理。

（一）社区残疾人的康复护理评估

社区护士通过观察、访谈、社区调查、既往资料分析、护理体格检查等方法进行社区残疾人的康复护理评估。

1.社区评估

评估社区地理环境和社会环境、社区健康状况、社区康复人群、社区康复机构与设置等。

2.家庭评估

评估患者的家庭结构、家庭功能、家庭环境及家庭资源等。

3.患者评估

评估内容包括患者的一般资料、现在和既往的健康状况、心理社会文化状况、护理体检和康复评定。社区护理康复评定内容包括运动功能评定、日常生活活动能力评定、认知功能评定等。

（二）社区残疾人的康复护理诊断

社区康复护理诊断重点关注各种伤病所致的功能障碍状况，应根据残疾人功能障碍的性质、程度、范围、心理状态、生活环境等进行综合分析，确定康复护理诊断。常见的社区康复护理诊断有：自我照顾能力不足、适应能力降低、活动能力障碍、思维改变、能量供应失调、沟通障碍、照顾者角色困难、家庭应对无效等。

（三）社区残疾人的康复护理计划

根据患者健康问题的轻、重、缓、急对康复护理诊断进行排序，确定康复护理目标，制订具体的康复护理措施。康复护理目标涵盖康复护理的意向、状态或情况，包括长期目标和短期目标，应由患者、家庭、护士和其他康复成员一起制订。患者和家属对执行康复计划和康复结果负有直接责任。

（四）社区残疾人的康复护理实施

根据康复护理计划，对患者的家庭康复护理环境进行改造，按照循序渐进的原则协助患者进行各项康复训练。

1.环境改造

理想的康复环境有利于实现康复目标，患者居住环境应采用无障碍设施。居室应有直接采光和自然通风，有良好的朝向和视野；地面平坦、防滑；房门以推拉式为宜，门把手宜采用横执把手；居室布局及家具摆放应便于轮椅通行；门把手、各种开关的高度均应低于一般常规高度，以适合乘轮椅者使用；走廊、卫生间等的墙壁上应设有扶手，便于患者行走和起立。

2.基础护理

做好皮肤、口腔的卫生，保持患者的清洁和舒适。合理饮食，保证患者的营养摄入。

3.日常生活活动能力训练指导

日常生活活动是指人们为独立生活而每天必须进行的与衣、食、住、行、交往密切相关的最基本动作，反映人们在家庭和社区中的基本能力。日常生活活动训练可使残疾人在家庭和社会生活中尽量不依赖或部分依赖他人而完成各项功能活动。

日常生活活动训练的基本方法:首先将日常活动的某些动作分解成简单的运动方式,从易到难,结合护理特点进行床旁训练;根据患者残疾程度选择适当的方法完成每个动作;要以能完成实际生活动作为目标进行训练;若患者肌力不足或缺乏协调性,可先做一些准备训练;在某些情况下,可应用自助具做辅助。

(1)饮食训练:创造良好的进餐环境,选择适合患者功能状态的餐具。①进餐体位训练:宜采取半坐卧位。坐起训练时应指导患者用健侧手和肘部的力量坐起,或由他人协助坐起,注意坐稳;若不能坐起进餐,应采取健侧在下的侧卧位。②进食动作训练:食物及用具放在便于使用的位置上,帮助患者用健手把食物放在患手中,再由患手将食物放于口中,以训练患、健手功能的转换。③咀嚼和吞咽训练:吞咽困难者必须先做吞咽动作的训练后再行进食训练,确定无噎呛危险并能顺利喝水时,可试行自己进食。先用浓汤类等流质食物逐步过渡到半流质再到普食,从少量饮食过渡到正常饮食。

(2)排泄功能训练:①排尿训练应尽早进行,循序渐进。急迫性尿失禁者,训练患者在特定时间排尿;压力性尿失禁者,指导患者进行盆底肌肉训练;反射性尿失禁者,采用指尖轻叩耻骨上区、摩擦大腿内侧、捏腹股沟、听流水声等辅助措施刺激排尿。②排便训练时应注重患者的排便习惯和时间,训练定时排便,调整饮食结构,指导腹部按摩方法。排便困难时可配合使用缓泻剂,帮助排便。对无排便能力者,可采取"手法摘便"。

(3)个人卫生训练:根据患者残疾情况,尽量训练患者自己洗漱、如厕、洗浴,即移至洗漱处、开关水龙头、洗脸、洗手、刷牙;移至卫生间,完成排便活动;移至浴室,完成洗浴过程,移出浴室。

(4)更衣训练:要在患者能坐位平衡时进行更衣训练,选用大小、松紧、厚薄适宜、易吸汗、便于穿脱的衣服、鞋袜。对穿戴假肢的患者要注意配合义肢穿戴。如偏瘫患者穿衣时应先穿患肢,脱衣时先脱健肢。截瘫患者若能坐稳,可自行穿脱上衣,穿裤子时,可先取坐位,将下肢穿进裤子,再取卧位,抬高臀部,将裤子提上、穿好。

(5)床上运动训练:目的是防止压疮和肌肉挛缩,保持关节良好的功能位置。

卧位:根据患者的具体情况选择合适的卧位,如偏瘫患者以向健侧卧位为宜,截瘫和四肢瘫患者宜两侧轮流侧卧。

翻身训练:指导和协助患者进行床上翻身训练。翻身训练有主动和被动两种方式。①主动翻身训练是最基本的翻身训练方法,患者侧卧,躯干后垫枕,先被动地使躯干稍向后倾斜,然后鼓励其恢复到原来的侧卧位;②患者不能主动翻身时,应协助患者进行被动翻身。向健侧翻身时,先旋转上半部躯干,再旋转下半部躯干。向患侧翻身时,将患侧上肢放置于外展90°的位置,再让患者自行将身体转向患侧。

坐位及坐位平衡训练:病情允许时应鼓励患者尽早坐起。长期卧床患者坐起时,易发生直立性低血压,因此宜先从半坐位开始。坐位训练时,可按照从抬高床头-半坐位-坐位的过程进行训练。早期可利用靠背支架、借上肢拉力坐起。坐稳后,可左右、前后轻推,训练其平衡力。

四肢及躯干运动训练:①关节活动训练:若患者能完成主动运动,应指导其主动进行各关节的功能训练。若患者不能进行主动训练,应协助其进行上肢和下肢关节被动运动。患肢所有关节都应按照关节的各个轴进行全范围的被动运动,活动时社区护士一手固定近端关节,另一手支持关节远端,活动到最大幅度时可做短暂维持。各关节训练均应在双侧分别进行,按照从大关节到小关节顺序进行,动作应缓慢柔和。②骨盆运动训练:可为站立做准备。患者仰卧位,双腿屈膝,足踏在床上,将臀部主动抬起,保持骨盆成水平位,维持一段时间后慢慢放下。③肢体控制能力训练：指导患者进行上肢控制能力训练，包括手臂和肘控制能力训练、腕指伸展能力训练。下肢控制能力训练，如髋、膝屈曲训练，踝背屈训练，下肢内收、外展训练，可为以后行走训练做准备。

立位及立位平衡训练：当患者能自行坐稳且下肢肌力允许时，可进行立位及立位平衡训练。可依次协助患者进行扶站、平衡杠内站立、独立站立及单足交替站立。站立时注意保护患者，尤其是高龄或体质较弱者，防止发生意外。可给予辅助器械协助。

(6)移动训练：残疾人因某种功能障碍，不能很好地完成移动动作，需借助手杖、轮椅等完成，严重者需靠他人帮助。移动训练可以帮助患者学会移动时所做的各种动作，独立完成日常活动。①行走训练：行走训练前，先练习双腿交替前后迈步和重心的转移。若有条件可让患者初期在平行杠内进行步行训练，待患者能完成平行杠内行走，则可进行扶持步行训练、独立行走训练或拐杖行走训练。扶持患者行走训练时，扶持者应站在患者患侧，以保护患者。②上下楼梯训练：偏瘫患者扶栏上楼梯时，健手扶栏，先将患肢伸向前方，用健足踏上一级，带动患肢踏上与健肢并行；下楼时，健手扶栏，患肢先下，然后健肢。借助手杖上楼梯时，先将手杖立在上一级台阶，健足蹬上，然后患足跟上与健足并行；下楼梯时，先将手杖立在下一级台阶，患肢先下，然后健肢。

(7)轮椅训练：轮椅是残疾者使用最为广泛的辅助性工具，轮椅的使用应视患者的具体情况而定，应按处方要求配置和使用轮椅。社区护士应指导患者训练从床移到轮椅、从轮椅移到床上及轮椅与厕所便器间的转移。要反复练习，循序渐进；尽量发挥患者的功能，多练习肢体的柔韧性和力量；注意保护，以防意外。

4.言语训练

言语训练包括听力理解训练、阅读理解训练、发音训练、言语表达训练、书写训练等。

(1)向患者解释言语锻炼的目的、方法，鼓励患者讲话，帮助其消除羞怯心理，增强信心，提供练习机会。

(2)训练过程中应尊重患者，语言通俗易懂，语速要慢，最好采用提问式，便于患者回答。对于交流有困难的患者可辅以手势、实物、卡片等。

(3)训练应根据患者语言障碍的情况，选择合适的环境和时间进行训练。

5.心理护理

残疾人有其特殊的、复杂的心理活动，包括精神、心理障碍和行为异常。社区护士应理解、同情患者，针对残疾者的不同心理状态，给予心理疏导。指导患者正确认识自身的疾病，鼓励患者通过各种方式倾诉内心的痛苦体验，给予患者精神上的支持和鼓励；动员患者的家庭支持系统，帮助患者重塑人格，接受现实，树立信心，积极参与康复训练，促进患者心理健康。

6.常见并发症的预防和护理

(1)压疮：对患者及家属进行预防压疮知识和技能的指导，如鼓励和协助患者定期翻身，使用软枕等保护骨隆突处和支持身体空隙处，对压疮易发部位经常给予按摩。局部出现红肿的，应减轻受压、促进血液循环；局部出现疮面的，给予消炎、预防感染治疗；局部有坏死的，消除坏死组织，配合预防措施，以促进新的肉芽组织和表皮增生。

(2)关节挛缩畸形：注意保持肢体的功能位，必要时采取相应的措施改变肢体的紧缩程度；定时更换体位，及时纠正不正确的体姿；定期进行关节可动域的功能训练。

(3)肩关节半脱位：重点是预防，平时勿拖拉患肢；卧床时患肩下垫枕，以防肩后伸；坐位时手应放在面前的桌子上，坐轮椅时应使用一块搭板，双手托在搭板上；平常活动时患肢可以使用吊带,以减轻疼痛;鼓励患者适当加强肩关节的功能锻炼。

(五)社区残疾人的康复护理评价

评价内容包括社区康复组织管理评价、康复护理程序评价及护理效果评价。其中重点是评价康复护理效果,如患者及其家属对相关康复知识和技能的掌握情况,患者功能改善的状况,对康复训练的参与、合作程度,康复护理目标的实现程度等。评价需要社区护士、患者及其他康复成员一起参加,比较患者的健康状况与预期的护理目标。若康复护理目标完全实现,说明康复护理措施有效,可继续执行或终止;若目标部分实现或未实现,应分析原因,及时修改康复护理计划。

(杜丽萍)

第五节　社区慢性病的护理健康管理

20 世纪中叶以来,全球疾病谱和死因谱发生了重大变化,无论发达国家还是发展中国家,都出现了以心脏病、脑血管病、糖尿病、恶性肿瘤等在疾病谱和死因谱中占主要位置的趋势,慢性病已成为 21 世纪危害人们健康的主要问题。慢性非传染性疾病,简称慢性病,是对一组疾病的概括性总称、而不是特指某种疾病。起病隐匿、病程长且病情迁延不愈,无传染性,可预防,不可治愈,预防和治疗难以区分。对人群生活质量和生命质量危害最大的主要是心、脑、肾血管病、肿瘤和糖尿病,由于其发病与不良生活方式密切相关,故又称为“生活方式病”。慢性病通常具有下述特点:“一因多果,一果多因,多因多果,互为因果”;患病率高,而知晓率、治疗率、控制率低;临床治疗效果较差,预后不好,并发症发病率高、致残率高、死亡率高;病程迁延持久,为终生性疾病,需要长期管理;诊断治疗费用较高,治疗的成本效益较差,对卫生服务利用的需求高。

一、分类

按照国际疾病系统分类法(ICD-10)标准将慢性病分为以下 7 种。

(一)精神行为障碍

老年性痴呆,精神分裂症,神经衰弱,神经症(焦虑,抑郁,强迫)等。

(二)呼吸系统疾病

慢性支气管炎,肺气肿,慢性阻塞性肺疾病等。

(三)心脑血管疾病

高血压,动脉粥样硬化,冠心病,脑血管疾病,肺心病等。

(四)消化系统疾病

慢性胃炎,消化性溃疡,胰腺炎,胆石症,胆囊炎,脂肪肝,肝硬化等。

(五)内分泌,营养代谢疾病

血脂异常,糖尿病,痛风,肥胖,营养缺乏等。

(六)肌肉骨骼系统和结缔组织疾病

骨关节病,骨质疏松症等。

(七)恶性肿瘤

肺癌,肝癌,胃癌,食管癌,结肠癌,乳腺癌,子宫癌,前列腺癌,白血病等。

二、慢性病的流行概况及社会危害

(一)慢性病的流行概况

根据世界卫生组织(WHO)报告,多年前,全球总死亡人数为5 800万,其中近3 500万人死于慢性病,中国慢性病的死亡人数占了750万。

1.西方发达国家流行概况

在西方发达国家慢性病在总发病或死亡中占相当大部分比例。美国"全国生命统计报告"报道了前10位的死因,其中有7类为慢性病,占总死亡数的71.2%。死因第一、第二位分别为心脏病与恶性肿瘤,占总死因的52.6%。由此可见在美国,全部死亡人数的一半以上是由这两类疾病引起。常见慢性病的病因主要和吸烟、高脂饮食等不良生活习惯方式,职业暴露、环境污染等有关。

2.我国流行概况

我国慢性病发病和患病情况用八个字概括"发展迅速,形势严峻"。《中国慢性病报告》显示近3亿人超重和肥胖,慢性病患者约2.8亿。据30个市和78个县(县级市)死因(ICD-10)统计,城市居民前十位死因为恶性肿瘤、脑血管病、心脏病、呼吸系统疾病、损伤及中毒、消化系统疾病、内分泌营养和代谢疾病、泌尿生殖系统疾病、精神障碍、神经系统疾病,合计占死亡总数的92.0%。与城市比较,农村居民前十位死因及顺位有所不同,农村居民前十位死因为呼吸系统疾病、脑血管病、恶性肿瘤、心脏病、损伤及中毒、消化系统疾病、泌尿生殖系统疾病、内分泌营养和代谢疾病、肺结核、精神障碍,合计占死亡总数的91.9%。

(二)慢性病的社会危害

1.严重危害人群健康

慢性病不仅发病率高,致死率和致残率也不断上升,而且病程长,多为终生性疾病,预后差。慢性病对人群健康的影响还表现在造成患者的心理创伤和对家庭的压力,慢性病首次发作,可使患者产生不同程度的心理反应,轻的出现适应障碍、主观感觉异常、焦虑等,重的可出现愤怒、失助、自怜等心理过程。在慢性病反复发作或出现严重的功能障碍时,又出现失望、抑郁、甚至自杀倾向等。慢性病对家庭的影响是长期的。若家中有一个长期卧床不起的患者,长时间的陪护、转诊,帮助料理生活起居,患者种种异常心理的发泄等都会严重影响家庭成员,消耗家庭经济积蓄和家人精力。

2.经济负担日益加重

慢性病发病率的上升,成为卫生费用过快增长的重要原因。慢性病给个人、家庭、社会和国家带来沉重的经济负担。在某些地区,慢性病与贫困的恶性循环,使人们陷入"因病致贫,因病返贫"的困境。

三、慢性病致病的主要危险因素

危险因素是指机体内外存在的使疾病发生和死亡概率增加的诱发因素,可分为可控制危险因素和难以控制的危险因素。可控制危险因素包括吸烟、酗酒、运动不足、不合理膳食、职业暴露、病原体感染和社会精神心理因素等;难以控制危险因素包括家族遗传、年龄、性别等。慢性病的发生与流行是多个危险因素之间的交互作用和协同作用。而并非单个因素作用的简单相加。

(一)吸烟

吸烟危害健康已是众所周知的事实。香烟点燃后产生对人体有害的物质主要有醛类、氮化物、烯烃类、尼古丁类,可刺激交感神经,胺类、氰化物和重金属,这些均属毒性物质;苯丙芘、砷、镉、甲基肼、氨基酚、其他放射性物质,这些物质均有致癌作用;酚类化合物和甲醛等,这些物质具有加速癌变的作用;一氧化碳能减低血氧含量。

流行病学调查表明,吸烟是肺癌的重要致病因素之一。吸烟者患肺癌的危险性是不吸烟者的 13 倍,如果每天吸烟在 35 支以上,则其危险性比不吸烟者高 45 倍,肺癌死亡人数中约 85% 由吸烟造成。吸烟者如同时接触化学性致癌物质(如石棉、镍、铀和砷等)则发生肺癌的危险性将更高。吸烟与唇癌、舌癌、口腔癌、食管癌、胃癌、结肠癌、胰腺癌、肾癌和子宫颈癌的发生都有一定关系。许多研究认为,吸烟是许多心、脑血管疾病的主要危险因素,烟雾中的尼古丁和一氧化碳是公认的引起冠状动脉粥样硬化的主要有害因素。吸烟者发生卒中的危险是不吸烟者的 2～3.5 倍,如果吸烟和高血压同时存在,卒中的危险性就会升高近 20 倍。吸烟也是慢性支气管炎、肺气肿和慢性气道阻塞的主要诱因之一,吸烟者患慢性气管炎较不吸烟者高 2～4 倍,且与吸烟量和吸烟年限成正比例,吸烟患者肺功能检查显示呼吸道阻塞,肺顺应性、通气功能和弥散功能降低及动脉血氧分压下降。吸烟可引起胃酸分泌增加,烟草中烟碱可使幽门括约肌张力降低,使胆汁易于反流,从而削弱胃、十二指肠黏膜的防御因子,促使慢性炎症及溃疡发生。

(二)过量饮酒

酒是一种高热量无营养的化合物。过量饮酒是指每天饮酒量超过 4 个标准杯(相当于 2 瓶啤酒或 1 两 56 度白酒)的酒量,每周饮酒超过 5 次。

酒精对食管和胃的黏膜损害很大,会引起黏膜充血、肿胀和糜烂,导致食管炎、胃炎、溃疡病。酒精主要在肝内代谢,对肝脏的损害特别大,饮酒可致脂肪沉着于肝细胞,使肝脏肿大,发生脂肪肝。研究表明,平均每天饮白酒 160 g,有 75%的人在 15 年内会出现严重的肝脏损害,可导致酒精性肝硬化,肝癌的发病与长期酗酒也有直接关系。酒精影响脂肪代谢,升高血胆固醇和甘油三酯,会使心脏发生脂肪变性,严重影响心脏的正常功能。大量饮酒会使心率增快,血压急剧上升,扩张脑部血管,增加脑出血的危险性。因为酒精中不含营养素,经常饮酒者会食欲下降,进食减少,势必造成多种营养素的缺乏,特别是维生素 B_1、维生素 B_2、维生素 B_{12} 和叶酸的吸收。酒精可使几种不同癌症发生的危险性上升,如口腔癌、食管癌和胃癌。饮酒与吸烟的危害具有协同作用。长期饮酒,当血液中的酒精浓度达到 0.1%时,会使人情绪激动;达到 0.2%～0.3%时,会使人行为失常;长期酗酒,会导致酒精中毒性精神疾病。

(三)不合理膳食

合理膳食是指一日三餐所提供的营养必须满足人体的生长、发育和各种生理、体力活动的需要。慢性病的发生和人们膳食方式与结构有很大关系,每天脂肪摄入量超过 80 g,发生乳腺癌、结肠癌的危险性明显增加;食物中纤维素摄入量不足,结肠癌、直肠癌等肠道肿瘤发病的危险性增高。食物中的维生素不足,如维生素 A 缺乏与乳腺癌、肺癌、胃癌、肠癌、皮肤癌及膀胱癌的发生有关。经常食用霉变、腌制和烟熏制食物的食物发生肝癌、食管癌和膀胱癌的危险性增加。血总胆固醇、低密度脂蛋白和甘油三酯水平均与冠心病发生呈正相关,高脂肪、高胆固醇和低膳食纤维饮食是冠心病、脑卒中等动脉粥样硬化样疾病的危险因素。高脂肪膳食可以导致胰岛素抵抗,增加 2 型糖尿病发病的危险;长期高热量饮食也增加了糖尿病的发病危险。个体每天钠摄入与血压呈正相关，钾、钙的摄入量与血压呈负相关。膳食因素中与慢性病发生有关的，还有微量元素缺乏、食物的加工与烹调以及进食方式等。

（四）超重与肥胖

超重和肥胖的定义是指可损害健康的异常或过量脂肪的累积，体质指数（body mass index，BMI）是体重/身高的平方（kg/m^2），对男女和各年龄的成人都一样，是最有用的人体超重和肥胖衡量标准。

超重或肥胖者同时伴有糖尿病或糖调节受损、高血压、高总胆固醇血症和（或）低高密度脂蛋白胆固醇血症、全身或腹部肥胖、高胰岛素血症伴胰岛素抵抗等这些异常的集中体现，即代谢综合征。这些代谢异常大多是心脑血管病重要的危险因素，急性冠心病的发生率随 BMI 的上升而增加，BMI≥28 者相对于 BMI 正常者缺血性脑卒中的发病危险高 2.2 倍、高总胆固醇血症检出率高 3.0 倍，胆结石的患病率高 4 倍，脂肪肝的检出率亦明显增加。腹型肥胖（腹部脂肪累积过多，又称苹果型身材）者，比身体其他部位（如四肢等）肥胖者，风险更大，更容易出现糖代谢和脂代谢异常。在癌症中，与超重有密切关系的有停经后的乳腺癌、子宫内膜癌、膀胱癌与肾癌。肥胖还可以引起睡眠呼吸暂停综合征、高尿酸血症和痛风等。

（五）缺少体力活动

由于城市化、现代化，缺乏体力活动现象相当普遍。人群中 11%～24%的人属于静坐生活方式，还有 31%～51%的人体力运动不足，大多数情况下每天活动不足 30 分钟，目前有 68%的人没有达到推荐的有益健康的体力活动量。静坐生活方式是全球死亡的第 8 位主要危险因素，导致的疾病负担占全球总负担的 3%～4%。缺乏体力活动可使人体超重与营养分布不均衡，是慢性病主要危险因素之一，其与冠心病、高血压、脑卒中、糖尿病、多种癌症、骨质疏松、龋病等发生有关。缺少体力活动还会导致骨质疏松、情绪低落、关节炎等疾病。而体力活动可以对体重、血脂、血压、血栓形成、葡萄糖耐量、胰岛素抵抗性、某些内分泌激素等发挥作用，使其产生有利于机体健康的变化，从而减少发病的危险。

（六）病原微生物感染

流行病学调查和分子生物学的研究发现，癌症与病原体特别是病毒感染之间确实存在着密切关系。与恶性肿瘤关系密切的主要感染：幽门螺杆菌感染与胃癌；肝炎病毒（HBV、HCV）与原发性肝细胞癌；人乳头瘤状病毒（HPV）与宫颈癌；EB 病毒与各种 B 淋巴细胞恶性肿瘤、鼻咽癌；艾滋病病毒（HIV）与非霍奇金淋巴瘤等。

（七）不良社会心理因素

社会心理因素对慢性病发生也有很大影响，人体疾病的发生发展，不仅和人与自然环境的关系是否协调有关，而且受到社会的制约，特别是与社会变故，与一定时期内社会生产的发展水平及社会文化环境密切有关。紧张的社会事件如战争、空袭、社会动乱可引起人们罹患各种心身疾病。长期压抑和不满，过于强烈的忧郁、悲哀、恐惧、愤怒，遭受巨大心理打击而不能及时自拔易诱发癌症。消极的情绪状态对疾病的发生和发展，病程和转归都起着不良作用。心理紧张刺激与高血压、溃疡病、脑血管意外、心肌梗死、糖尿病、癌症等发病率的增高有一定的关系。一般认为心理上的丧失感，对于健康的危害最大。这种丧失感可以是具体的事或物，如亲人死亡等；也可以是抽象的丧失感，如工作的失败等。其中尤以亲人（如配偶）死亡的影响更大。研究表明，丧偶或亲人死亡能引起个体一种绝望和无援的情绪反应，此时个体难以从心理和生物方面应付环境的需求。精神分析学家 Dianbar 认为，诸如冠心病、高血压性心脏病、心律失常、糖尿病等和人格特征有关。“A 型行为类型”被称为“冠心病易患模式”，这种行为类型与冠心病有密切联系。“C 类人格特征”者癌症患病率较高。人格特点和行为方式与疾病有着密切的联系，它既可作为许多疾病的发病基础，又可改变疾病的过程。因此，对待某种疾病的态度及其与人格有关的反映方式，可影响疾病的转归。

四、社区常见慢性病的干预与管理

社区常见慢性病的干预与管理的实质是三级预防工作的具体落实，以一级预防为主，二级、三级预防并重，主要面向三类人群，一般人群、高危人群和患病人群；重点关注三个环节：危险因素控制、早诊早治和规范化管理；注重运用三个手段：健康促进、健康管理和疾病管理。围绕高血压、糖尿病、心脑血管病、肿瘤等重点慢性病，积极开展社区防治和健康教育，重视高危人群管理，控制社会和个人危险因素，减少疾病负担。慢性病干预与管理工作重点针对：烟草使用、不合理膳食、身体活动不足三种行为危险因素；超重和肥胖、血压升高、血糖升高和血脂异常四种生物学指标异常；以及心脑血管病、恶性肿瘤、慢性呼吸系统疾病、糖尿病四类慢性病。

(一)高危人群的早期发现与管理

1.确定高危人群

结合辖区慢性病流行特点和人、财、物力投入情况，提出高危人群的判断标准。高危人群判断标准的需遵循以下原则：①按慢性病危险度评估方法科学确定判定指标及其水平。②指标不宜过多，易于操作，成本低，便于推广。③高危人群的判定标准具有阶段性，可随支持性环境建设、卫生投入、技术投入、社会参与力度的不断改善逐步下调，从而覆盖更多的对象。建议把具有吸烟、肥胖、血压正常高值、糖调节受损(含空腹血糖受损和糖耐量低减)和高脂血症中任何一项的个体列为慢性病的高危个体。

2.高危人群的干预和管理

为防止或延缓高危人群发展为慢性病，高危人群需要定期监测危险因素所处水平，不断调整生活方式干预强度，必要时进行药物预防。疾病控制机构和医疗卫生机构对高危人群在群体和个体水平实施针对性的健康教育和健康管理。高危人群个体化的健康管理包括以下内容。

(1)收集危险因素信息：危险因素水平可为生活方式干预和药物预防提供依据。如对于血压正常高值者，每半年测量血压一次；对于超重、肥胖，每季度测量体重一次；对于糖调节受损(含空腹血糖受损和糖耐量低减)者，每年测血糖一次；对于血脂异常者，每年测甘油三酯和总胆固醇一次；对于吸烟者，每半年询问一次吸烟情况。对伴有多种危险因素和同时伴有其他慢性病的患者，监测频率还需加强。

(2)强化生活方式干预：高危个体需采取连续性强化生活方式干预，最好纳入系统的健康管理体系。干预的内容主要包括合理膳食、减少钠盐摄入、适当体力活动、缓解心理压力、避免过量饮酒等。强化生活方式干预需要坚持以下原则：①强度适中，循序渐进，针对个体情况，医患共商，确定干预可能达到的阶段性目标。②长期坚持良好的生活方式，逐步形成习惯。③强化干预需要家人和朋友的配合，强化习惯。④强化干预要充分发挥同伴教育的作用，运用“自我管理”技能。高危个体参加“兴趣俱乐部”或“病友俱乐部”等，有助于同伴间交流经验，增强信心，长期坚持，降低成本。

(3)控制其他的并存疾病或危险：血压升高、超重肥胖、血糖升高或糖尿病、血脂异常和吸烟均是心血管病独立的危险因素，同时又有交互作用。高危个体在监测危险因素、强化生活方式干预(包括控烟)的同时,尚需加强对体重、血糖和血脂等指标的监测和控制。

(二)危险因素干预

1.健康生活方式行动

开展全民健康生活方式行动,营造有利于健康的政策环境、生活环境和工作环境。充分利用电视、广播、报纸、期刊及网络等传媒手段,根据不同人群特点,以群众喜闻乐见和易于接受的方式,普及健康生活方式的有关知识。广泛发动社会参与,创建健康生活方式示范社区、单位、学校,形成全社会支持、参与健康生活方式行动的环境和氛围。

2.控制吸烟

加强政策倡导,促进出台公共场所、工作场所禁止吸烟法律、法规和制度,禁止烟草广告、促销和赞助制度等。采取多种手段,开展系统的烟草危害宣传与健康教育。开展吸烟人群戒烟指导和干预,重点开展医师培训,加强医师对患者的戒烟教育。加强对青少年、妇女、公务员、医师等重点人群的健康教育和管理,重点预防青少年吸第一支烟、医师吸烟和妇女吸烟。

3.合理膳食

营造合理膳食支持环境,加强合理膳食健康教育。通过各种途径或方式宣传合理膳食知识和技能,宣传和发放合理膳食支持工具,帮助居民掌握食物中油盐含量识别、烹饪中油盐用量控制方法等技能。针对慢性病患者和高危个体及特殊人群(如孕妇、乳母、学生、老年人等)开展膳食指导工作,推广和普及《中国居民膳食指南》。针对居民膳食高盐高脂等问题,引导企业开发和生产健康食品;促使技术部门和餐饮行业开发和宣传有利于健康的食谱或工具。

4.身体活动促进

倡导建设方便、可行、安全的体育设施环境,出台有利于步行或骑车出行的交通政策;鼓励和支持单位建立职工参加身体活动和锻炼的制度(如工间操制度)等。在多种场所标识合理的运动方式、运动强度、运动量、运动时间和运动目标,引导社区居民、单位职工和学校学生积极参与身体活动。宣传身体活动的重要性和对健康的益处,宣传科学运动与安全知识,推广"不拘形式、不拘场所、动则有益、循序渐进、量力而行"身体活动理念,促使居民将健身活动融入家庭生活、出行、休闲和工作中。广泛开展有利于身体活动的健康促进活动。如在学校开展形式多样的体育锻炼活动;在工厂、机关和事业单位推行工间操以及经常性的体育运动和比赛;在社区建设促进身体活动基本设施,组织发动群众广泛参与身体活动或比赛等。

(三)社区全人群健康教育

利用各种渠道(如健康教育画廊、专栏、版报、广播等)在社区全体人群中广泛宣传慢性病防治知识,提高社区广大人群自我保健意识,倡导健康生活方式,旨在预防和控制慢性病的各种危险因素,改变个体和群体的行为、生活方式,降低社区慢性病的发病率和死亡率,提高居民的健康水平生活质量。

1.分析社区人群特点、需求和社区资源

通过社区调查摸清本社区疾病的基本情况、人群的特点和社区资源,找出本社区的主要公共卫生问题及其影响因素,需重点干预的目标人群等。

2.针对社区人群认知程度,确定健康教育内容,制订社区综合干预计划

通过有计划、有组织、有系统的健康教育,提高居民对慢性病的认识,自愿地采用有利于健康的行为和生活方式。通过改善不良的生活方式和行为,降低疾病危险因素水平,减少慢性疾病的发病率和死亡率,提高居民生活质量。以社区为基础的健康教育是慢性病社区管理必不可少的

环节,也是一级预防的有效措施。

3.根据不同人群特点开展分类健康指导和个性化防治策略

(1)青少年:培养良好的行为习惯,全面素质教育,特别是健康心理的培养,性知识教育,合理营养,加强体育锻炼等。

(2)青壮年:以保护第一生产力要素为出发点,控制环境和行为危险因素,控烟、戒烟限酒,减少食盐摄入量,合理膳食,适量运动,消除紧张,避免过度劳累,实施必要的健康监护和健康风险评估。

(3)更年期:调节劳逸,适当休息,加强营养和体能锻炼,必要时补充性激素。

(4)老年人:及时发现高危人群,加强医学监护,控制吸烟、酗酒,高血压,膳食结构不合理,肥胖等心血管糖尿病高发的危险因素;定期体检、进行防癌普查。

(四)慢性病社区防制的评估

对社区慢性病防制的评价指标包括过程评估和效果评估两方面。

1.过程评估

评估社区健康教育覆盖范围,如广播电视等覆盖面、健康材料的发放范围;评估社区不同目标人群参与相应健康促进活动的比例,以及参与者对活动的满意程度等。指标:慢性病患者管理率(含建档率)、慢性病患者随访率、健康教育覆盖率、社区人群参与率、参与人群满意率等。

2.效果评估

评估社区人群对慢性病防治知识的知晓程度;评估目标人群对防治知识的知晓情况、态度和行为习惯。评价指标:防治知识的知晓率、目标人群知识、态度行为的形成率、某病种患病人群并发症的发生率及稳定率等。

(杜丽萍)

第六节 传染性疾病的护理健康管理

在"预防为主、防治结合"的卫生工作方针指导下,一些传染病如天花、脊髓灰质炎、白喉、伤寒、乙型脑炎等已被消灭或得到控制;但有些传染病如病毒性肝炎、流行性出血热、结核病等仍广泛存在;还有一些新发现的传染病,如艾滋病、传染性非典型肺炎、人感染禽流感及埃博拉出血热等也开始流行。这些均说明传染病的预防与控制仍是我国所面临的一个十分严峻的公共卫生问题,也说明在相当长的一段时间内,我国城乡社区卫生服务工作中必须始终把传染病的防治作为主要工作来抓,而社区护理更应该重点做好社区传染病患者的护理与管理。

传染性疾病是由病原微生物和寄生虫感染人体后产生的有传染性、在一定条件下可造成流行的疾病。

一、传染病的基础知识

传染病传播快、易造成流行,严重地危害居民健康。传染病的发生和流行取决于流行过程的3个基本条件,包括传染源、传播途径和易感人群。同时,传染病流行过程还受自然因素和社会因素的影响。

(一)病原体

每一种传染病都是由特异的病原体引起的。病原体包括微生物(细菌、病毒、衣原体、支原体、立克次体、真菌、螺旋体等)和寄生虫(原虫和蠕虫)。病原体侵入人体后，当人体抵抗力强的时候，病原体或被消灭，或被排出体外或造成隐性感染。如果人体的抵抗力降低或免疫功能失常，病原体就会在体内繁殖，引起传染病发作。

(二)传染病感染过程的表现

病原体通过各种途径进入人体后就开始了感染过程。在一定的环境条件影响下，根据人体防御功能的强弱和病原体数量及毒力的强弱，感染过程可以出现五种不同的结局，即感染谱。这些表现可以移行或转化，呈现动态变化。

1.病原体被清除

病原体进入人体后，可被机体非特异性防御能力所清除。这种防御能力有皮肤和黏膜的屏障作用、胃酸的杀菌作用、正常体液的溶菌作用、组织内细胞的吞噬作用等。同时，亦可由事先存在于体内的特异性被动免疫(来自母体或人工注射的抗体)所中和，或由通过预防接种或感染后获得的特异性主动免疫所清除。人体不产生病理变化，也不引起任何临床表现。

2.隐性感染

隐性感染又称亚临床感染，是指病原体侵入人体后，仅诱导机体产生特异性免疫应答，而不引起或只引起轻微的组织损伤，临床症状、体征甚至生化改变不明显，只能通过免疫学检查才能发现已经感染。隐性感染过程结束以后，大多数感染者获得不同程度的特异性主动免疫，病原体被清除。少数感染者未能形成足以清除病原体的免疫力，则转变为病原携带状态，称为无症状携带者，成为传染源。

3.显性感染

显性感染又称临床感染，是指病原体入侵人体后，不但诱发机体发生免疫应答，而且通过病原体本身的作用或机体的变态反应，导致组织损伤，引起病理改变和临床表现。有些传染病在显性感染过程结束后，病原体可被清除，感染者可获得较为稳固的免疫力，如麻疹、甲型肝炎和伤寒等，不易再受感染。但另有一些传染病病后的免疫力并不牢固，可以再受感染而发病，如细菌性痢疾、阿米巴痢疾等。小部分显性感染者亦可成为慢性病原携带者。

4.病原携带状态

病原携带状态是指病原体侵入人体后，可以停留在入侵部位或侵入较远的脏器继续生长、繁殖，而人体不出现任何的疾病状态，但能携带并排除病原体，成为传染病流行的传染源。按病原体的种类不同，病原携带者可分为带病毒者、带菌者或带虫者等。一般而言，若其携带病原体的持续时间短于3个月，称为急性携带者；若长于3个月，则称为慢性携带者。对乙型肝炎病毒感染，超过6个月才算慢性携带者。所有病原携带者都有一个共同的特点，即无明显临床症状而携带病原体，因而，在许多传染病中，如伤寒、细菌性痢疾、霍乱、白喉、流行性脑脊髓膜炎和乙型肝炎等，成为重要的传染源。

5.潜伏性感染

病原体感染人体后，寄生于某些部位，机体的免疫功能足以将病原体局限化而不引起显性感染，但又不足以将病原体清除，致使病原体潜伏于机体内，当机体免疫功能下降时，可导致机体发病。常见于水痘、结核病、疟疾等。潜伏性感染期间，病原体一般不排出体外，不会成为传染源，这是与病原携带状态不同之处。

(三)传染病流行过程的基本环节

传染病的流行过程就是传染病在人群中发生、发展和转归的过程。流行过程的发生需要传染源、传播途径和易感人群这三个环节同时存在,切断任何一个环节,流行即告终止。

1.传染源

传染源指病原体在体内生长、繁殖并能排出体外的人或动物。包括患者、隐性感染者、病原携带者、受感染的动物。

(1)患者:是传染病的主要来源。患者通过咳嗽、呕吐、腹泻等多种方式排出病原体而成为重要的传染源。传染病患者能排出病原体的整个时期称为传染期,是决定传染病患者隔离期的重要依据。大多数传染病主要传染期在临床症状期,少数传染病在潜伏期末即有传染性,如甲型病毒性肝炎。不典型患者的症状较典型患者更难发现,因而更具有传染源意义。慢性或迁延型患者常间歇或持续排出病原体,时间长、活动范围大,与易感者接触机会较多,也是重要的传染源。

(2)隐性感染者:隐性感染者症状轻或无症状,却往往易被误诊、漏诊,使其在人群中自由活动,难以管理,所以是极重要的传染源,如流行性脑脊髓膜炎、脊髓灰质炎等。

(3)病原携带者:某些传染病患者恢复后在一段时间内仍继续排出病原体,也有些健康人携带某种致病菌,由于没有明显临床症状,不易被发现,有重要的流行病学意义。如脑膜炎奈瑟菌常有健康带菌者,伤寒沙门菌、乙型肝炎病毒等可有恢复期带病原体者。

(4)受感染的动物:以受感染的动物作为重要传染源的传染病主要有狂犬病、鼠疫、流行性乙型脑炎、流行性出血热、血吸虫病等。受感染的动物作为传染源,其危害程度主要取决于人与其接触的机会、密切程度、动物的种类、动物数量、传播条件,以及人们生产活动、生活习惯、卫生条件和防护措施等。

2.传播途径

传播途径指病原体离开传染源后,再次侵入新的易感者体内所经历的路径和过程。同一种传染病可以有多种传播途径。

(1)空气传播:病原体存在于空气、飞沫、尘埃中,易感者吸入而引起感染,是呼吸道传染病的主要传播途径,如流行性感冒、流行性脑脊髓膜炎、结核病、麻疹、禽流感等。

(2)粪-口传播:病原体借粪便排出宿主体外,污染水、食物、食具,易感者进食、饮水时获得感染,如细菌性痢疾、霍乱、伤寒、甲型病毒性肝炎等。这是肠道传染病的主要传播途径,也可传播寄生虫病。

(3)接触传播:易感者与被病原体污染的水或土壤接触时获得感染,如钩端螺旋体病、破伤风、血吸虫病和钩虫病等。人被患病动物咬伤后,动物唾液中的病毒通过伤口进入人体而引发狂犬病。日常生活的密切接触也有可能获得感染,如麻疹、白喉、流行性感冒等。不洁性接触可传播 HIV、HBV、HCV、梅毒螺旋体、淋病奈瑟菌等。

(4)虫媒传播:被病原体感染的吸血节肢动物,于叮咬时把病原体传给易感者,可引起疟疾、斑疹伤寒、流行性乙型脑炎、黑热病、莱姆病和恙虫病等。根据节肢动物的生活习性,往往有严格的季节性,有些病例还与感染者的职业及地区有关。

(5)血液、体液传播:病原体存在于传染源的血液或体液中,通过应用血液制品、分娩或性交传播,如艾滋病、乙型病毒性肝炎、丙型病毒性肝炎和疟疾等。

3.易感人群

对某种传染病缺乏特异性免疫力的人称为易感者,他们都对该病原体具有易感性。人群作为整体对传染病易感的程度称为人群易感性。人群对某种传染病易感性的高低取决于易感者在该人群中所占比例，且与传染病的发生和传播有密切关系。新生儿的增加、免疫人口减少、易感人群的流入等因素使人群易感性增加，容易引起传染病流行。预防接种、免疫人群迁入、传染病流行后等因素均使人群易感性降低，可减少或终止传染病的流行。

（四）传染病流行的影响因素

传染病流行的影响因素分为自然因素及社会因素。自然因素和社会因素通过对传染源、传播途径、易感人群 3 个环节的作用，促进或抑制传染病的流行过程。

1.自然因素

地理、气象、生态条件等因素对传染病流行过程的发生和发展有着重要影响。寄生虫病和由虫媒传播的传染病对自然条件的依赖尤为明显。自然因素可直接影响病原体在外界环境中的生存能力，如钩虫病少见于干旱地区。自然因素也可通过降低机体的非特异性免疫力而促进流行过程的发展，如寒冷可减弱呼吸道抵抗力，炎热可减少胃酸的分泌等。某些自然生态环境为传染病在野生动物之间的传播创造了良好的条件，如鼠疫、钩端螺旋体病等，人类进入这些地区时亦可受感染，称为自然源性传染病或人畜共患病。

2.社会因素

包括社会制度、经济状况、生活条件和文化水平等，对传染病流行过程有决定性的影响。新中国成立后，人民生活、文化水平不断提高，施行计划免疫，使许多传染病的发病率明显下降或接近被消灭。但由于改革开放、市场化经济政策的实施，人口大量流动、生活方式和饮食习惯的改变、环境的污染等使得一些传染病流行的速度更快、发病率升高，如结核病、艾滋病等。

二、传染病的社区管理

传染病的社区管理重点是预防。贯彻三级预防的原则，针对传染病流行的环节，采取措施管理传染源，切断传播途径，保护易感人群，降低传染病的发病率、死亡率和致残率。

（一）一级预防

即病因的预防。通过健康促进、健康教育、免疫接种等手段，降低传染病的发病率。

1.保护易感人群

通过提高人体对传染病的免疫力，从而降低传染病的发病率。

(1)增强非特异性免疫力：非特异性免疫是机体对进入人体内异物的一种清除机制，主要包括各种屏障作用，血液中吞噬细胞和粒细胞、补体、溶菌酶等对病原体的吞噬及清除作用。在病原体及毒素的作用下，非特异性免疫力又是产生特异性免疫力的基础。增强非特异性免疫力可采取以下措施：社区护士有计划、有目的地教育居民加强体育锻炼、养成良好的生活习惯、建立规律的生活制度、改善居住条件、协调人际关系、保持心情愉快；加强个人防护，如戴口罩、使用安全套等。

(2)增强特异性免疫力：通过有计划的预防接种，提高人群的主动或被动特异性免疫力，是预防传染病非常重要的措施。

1)人工主动免疫：有计划地将减毒或灭活的病原体、纯化的抗原和类毒素制成菌（疫）苗接种到人体内，使人体于接种后 1～4 周产生抗体，称为人工主动免疫。免疫力可保持数月至数年。

计划免疫是根据规定的免疫程序，对易感人群有计划地进行有关生物制品的预防接种，以提高人群的免疫水平。可预防的传染病已包括乙型肝炎、结核病、脊髓灰质炎、百日咳、白喉、破伤风、麻疹、甲型肝炎、流行性脑脊髓膜炎、流行性乙型脑炎、风疹、流行性腮腺炎、流行性出血热、炭疽和钩端螺旋体病等 15 种传染病。

此外，免疫水平低及由于职业关系受感染威胁大的人群可按需作为预防接种的重点。

2)人工被动免疫：将制备好的含抗体的血清或抗毒素注入易感者体内，使机体迅速获得免疫力的方法，称为人工被动免疫。常用于治疗或对接触者的紧急预防。常用制剂有抗毒血清、人血丙种球蛋白、胎盘球蛋白和特异性高价免疫球蛋白等。

(3)药物预防：对某些尚无特异性免疫方法或免疫效果尚不理想的传染病，在流行期间可给易感者口服预防药物，这对于降低发病率和控制流行有一定作用。

2.切断传播途径

采取一定的措施，阻断病原体从传染源转移到易感宿主的过程，从而防止疾病的发生。由于各种传染病的传播途径不同，对疫源地污染的途径也不同，故采取切断传播途径的措施也各不相同。其主要措施包括隔离和消毒。

(1)隔离：是将患者或病原携带者安置于指定的地点，与健康人和非传染病患者分开，防止病原体扩散和传播。

呼吸道隔离：对由患者的飞沫和鼻咽分泌物经呼吸道传播的疾病，应采用呼吸道隔离预防。社区卫生服务机构或家庭应安置患者于单独房间，相同病种患者亦可同住一室，注意室内通风。限制患者的活动范围，患者一般不外出，如必须外出，应戴口罩。患者咳嗽、打喷嚏时应用纸巾遮住口鼻，并将纸巾扔入密闭袋中进行无害化处理。与患者接触时应戴口罩，必要时穿隔离衣、戴手套。

消化道隔离：对由患者的排泄物直接或间接污染食物、食具而传播的传染病应采用消化道隔离预防。社区卫生服务机构将同病种患者安置于一室，否则应加强床旁隔离。接触传染期患者应穿隔离衣，接触其排泄物或污染物要戴手套，并及时进行手消毒。要求患者严格洗手，卫生间、门把手等应每天消毒。保护水源，指导居民家庭和个人选择新鲜食品原料，防止病从口入。

接触隔离：适用于经直接或间接接触传播的疾病。接触患者时穿隔离衣、戴口罩和手套，接触患者或污染物品后应及时洗手和手消毒。对污染的用具及敷料应严密消毒或焚烧。

虫媒隔离：用于以昆虫为媒介传播的疾病。患者应做好卫生处置，室内有完善的防蚊设施，如蚊帐、纱门和纱窗。社区工作人员应指导居民居室装防虫设备，保持庭院和公共场所清洁整齐，定期喷洒药液灭虫以防治蚊、蝇等昆虫。

血液、体液隔离：适用于由血液、体液、血液制品传播的疾病。社区护士接触患者的血液、体液及分泌物时应戴手套、穿隔离衣，脱手套后认真洗手，操作时要防止针刺伤。手部皮肤有破损的照顾者，直接接触患者时应戴双层手套，被污染的物品应及时消毒或销毁。帮助居民建立健康的生活方式，不吸毒，采取安全的性行为。

(2)消毒：是传染病防治工作中的重要环节，是有效切断传染病的传播途径、控制传染病传播的重要手段。①预防性消毒：在未发现传染源的情况下，为预防传染病的发生，对可能受到病原体污染场所、物品和人体进行消毒。如对饮用水源、餐具的消毒，也包括社区卫生服务机构环境和医务人员手的消毒。②疫源地消毒：指对目前存在或曾经存在传染源的地区进行消毒，目的在于消灭由传染源排到外界环境中的病原体，包括随时消毒和终末消毒。随时消毒是对传染源的分泌物、排泄物及其污染物品及时消毒。终末消毒是在传染源离开疫源地后所进行的最后彻底的消毒，如患者出院、死亡后对其所处环境、所接触物品和排泄物等的消毒。

(二)二级预防

传染病的二级预防要做到早发现、早诊断、早报告、早隔离、早治疗。

1.早发现、早诊断

很多传染病早期传染性很强，故早期发现传染源是预防传染病蔓延的重要措施。应建立健全城乡三级医疗防疫卫生网，方便群众就医；提高社区医务人员的业务水平，加强工作责任心，开展社区卫生宣传教育，提高群众对传染病的识别能力；有计划地对集体单位人员或学校学生进行健康体检和筛查，对早期发现、早期诊断传染病具有重要意义。

2.早报告

全面、迅速、准确的传染病报告是各级卫生人员的重要职责，也是防疫部门掌握疫情、做出判断、制订控制疫情的策略及采取控制措施的基本依据。

(1)报告人：各级各类医疗机构、疾病预防控制机构、采血机构均为责任报告单位；其执行职务的医护人员、乡村医师、社区卫生服务人员及个体开业医师均为疫情责任报告人。传染病的一切知情者，包括亲属、邻居、社区管理干部，均有报告传染病的法定义务。

(2)报告种类：截止到目前，我国法定传染病分为甲类、乙类、丙类，共计 40 种。①甲类传染病：又称为强制管理传染病，共两种，包括鼠疫、霍乱。②乙类传染病：又称为严格管理传染病，共26 种，包括传染性非典型性肺炎、人感染高致病性禽流感、病毒性肝炎、细菌性和阿米巴痢疾、伤寒和副伤寒、艾滋病、淋病、梅毒、脊髓灰质炎、麻疹、百日咳、白喉、新生儿破伤风、流行性脑脊髓膜炎、猩红热、流行性出血热、狂犬病、钩端螺旋体病、布鲁菌病、炭疽、流行性乙型脑炎、肺结核、血吸虫病、疟疾、登革热、人感染 H7N9 禽流感、新型冠状病毒感染。③丙类传染病：又称为监测管理传染病，共 11 种，包括流行性和地方性斑疹伤寒、黑热病、丝虫病、棘球蚴病、麻风病、流行性感冒、流行性腮腺炎、风疹、急性出血性结膜炎，以及除霍乱、痢疾、伤寒和副伤寒以外的感染性腹泻病、手足口病。

(3)报告时限：发现甲类传染病和乙类传染病中的肺炭疽、传染性非典型肺炎、脊髓灰质炎、人感染高致病性禽流感的患者或疑似传染病患者时，或发现其他传染病和不明原因疾病暴发时，应于 2 小时内将传染病报告卡通过网络报告；未实行网络直报的责任报告单位应于 2 小时内以最快的通信方式(电话、传真)向当地县级疾病预防控制机构报告，并于 2 小时内寄送出传染病报告卡。

对其他乙类、丙类传染病患者、疑似传染病患者和规定报告的传染病病原携带者在诊断后，实行网络直报的责任报告单位应于 24 小时内进行网络报告；未实行网络直报的责任报告单位应于 24 小时内寄送出传染病报告卡。县级疾病预防控制机构收到无网络直报条件责任报告单位报送的传染病报告卡后，应于 2 小时内进行网络直报。

3.早隔离、早治疗

发现传染病患者或疑似传染病患者，应将其安置在一定场所，使之不与健康人接触，便于集中管理、消毒和治疗，防止传染病蔓延。隔离方式有住院隔离、临时隔离室隔离和家庭隔离等，隔离时间应自发病日起直至该病传染性完全消失为止。

早期治疗使患者早期治愈，降低死亡率，而且能及早消除病原体携带状态，终止患者继续作为传染源，减少疾病传播机会。

(三)三级预防

主要针对传染病的临床期和康复期采取各种有效治疗和康复措施，以防止病情恶化，预防并发症和残障。在临床期，要坚持一般治疗、对症治疗和病因治疗并重的原则。重症传染病可出现各种并发症，如肠出血、肠穿孔、中毒性肝炎、中毒性心肌炎等，因此应密切观察患者有无并发症的发生，争取早发现、早治疗。某些传染病如脊髓灰质炎和脑膜炎等可引起一定程度的后遗症，要采取针灸、理疗等康复治疗措施，促进机体康复。

(四)传染病的访视管理

1.初访

所在社区发现传染病后,社区护士应于24小时内进行初访。

(1)核实诊断:各级各类医疗机构、疾病预防控制机构中执行职务的医护人员、乡村医师等在就诊患者中发现传染病后,立即进行疫情报告,由相关部门收集信息后,按患者居住或所在住址分发给地段责任医务人员;社区护士经过核实诊断后于24小时内进行访视管理。

(2)调查传染病的来源:在初访时要调查该传染病在何时、何地、通过何种传播途径传播的。

(3)判断疫情的性质和进展:确定疫情性质找出流行特征。

(4)采取防疫措施:按照传染病传播流行的3个环节及传播特点,采取有效的、适合现场具体情况的措施,指导疫源地处理及开展人群防治。

(5)做好疫情调查处理记录:认真、及时填写"传染病调查表""流行病学访视表",作为医学统计、分析、总结之用。

2.复访

在初次访视后,应根据传染病的病程和特点进行复访。内容包括:①了解患者病情的发展和预后情况,进一步确诊或对原诊断做出修正;②了解家属及接触者的发病情况,对患者立案管理;③检查防疫措施的落实情况,开展卫生宣教;④及时填写"传染病复访表",如患者痊愈或死亡,本案管理结束。

(五)社区护士在传染病管理中的角色

社区护士在传染病的防治工作中担负着重要的任务。因此,社区护士应掌握传染病的类型、流行规律。拟订正确、有效的防治策略与措施,并能在家庭访视、学校及社区其他公共场所进行健康知识宣教,及时对居民开展预防传染病的健康指导,做到早预防、早发现、早报告疫情、早隔离治疗,以便防治和消灭传染病,保障与促进社区居民的健康。

三、常见传染性疾病的护理与管理

(一)肺结核

经过规范治疗的肺结核完全可以治愈,根据我国肺结核病的疫情预防肺结核的工作显得非常重要,加强管理工作,建立专业队伍对预防肺结核的传播十分需要的。

1.建立、健全各级防治机构

专业人员要全面负责组织与制定防治规则,大力开展肺结核防制专业人员的继续教育和社区群众的健康教育,使各类人群养成良好的饮食行为,注意平衡膳食、合理营养,健康的卫生习惯,增强体质。

控制传染源、切断传播途径及增强人群免疫力、降低易感性等是控制结核病流行的基本原则,具体措施有以下几点。①控制传染源:早期发现痰涂片阳性的肺结核患者。因具有传染性,应及时隔离接受正规治疗。②养成良好的个人卫生习惯:房间经常通风换气;不随地吐痰;不对着他人打喷嚏或大声说话;加强锻炼身体,增强抵抗力。

2.早期彻底治疗患者

(1)针对各类人群,尤其是托幼机构、学校、服务性行业等从业人员及易感人群要定期做健康检查;严格筛查疫情严重的地区,重点调查疫情已控制地区的发病线索,早期诊断门诊病例,避免漏诊和误诊;一旦查实应及时彻底治疗,同时加强随访。

(2)已感染结核杆菌并有较高发病可能的个体应在医师指导下进行药物预防等，积极配合医师治疗，规律服药，定期检查，提高治愈率；家属应积极协助患者顺利地通过治疗战胜疾病。

3.接种卡介苗

我国规定接种对象包括新生儿出生时、每隔 5 年左右检查结核菌转阴性者及时补种至 15 岁；从边远低发病地区进入高发地区的入学新生和入伍新兵等结核菌阴性者。

禁忌接种对象包括已患肺结核、急性传染病痊愈后未满 1 个月或患慢性病期间的儿童。

4.控制结核人人有责

指导咳嗽、咳痰 2 周以上或有咯血/血痰、怀疑肺结核的个体，尽快到当地结核病防治所或疾病预防控制中心结核科，进行免费胸片检查和痰涂片检查。凡被确诊为活动性肺结核的患者都是化学治疗(简称化疗)的对象，其中痰涂片阳性的肺结核患者是化疗的主要对象，尤以新涂阳肺结核患者为重点。初治活动性肺结核患者和复治涂阳肺结核患者(对复治涂阳患者提供一次标准短程化疗方案治疗)均为免费化疗的对象。只要坚持正规治疗、规律服药、完成疗程，新发肺结核患者几乎都能治愈。若不按照规范治疗则易造成治疗失败和耐药病例，就会增加治疗难度，给家庭、社会带来更大的危害。

积极预防和控制结核病，养成良好的个人卫生习惯，不随地吐痰，室内经常通风换气，加强锻炼身体，增强抵抗力。

(二)艾滋病

艾滋病又称获得性免疫陷综合征(acquirid immunodeficiency syndrome，AIDS)由人类免疫缺陷病毒(human immunodeficiency virus，HIV)引起的一种严重传染病。临床上由无症状病毒携带者发展到最后并发严重机会性感染和恶性肿瘤，目前尚无有效防治方法，病死率极高。

病原体为一种逆转录病毒，于 1986 年被世界卫生组织统一命名为 HIV，由于从西非艾滋病患者分离出一种类似病毒称为 HIVⅡ型(HIV2)，故将原病毒称为 HIVⅠ型(HIV1)；HIV 属于慢性病毒属，呈圆形或椭圆形，直径 40～90 nm，为单股 RNA 病毒，外有类脂包膜，中央位核，圆柱状；对外界抵抗力较弱，加热 56 ℃ 30 分钟和一般消毒剂如 0.5％次氯酸钠，5％甲醛、70％乙醇 2％戊二醛等均可灭活，对紫外线不敏感。

1.管理传染源

加强国境检疫，禁止 HIV 感染者入境；隔离患者及无症状携带者，消毒处理患者血液、排泄物和分泌物，避免与患者密切接触等。

2.切断传播途径

加强卫生宣教，取缔娼妓，禁止各种混乱的性关系，严禁注射毒品；限制生物制品特别是凝血因子Ⅷ等血液制品进口；推广使用一次性注射器，防止患者血液等传染性材料污染针头等利器刺伤或划破皮肤；严格婚前检查，限制 HIV 感染者结婚；已感染的育龄妇女应避免妊娠、哺乳等。

3.保护易感人群

正在研究 HIV 抗原性多肽疫苗及基因疫苗，距大规模临床应用为时尚远，目前主要的措施是加强个人防护，定期检查，消毒处理医疗器械和生活物品。

(杜丽萍)

参考文献

[1] 梁艳,甄慧,刘晓静,等.临床护理常规与护理实践[M].上海:上海交通大学出版社,2023.
[2] 宋桂珍,吴小霞,刘莎,等.现代护理理论与专科护理[M].上海:上海交通大学出版社,2023.
[3] 刘丹,徐艳,计红苹.护理理论与护理实践[M].北京:中国纺织出版社,2023.
[4] 杨丽华,蒋嫚,孙娟.乳腺癌与淋巴水肿康复护理[M].西安:陕西科学技术出版社,2023.
[5] 陈朝亮,兰庆新,班华琼.外科护理[M].武汉:华中科技大学出版社,2023.
[6] 刁咏梅.现代基础护理与疾病护理[M].青岛:中国海洋大学出版社,2023.
[7] 王燕,韩春梅,张静,等.实用常见病护理进展[M].青岛:中国海洋大学出版社,2023.
[8] 程艳华.临床常见病护理进展[M].上海:上海交通大学出版社,2023.
[9] 夏述燕.护理学理论与手术护理应用[M].汕头:汕头大学出版社,2023.
[10] 李婷.外科疾病护理实践与手术护理[M].上海:上海交通大学出版社,2023.
[11] 韩美丽.临床常见病护理与危重症护理[M].上海:上海交通大学出版社,2023.
[12] 李建波,刘畅,齐越.现代护理技术与疾病护理方法[M].北京:中国纺织出版社,2023.
[13] 郑紫妍.常见疾病护理操作[M].武汉:湖北科学技术出版社,2022.
[14] 孙慧,刘静,王景丽,等.基础护理操作规范[M].哈尔滨:黑龙江科学技术出版社,2022.
[15] 兰洪萍.常用护理技术[M].重庆:重庆大学出版社,2022.
[16] 仝建.临床疾病护理精析[M].南昌:江西科学技术出版社,2022.
[17] 李艳.临床常见病护理精要[M].西安:陕西科学技术出版社,2022.
[18] 姜洁,姜伟玮,房玲,等.常见疾病护理与重症护理[M].西安:世界图书出版西安有限公司,2022.
[19] 强万敏,樊代明,郝希山.肿瘤护理[M].天津:天津科技翻译出版有限公司,2022.
[20] 吴晓珩.临床护理理论与实践[M].武汉:湖北科学技术出版社,2022.
[21] 于翠翠.实用护理学基础与各科护理实践[M].北京:中国纺织出版社,2022.
[22] 苏文婷,赵衍玲,马爱萍,等.临床护理常规与常见病护理[M].哈尔滨:黑龙江科学技术出版社,2022.
[23] 张海燕,陈艳梅,侯丽红.现代实用临床护理[M].武汉:湖北科学技术出版社,2022.
[24] 秦倩.常见疾病基础护理[M].武汉:湖北科学技术出版社,2022.
[25]董桂银,卢唤鸽.临床常见急危重症护理研究[M].北京:中国纺织出版社,2021.
[26] 苗梅静.康复护理的研究与应用[M].长春:吉林大学出版社,2021.

[27] 成育玲,张智慧.康复护理[M].武汉:华中科技大学出版社,2021.

[28] 谭锦风.临床专科护理实践[M].南昌:江西科学技术出版社,2021.

[29] 李华,李晶晶,陈春玲,等.基础护理与疾病护理[M].哈尔滨:黑龙江科学技术出版社,2021.

[30] 刘敏,袁巍,王慧.临床护理技术与常见疾病护理[M].长春:吉林科学技术出版社,2021.

[31] 马芳,梁红敏,白阳娟.护理学临床知识精要[M].昆明:云南科技出版社,2021.

[32] 杨晓璐,曲淑娜,董玉翠.常见疾病护理技术[M].长春:吉林科学技术出版社,2021.

[33] 蔡忠民.实用手术室护理[M].西安:陕西科学技术出版社,2021.

[34]程东阳,郝庆娟.外科护理[M].上海:同济大学出版社,2021.

[35] 金静芬,胡斌春.急诊护理专科实践[M].北京:人民卫生出版社,2021.

[36] 唐可欣,楚鑫,吴晨曦,等.基于 CiteSpace 对近 10 年国内外护理不良事件的可视化分析[J].卫生职业教育,2024,42(4):152-156.

[37] 梁妍,谭寅虎,邢慧敏,等.教学评价指标体系在护理课程中应用的范围综述[J].全科护理,2023,21(36):5041-5045.

[38] 余豪如,张玲玲,孙妞妞,等.社会生态系统理论在护理领域的应用进展[J].全科护理,2023,21(36):5064-5069.

[39] 宋欣芫,常文秀,张文玉.慢性病多病共存的护理研究现状[J].天津护理,2023,31(6):722-726.

[40] 傅颖颖.JCI 标准下中医院安全文化管理对提升医疗护理质量的影响[J].中医药管理杂志,2023,31(24):155-157.